DES
MALADIES AIGUËS
DES
FEMMES EN COUCHE.

IMPRIMERIE DE LE NORMANT.

DES
MALADIES AIGUËS
DES
FEMMES EN COUCHE;

PAR

René-Georges GASTELLIER,

DOCTEUR-MÉDECIN, LICENCIÉ EN DROIT,

Associé résidant de la Société de la Faculté de Médecine. Associé correspondant de la Société de Médecine, de l'Académie de Médecine, de la Société Médicale, de la Société d'Agriculture de Paris; Associé correspondant de la Société de Médecine-Pratique de Montpellier, de l'Académie des Sciences, Arts et Belles-Lettres de Dijon, de l'Académie des Sciences, Belles-Lettres et Arts de Rouen, de la Société des Sciences Physiques et Médicales d'Orléans, de Tours, d'Evreux, et de la Société Philosophique de Philadelphie.

In medicinâ majorem vim habet experientia quàm ratio : ratio contra majorem quàm auctoritas, idque præter morem rerum legalium.
BALG. Prax. lib. II, cap. 4.

PARIS,

CHEZ { CRAPART, Libraire, rue du Jardinet, N°. 10.
{ LE NORMANT, Libraire, rue de Seine, N°. 8.

1812.

AVERTISSEMENT.

Je publiai, en 1779, un ouvrage qui avoit pour titre : *Fièvre miliaire des Femmes en couche*, et que la Faculté de Médecine avoit couronné dans sa séance publique du 5 novembre 1778. M. Bacher, en l'annonçant dans son Journal de médecine (juin 1780), ajoute : « *La Faculté de Médecine de Paris, dans* » *son programme, avoit eu soin d'avertir* » *tous ceux qui voudroient concourir,* » *d'éviter toute explication systématique,* » *d'emprunter leurs tableaux de l'obser-* » *vation seule, et de fonder le traitement* » *sur l'expérience. M. Gastellier a rempli* » *également bien ces conditions : son ou-* » *vrage est celui d'un vrai praticien, et,* » *d'ailleurs, très versé dans la littérature* » *médicale.* »

En effet, je démontrai, moins par

le raisonnement, que par des faits irrécusables, que l'éruption miliaire chez les femmes en couche étoit un simple épiphénomène qui n'ajoutoit rien au génie de la maladie essentielle, et qui n'exigeoit rien de particulier pour le plan curatif. J'appelai en même temps toute l'attention du médecin clinique sur la maladie principale, pour ne s'occuper que d'elle seule, et laisser là le symptôme, comme étant de toute nullité.

Je donnai dans ce Mémoire l'histoire de ces maladies principales, des fièvres aiguës qui attaquent les femmes en couche, et connues aujourd'hui sous la dénomination vague de *fièvres puerpérales*. Bien que je n'eusse aucun égard, que je ne fisse aucune attention à l'éruption miliaire qui accompagne ordinairement ces maladies, je crus toutefois devoir choisir dans mon Journal de médecine d'observations pratiques, donner la préférence à celles où ces petits exanthêmes se manifestent d'une manière plus ou moins prononcée ; pour répondre d'abord aux vues de la Faculté, et lui démontrer qu'en s'occupant de cette éruption, c'étoit courir après l'ombre et abandonner le corps. Je joignis l'exemple au précepte, c'est-à-dire que je transmis un certain nombre de faits ; je consignai dans cet ouvrage plusieurs observations que je conserve dans celui-ci, où j'en ajoute encore beaucoup de nouvelles que j'ai été à portée de faire depuis trente-quatre ans que mon Traité sur la Miliaire a paru. J'y ai joint aussi un grand nombre d'observations faites sur le même sujet par les médecins les plus distingués.

J'adressai, en l'an XI, à la Société des Ecoles de Médecine, un Mémoire *ex professo* sur les maladies des femmes en couche, et contre l'existence de la *fièvre puerpérale*, comme maladie essentielle *sui generis*. La Société de

Médecine, encombrée des travaux de ses membres, fut forcée d'ajourner l'examen de mon Mémoire, pour lequel cependant elle nomma commissaires deux célèbres praticiens, (MM. *Andry* et *Bourdier*) qui, le 3o ventôse an XIII, en firent un rapport avantageux qu'ils terminent ainsi : « Cette dissertation de M. *Gastellier* » mérite d'être accueillie par la So- » ciété. »

Les conclusions de MM. les rapporteurs furent unanimement adoptées et exécutées de la manière la plus honorable, comme la plus flatteuse. La société me fit écrire une lettre de remercîmens et de félicitation, sur mon ouvrage, par son secrétaire M. *Leclerc*, dont la perte sera long-temps sentie par les vrais amis de l'humanité et de la science. La Société arrêta en outre l'insertion de ce rapport dans un de ses bulletins, et en effet, un extrait de ce rapport fut inséré dans celui du 1er

messidor, même année (an XIII), et
dont nous croyons devoir placer ici
la copie, pour donner une idée de
l'ouvrage.

Extrait *d'une Dissertation sur la Fièvre dite
Puerpérale, par M.* Gastellier, *Médecin,
à Montargis.*

« L'auteur de ce Mémoire pense qu'on ne
» devroit donner le nom de *fièvre puerpérale*
» qu'à la fièvre de lait ; que cette dénomination
» ne peut être appliquée à toutes les maladies
» qui attaquent les femmes en couche , telles
» que les affections inflammatoires putrides, ma-
» lignes, vermineuses, les fièvres épidémiques
» intermittentes, rémittentes, continues, etc.
» Il passe ensuite en revue les principales ma-
» ladies qui attaquent les femmes nouvellement
» accouchées ; savoir : les pertes, les lochies san-
» guines diminuées ou supprimées, la suppres-
» sion des lochies blanches qui occasionne
» l'apoplexie laiteuse, la péripneumonie lai-
» teuse, les dépôts laiteux, le poil, ou l'inflam-
» mation des seins, etc. Il traite ensuite de l'in-
» flammation de la matrice, de la fièvre de lait,
» et de la diarrhée dont il distingue deux espèces,

» savoir : la critique et la symptomatique. Cette
» dernière est le plus souvent mortelle : d'après
» les observations de l'auteur, elle est aussi un
» symptôme fréquent des fièvres qui attaquent
» les femmes nouvellement accouchées dans les
» hôpitaux, où ces maladies ont plus souvent
» un caractère putride et saburral qu'inflamma-
» toire.

» Quant à la nature et à la cause matérielle des
» épanchemens qu'on trouve dans les cadavres
» des femmes mortes à la suite de la fièvre puer-
» pérale, M. *Gastellier* persiste dans l'opinion
» qu'ils sont le plus souvent le résultat des dé-
» viations, des métastases laiteuses, et que la
» matière, que le fluide déposé est une liqueur
» qui tient beaucoup à la nature d'un lait dé-
» composé.

» M. *Gastellier* s'élève aussi contre ceux qui
» prétendent que les maladies des femmes nou-
» vellement accouchées sont plus fréquentes à la
» campagne que dans les villes. Il affirme le
» contraire d'après sa propre expérience, et en
» apporte pour raison que les femmes de la
» campagne, quoique dans la misère, nourrissent
» toutes, qu'elles ne changent point de régime,
» qu'elles ne sont point étouffées par une chaleur
» factice, qu'elles n'ont point de sueurs provo-

» quées, qu'elles ne sont point exposées à rece-
» voir un coup d'air , à la température duquel
» elles sont habituées, et que par conséquent elles
» sont moins sujettes aux répercussions ; enfin ;
» qu'elles ne sont point troublées par de grandes
» passions, etc. M. *Gastellier* termine cette Dis-
» sertation en renvoyant aux observations qui
» se trouvent à la fin de son Traité *sur la Fièvre*
» *miliaire des Femmes en couche* , ouvrage très
» bien fait, et digne de son auteur. »

Le double accueil dont ces deux Mémoires furent honorés; le premier, par l'ancienne Faculté, et l'autre, par la Société de l'Ecole, m'engage à lui donner aujourd'hui de la publicité. D'ailleurs l'édition de mon *Traité de la Fièvre miliaire des Femmes en couche*, étant, depuis long-temps épuisée, je me suis déterminé, au lieu d'en donner une seconde édition, de le fondre en entier, et de ces deux Mémoires faire un seul et même ouvrage, dont je supprimerai la partie théorique, considérant toute espèce de discussion comme fastidieuse et plus qu'inutile sur une matière où une masse de faits incontestables doit l'emporter sur tous les systèmes, quelqu'ingénieux, quelque brillans qu'ils puissent être.

Je prie le lecteur de prendre dans leur véritable sens les éloges que j'ai reçus sur cet ouvrage (*libri volunt legi eodem sensu quo sunt scripti*), et de croire à la pureté du motif qui m'a déterminé à les lui transmettre. Je sais que je suis loin de les mériter, à moins de suppléer par le zèle, à ce qui manque à la réalité ; mais, toujours, est-il bon de convenir que les suffrages et l'estime de deux compagnies savantes, sont des titres précieux pour un vieillard qui a besoin d'indulgence, non pour la véracité des faits, mais pour la manière de les transmettre ; et cette indulgence, je la trouve dans Horace :

Difficile est propriè communia dicere.

Un médecin justement célèbre n'a pas vu mon ouvrage sur la Miliaire des Femmes en couche, d'un œil aussi favorable que l'ancienne Faculté de Paris, du jugement de laquelle il semble vouloir appeler, ainsi qu'il sera facile d'en juger d'après l'extrait que je vais donner de l'article d'un Mémoire qui traite de la même maladie.

M. *Debrioude* a donné dans les Mémoires de la Société royale de Médecine (années 1782, 1783, pag. 253 et suiv.), la topographie médicale de la Haute-Auvergne. Ce Mémoire fort bien fait, très étendu, traite de l'histoire naturelle, de l'agriculture, de l'art vétérinaire, en un mot, de tout ce qui est relatif au commerce, à la manière de vivre, aux mœurs, à la santé, aux maladies des habitans de ce département.

Après avoir parlé des épidémies de petite-vérole, de rougeole, ce médecin passe aux épidémies de fièvre mi-

liaire des femmes en couche, et intitule cet article : *Miliaire laiteuse aiguë*,
et c'est ainsi qu'il débute (pag. 334) :
« Il n'y a pas long-temps qu'une Fa-
» culté célèbre demanda s'il y avoit
» une fièvre miliaire des femmes en
» couche, différente de la miliaire
» épidémique qui attaque indistincte-
» ment les deux sexes. Je lui adressai
» pour lors un Mémoire auquel elle
» accorda un accessit. Je pense pour
» l'affirmative. » M. *Debrioude* emploie
quatre pages en discussion sur la miliaire des femmes en couche; il fait mention d'une épidémie qui régna à Cler-
mont-Ferrand pendant l'été, et qui fit
périr un nombre considérable de jeunes
femmes ; et il dit au sujet de cette épidémie meurtrière : « Ses différences
» avec la miliaire putride, sont si nom-
» breuses, si essentielles, que je ne
» puis m'empêcher de témoigner ma
» surprise de la question proposée. »
« L'une est épidémique et conta-

» gieuse, l'autre n'est jamais conta-
» gieuse et est rarement épidémique. »
J'aurois beaucoup de choses à dire à
ce sujet (*non est hic locus*); car j'ai pratiqué la médecine dans un pays où la
miliaire essentielle est endémique, et
où je l'ai vue régner épidémiquement
en l'année 1771, et dont je donnai
l'histoire (en 1773) avec le titre de
Traité sur la Miliaire épidémique.

« Quoique les anxiétés précordia-
» les, continue M. *Debrioude*, précè-
» dent l'éruption dans les deux mala-
» dies, la laiteuse se fait souvent sans
» elles. Cette dernière se fait au con-
» traire, très souvent, sans que la
» sueur la précède ou l'accompagne.
» La peau est la plupart du temps
» aride, quoique couverte de millet.

» Cette observation, que j'ai répétée
» mille fois, est contraire à un fait
» avancé par M. *Gastellier*, qui dit:
» que le millet laiteux est toujours pré-
» cédé de sueur; il n'est même selon

» lui qu'une sueur forcée. Cette asser-
» tion me fait soupçonner que ce mé-
» decin, très instruit d'ailleurs, a vu
» très peu de miliaires laiteuses. »

M. *Debrioude*, par son laconisme, ne nous met pas à même de juger si les épidémies qu'il a traitées, et où il a observé des éruptions miliaires, étoient véritablement des fièvres miliaires essentielles ; ou, si ces éruptions n'étoient pas des épiphénomènes ajoutés à une fièvre maligne, et qui n'ajoutoient, ni ne diminuoient rien de son génie caractéristique. Si M. *Debrioude* nous eût donné une étiologie complète de ces épidémies, s'il nous eût donné un détail circonstancié de tous les symptômes concomitans de l'éruption, alors nous eussions su à quoi nous en tenir, et nous aurions pu nous permettre quelques observations. Les choses présentées comme elles le sont, je me bornerai à dire, que dans l'un ou dans l'autre cas proposé, M. *De-*

brioude est sorti de la thèse que je soutiens sur la miliaire des femmes en
couche, et voici ce que je dis à ce
sujet : « Il n'y a point de fièvres de
» femmes en couche qui, pour peu
» qu'elles soient graves et de durée,
» ne soient accompagnées de sueurs
» plus ou moins abondantes; et il n'y
» a point de sueur qui ne soit alors
» suivie d'éruption miliaire. La fièvre
» de lait, une fois prolongée au-delà
» de son terme ordinaire, dégénère
» souvent en fièvre putride, maligne,
» inflammatoire, etc., et qui se trouve
» alors accompagnée d'éruption miliaire. » (*Introduction*, pag. xviij, *Fièvre*
Miliaire des Femmes en couche.)

Je dis (pag. 5) : « L'éruption miliaire
» peut avoir lieu chez les femmes en
» couche, sans que celles-ci aient le
» moindre mouvement fébrile : il suffit
» pour cela qu'elles accouchent dans
» un climat chaud, ou dans une saison
» brûlante, et pour peu qu'avec l'une

» ou l'autre de ces conditions, elles
» restent quelque temps au lit ; et
» qu'elles y fassent usage de quelques
» boissons chaudes; le diaphorèse s'é-
» tablit tout naturellement, et delà,
» l'éruption miliaire. » Voilà ce que je
dis, et ce qui n'est pas tout-à-fait la
même chose que M. *Debrioude* me fait
dire.

Quant à l'assertion, ou plutôt au
soupçon de M. *Debrioude* sur le petit
nombre d'éruptions miliaires laiteuses
que j'ai traitées, M. *Debrioude* pourroit
le porter à faux; car, j'ai pratiqué
les accouchemens pendant nombre
d'années à l'imitation de mon maître,
Antoine Petit, et de plusieurs autres
médecins célèbres, même parmi les
anciens; *Paul d'Ægine*, qui existoit
dans le septième siècle, pratiquoit les
accouchemens, et par cette raison on
l'appeloit *vir obstetrix*, l'homme sage-
femme; il est, à notre connaissance, le
premier médecin accoucheur. Puis

j'habitois un pays où les lumières des sages-femmes ne brilloient pas ; en sorte, qu'après avoir éprouvé beaucoup de difficulté pour quitter la partie des accouchemens, j'étois encore appelé dans des cas difficiles, et pour les maladies des femmes nouvellement accouchées. Mais, malgré une pratique très multipliée, je ne puis pas, toutefois, assurer que M. *Debrioude* n'ait pas vu une plus grande quantité, que moi, d'éruptions miliaires laiteuses.

Charles White (dans son *Avis aux Femmes enceintes et en couche*, pag. 268 et suiv.), s'expliquoit ainsi sur le même sujet : « Je ne doute aucunement qu'un
» mauvais traitement ne puisse en-
» gendrer la fièvre miliaire, de même
» que les autres fièvres putrides. Le
» *docteur Shebbeare*, qui n'est cependant
» pas partisan du régime rafraîchis-
» sant, dit que le moyen le plus effi-
» cace est de soutenir la chaleur vitale

» par des remèdes très doux, et em-
» ployés uniformément; ou bien, que
» l'éruption miliaire peut être plutôt
» un symptôme du médecin que de la
» maladie; qu'il est à craindre que
» quelques-uns ne soient parvenus,
» par une mauvaise pratique, à engen-
» drer les fièvres miliaires, et n'ayent
» mérité, par là, d'être appelés, pour
» ainsi dire, manufacturiers de cette
» maladie; que la sueur augmentée,
» ainsi que la chaleur long-temps en-
» tretenue, lui donnent souvent nais-
» sance. Ce que je vais rapporter (c'est
» toujours *Charles White* qui parle)
» pourra servir à prouver l'assertion
» de ce docteur et la mienne.

» Lorsque je commençai à prati-
» quer les accouchemens, un accou-
» cheur, qui n'existe plus à présent,
» étoit, depuis long-temps, en posses-
» sion d'une grande pratique parmi
» les femmes de toutes conditions, et
» l'on peut dire qu'à d'autres égards,

» sa pratique étoit assez heureuse ;
» mais les femmes qu'il soigna, furent,
» en grand nombre, attaquées de la
» fièvre miliaire, dont plusieurs péri-
» rent, et plus particulièrement celles
» qui appartenoient à nos principaux
» commerçans ; en sorte que cette
» maladie se répandit tellement dans
» le voisinage, et même dans les diffé-
» rentes parties de cette province, et
» y fit tant de ravages, qu'elle en
» acquit le nom de fièvre de *Manchester.*

» La méthode de cet accoucheur
» consistoit à entretenir ses malades
» dans la plus grande chaleur, et telle-
» ment enfermées, que la moindre
» haleine d'air pouvoit à peine péné-
» trer dans leur appartement. Il les
» faisoit suer, en les gouvernant ainsi
» pendant plusieurs jours qu'il les rete-
» noit dans leur lit ; et de plus, il leur
» y faisoit garder une position hori-
» zontale. Dans le même espace de
» temps, et dans la même ville, d'au-

» tres praticiens qui suivirent un plan
» différent ne rencontrèrent pas la
» même fièvre.

» Mon père m'apprend qu'il a soi-
» gné la troisième femme d'un homme
» qui avoit perdu ses deux premières,
» par la fièvre miliaire dont elles furent
» attaquées dans leurs premières cou-
» ches. Cette femme très alarmée du
» sort malheureux de celles qui l'a-
» voient précédée, s'observoit conti-
» nuellement dans les jours qui suivi-
» rent son premier accouchement, et
» elle examinoit sans cesse, s'il ne se
» manifestoit pas sur sa peau une
» éruption, ce qui arriva en effet. Cette
» découverte la jeta dans une très
» grande inquiétude. Elle rendit une
» grande quantité d'urines pâles. Mon
» père et un autre médecin qui fut
» appelé, l'assurèrent que son érup-
» tion ne seroit accompagnée, ni de
» fièvre, ni d'aucun danger; et que, si
» elle vouloit reprendre courage, ne

» s'abandonner à aucune crainte, et
» observer un régime rafraîchissant,
» il n'y avoit aucune suite fâcheuse à
» redouter. Elle suivit ces conseils, et
» recouvra en peu de temps une par-
» faite santé. Je laisse à juger au lecteur
» quelle influence peut avoir la crainte,
» en pareil cas. Mon père m'a assuré
» que de toutes les femmes en couche
» qu'il a soignées depuis le moment de
» leur accouchement, celle-là est la
» seule qui ait eu une éruption mi-
» liaire. »

Voilà de la part des médecins Anglais une réponse péremptoire en ma
faveur, et contre l'assertion de M. *Debrioude* qui auroit dû, d'ailleurs, faire
attention qu'à l'époque de la question
proposée par la Faculté de Médecine
de Paris, et dans des temps bien anté-
rieurs à la publicité de mon ouvrage,
les femmes de la classe aisée étoient
conduites dans leurs couches de la
manière la plus barbare. On les en-

terroit, pour ainsi dire, toutes vivantes; leur lit sembloit un tombeau qui étoit hermétiquement fermé par de doubles rideaux; on ne les changeoit de linge que lorsque les lochies, le lait, étoient entièrement passés; en sorte que l'intérieur de leur lit étoit un cloaque de miasmes putrides qu'elles aspiroient et expiroient sans cesse. Les portes, les croisées, tout étoit exactement clos, et la malheureuse victime de l'ignorance et des préjugés, ne recevoit de lumière, que le peu qui lui étoit fourni par une espèce de lampe sépulcrale placée dans la cheminée. Il m'est arrivé plusieurs fois de faillir d'être méphitisé en abordant le lit de la malade, tant l'air de l'appartement étoit surchargé des effluves putrides qui s'échappoient de tous les genres d'excrétions de la malade qu'on tenoit constamment dans une espèce de bain de sueurs; de là, des éruptions miliaires, des maladies inflammatoi-

res, putrides, etc., qui étoient le résultat d'une méthode incendiaire.

C'est un très grand malheur, en
médecine, que de vouloir établir des
systèmes, des genres de maladies particuliers. J'ai observé maintes fois,
que bien des gens qui exercent la médecine sans la savoir, et que de jeunes
docteurs qui ne sont pas encore médecins, prenoient les éruptions miliaires des femmes en couche pour des
maladies essentielles, qu'ils se conduisoient en conséquence, dirigeoient
toutes leurs vues du côté de l'éruption, négligeoient le vrai caractère, le
génie essentiel de la maladie, et précipitoient leurs malades au tombeau,
par un régime qui portoit le feu dans
les entrailles, l'orgasme dans les liqueurs, l'inflammation dans les viscères, et de là, la gangrène et la mort.
Il n'y a pas de praticien un peu exercé,
qui n'ait été dans le cas d'observer la
multiplicité de pareils malheurs.

Il y a même des médecins instruits qui, parce qu'ils croient apercevoir un genie particulier de maladie, tracent un plan de conduite relatif à cet aperçu, procèdent même avec ordre, d'après leurs principes, et tuent leurs malades avec méthode. Il est sans doute plus simple de se créer une maladie, et de la voir où elle n'est pas; la méthode de la traiter est beaucoup plus facile; mais le succès en est plus qu'incertain.

Pourquoi chercher à multiplier le nombre des maladies? N'est-il pas déjà assez considérable pour le malheur de l'espèce humaine? Prendre un symptôme pour une maladie, n'est-ce pas en augmenter le nombre? Oui, assurément; et c'est ajouter de nouveaux accidens qui, souvent, sont beaucoup plus graves que ceux de la maladie essentielle; car enfin, traiter une maladie qui n'existe pas, et ne point traiter celle qui existe, c'est le comble de l'ignorance la plus perfide pour les malades. Ajoutons que les remèdes mis en usage pour la prétendue maladie, sont le plus souvent contraires à la maladie réelle. Cependant, il faut en convenir, à la honte des médecins, ces malheurs-là ne sont que trop communs ; mais il y a heureusement des êtres privilégiés qui, grâce à leur bonne constitution, échappent à tant de dangers.

Sans doute que c'est un grand malheur pour l'humanité de prendre un symptôme pour une maladie ; mais un plus grand malheur encore, c'est celui de donner un nom à une maladie qui n'existe pas ; car enfin, parce que les docteurs *Doulcet*, *Doublet*, *Stoll*, et plusieurs autres médecins célèbres ont eu occasion de traiter avec succès une épidémie qui s'étoit présentée avec tous les signes d'une constitution bilieuse, et que le hasard a favorisé leur sagacité dans l'application d'un évacuant, s'ensuit-il qu'il faille en conclure que toutes les épidémies qui attaqueront les femmes en couche seront de même nature, et qu'il faudra employer leur méthode pour la combattre ? Étoient-ils fondés à dénommer cette épidémie puerpérale ? Pas plus que, s'il en survenoit une autre d'un genre tout différent, nous voulussions la dénommer *puerpérale*, et la traiter comme ces médecins ont traité la leur, qui étoit vraiment saburrale.

Tout le monde médical sait que les femmes en couche sont d'une susceptibilité étonnante, et que, sous ce rapport, les règnes épidémiques ont sur elles la plus grande influence. De ce qu'une ou plusieurs femmes en couche seront attaquées de la maladie épidémique régnante, faudra-t-il changer son nom pour lui donner celui de *puerpérale?* Et si cette épidémie est une maladie franchement inflammatoire, faudra-t-il la traiter comme une fièvre bilieuse ? Voilà cependant la consé-

quence qui résulte de pareilles dénominations, de méthodes exclusives
annoncées et adoptées avec enthou-
siasme, et que l'expérience, aidée de
la réflexion, doit absolument rejeter.

Revenons à la fièvre miliaire des
femmes en couche, qui, quoi qu'en
puisse prétendre M. *Debrioude*, n'est
pas la fièvre miliaire épidémique; elle
n'est pas la miliaire essentielle qui attaque indistinctement les individus des
deux sexes; elle est, je le répète, un
simple épiphénomène, un symptôme
qui n'exige aucune espèce d'attention
pour le traitement. J'ai donné dans
mon Traité sur la miliaire des femmes
en couche, un tableau comparatif de
deux espèces de fièvres miliaires ; j'é-
tablis la différence qu'il y a entre la
fièvre miliaire des femmes en couche
et la miliaire qui, épidémique, attaque
également les deux sexes. Si M. *Debrioude* avoit lu cet article avec un peu
d'attention, il eût jugé de la différence

qu'il y a entre ces deux maladies, pour
le diagnostic, pour le pronostic, et
plus particulièrement encore pour le
traitement ; et je ne fais nul doute
qu'au lieu d'argumenter contre mon
assertion, il se seroit rendu à l'évidence, et il auroit vu que tout ce que
j'avance porte sur des faits bien cons-
tatés et confirmés par nombre d'années
d'expérience.

Je prie M. *Debrioude* de ne point
prendre à la lettre mon assertion sur
la miliaire des femmes en couche,
que je considère comme simplement
symptomatique, et de croire que je
veuille prétendre qu'elles ne sont jamais attaquées de la miliaire essentielle, parce qu'encore une fois, par
leur état puerpéral, elles sont plus susceptibles que les autres des influences
épidémiques.

Je dois ajouter à ce peu de mots
sur l'éruption miliaire, qu'il y en a
de trois sortes : une, qui constitue la

miliaire essentielle ; une qui n'est qu'un symptôme souvent factice , et qui arrive le plus communément chez les femmes en couche ; une troisième enfin, qui est critique. J'ai eu occasion de voir souvent des maladies aiguës se juger par une éruption miliaire, et surtout les péripneumonies. Toutes ces éruptions essentielles, symptomatiques et critiques, sont les mêmes ; c'est-à-dire qu'il n'y a que les symptômes qui les précèdent, les accompagnent et les suivent, qui en établissent le vrai caractère. En effet, dans ces trois cas, ce sont de petites vésicules cristallines, blanches ou rouges, qui se présentent extérieurement, sous les mêmes apparences ; il n'y a, encore une fois, que les symptômes concomitans qui les différencient, car la couleur des petits exanthêmes n'y apporte aucune différence, quoique cependant il m'ait semblé plusieurs fois d'avoir observé, surtout dans la miliaire essentielle, que les petites vésicules à base rouge étoient d'un plus mauvais présage.

Bien convaincu que la science de la médecine est une science de faits par excellence; je n'ai jamais cessé de penser, jeune comme vieux, qu'une bonne observation vaut cent fois mieux que vingt spéculations brillantes sorties du cerveau d'un auteur sans doute bien content de lui-même; mais qui, loin de contribuer aux progrès et à la perfection de l'art, ne servent qu'à en entraver la marche et à propager souvent des erreurs funestes à l'humanité; car les systèmes font sur l'esprit des médecins qui les créent ou qui les adoptent, ce que certaines maladies font sur l'esprit des malades qui ne voient que des objets imaginaires, et qui ne voient pas les objets réels; aussi appuierai-je mes opinions plus sur des faits positifs que sur des raisonnemens systématiques.

Je donnerai, indépendamment de mes observations cliniques particulières, un extrait de mes observations cliniques sur les maladies des femmes en couche, qui ont régné épidémiquement à l'hospice de la Maternité ; et, dans celles-ci, je ne ferai pas la description de chaque cas particulier, je me bornerai aux fonctions d'un simple historien ; seulement, j'exposerai avec la plus scrupuleuse exactitude les symptômes caractéristiques de ces maladies que j'ai vu régner épidémiquement et sporadiquement ; je rendrai un compte exact des différens phénomènes que j'ai observés pendant la maladie et après la mort. Ce sera une sorte de résumé de ce que j'ai vu et observé, et un moyen de plus pour réparer les omissions qui auront pu m'échapper sur des maladies au traitement desquelles je me suis livré d'autant plus facilement, qu'en commençant ma carrière médicale, j'ai pratiqué, ainsi que je l'ai dit plus haut, l'art des accouchemens pendant nombre d'années.

D'après cet exposé fidèle, *et testamur quod vidimus*, je ne puis être compris au nombre de ces médecins dont parle *Vans Wieten : Observatores plerique felices tantùm successus narrant, infaustos tacent.* Car ce précis historique ne traitera que des maladies auxquelles plusieurs de ces infortunées auront succombé ; et c'est souvent d'après les lumières que l'on acquiert de l'inspection anatomique qu'on apprend à être utile aux vivans, et à former des opinions solides, dégagées de tout esprit de système. Au surplus, je présente les miennes pour ce qu'elles valent, sans avoir la vanité de prétendre qu'elle doivent obtenir force de loi, bien qu'elles soient appuyées sur des faits irrécusables et sur la vérité desquels on peut compter. Comme *Klein*, je puis dire : *Scribo fide medicâ, probatâque pietate : qui meliora habet.*

eodem det animo. KLEIN, *Interp. clinic. in Præfat.*

Je me suis attaché surtout à rendre un compte exact et fidèle des cas les plus remarquables que j'ai observés dans le cours de ma pratique, quel qu'en ait été l'événement; je les expose tous avec la candeur de la vérité, qui fait seule le mérite de mes observations. J'expose également, et avec la même fidélité, les faits et les opinions de la plupart des médecins qui ont traité le même sujet; de ceux qui l'ont vu comme moi, ainsi que de ceux qui l'ont jugé différemment. Je les prie tous, et chacun d'eux en particulier, de ne voir dans le résultat de mes opinions que l'envie d'être utile à la portion la plus intéressante de la société, et de provoquer leurs lumières pour remplir le but que nous nous proposons tous, celui de conserver la vie à tant de mères infortunées. L'amour du bien public nous anime également, et ce sentiment, qui dirige ma plume, ne me répondant pas du succès, j'invite mes confrères à y suppléer, à faire mieux que moi, pour porter des lumières qui rendent les secours de l'art plus prompts et plus certains à de malheureuses victimes de l'ignorance, à des femmes qui, tous les jours, courent les plus grands dangers de perdre la vie en la donnant, même après l'avoir donnée.

Je sais que j'émets des opinions contraires à celles les plus généralement reçues aujourd'hui. Je sais qu'en physique, sur le même objet, chacun a sa manière de voir, et que dans la république médicale, comme dans celle des lettres, chacun a son droit de suffrage. Je sais aussi que je puis être dans l'erreur; mais je proteste que c'est de bonne foi, et que j'aurai la plus grande obligation à ceux qui me la feront connoître; comme un célèbre médecin, je dirai : *Si veritati consonat nostra senten-*

*tia, gaudeo; sin minùs, libenter corrigi
me patiar.* BAGL. *de prax. medic. lib.* 2.
cap. 1. Si c'étoit une affaire de calcul,
peut-être pourrois-je me flatter de l'emporter par le nombre des autorités les
plus respectables ; mais en matière de
physique, mille autorités ne valent pas
un fait bien avéré. La pluralité des suffrages n'équivaudra jamais à une bonne
opinion. Cependant, mes autorités me
font un sûr garant de toutes les vérités
sur lesquelles elles portent elles-mêmes.

Ce sont des faits bien vus, pesés avec
réflexion et impartialité, qui doivent
déterminer notre jugement pour ou
contre une opinion, et ce sont de
tels faits que je présente au lecteur,
ou au moins que je crois revêtus de ce
caractère indélébile; aussi ai-je eu recours aux travaux des autres, et cité les
écrits où tous ces faits sont déposés :
c'est par leur tradition que se termine
mon ouvrage.

Paris, le 6 germinal an XIII.

M. Leclerc, *secrétaire de la Société des Ecoles de Médecine, à M.* Gastellier, *associé national de la même Société.*

Monsieur et très honoré confrère,

La Société de l'Ecole de Médecine, dans sa séance du 3o ventôse dernier, a entendu avec un vif intérêt le compte que lui ont rendu MM. *Andry* et *Bourdier*, d'un Mémoire que vous lui avez adressé sur la Fièvre puerpérale. Elle a eu lieu de regretter que la multiplicité des objets qui remplissent ses séances l'ait privée, jusqu'à ce moment, d'apprécier ce nouveau fruit de vos veilles, et de vous exprimer la satisfaction qu'elle éprouve toutes les fois que des travaux aussi intéressans qu'utiles viennent enrichir son trésor. Elle a jugé cette nouvelle production vraiment digne de son auteur, et m'a chargé de vous exprimer le désir qu'elle a que vous lui donniez souvent de pareilles marques de souvenir.

Je m'applaudis d'autant plus d'être l'interprète de sa gratitude, que c'est une occasion de vous assurer de mes sentimens d'estime et d'attachement.

J'ai l'honneur de vous saluer,

Le professeur secrétaire de la Société de l'Ecole de Médecine.

Signé LECLERC.

PROLÉGOMÈNES.

Les maladies aiguës qui attaquent les femmes nouvellement accouchées, ont été signalées et traitées par les médecins de tous les tems, même les plus reculés, et chacune suivant son génie particulier.

Les médecins grecs, romains, arabes et autres anciens, qui ont traité *ex professo*, des maladies des femmes en couche, ont tous intitulé leurs ouvrages : *De Febribus puerperarum*, et non pas *De Febre puerperali*, *De Febre puerperarum* ; d'où il est évident qu'ils ont entendu parler de plusieurs maladies diverses auxquelles les femmes en couche sont exposées, et non pas d'une maladie unique, spéciale et particulière à leur position.

Hippocrate, qu'on peut citer toujours comme un modèle inimitable dans toutes les parties de l'art de guérir, est le premier qui ait parlé des maladies des femmes en couche, ainsi qu'il est aisé de s'en assurer par la lecture de ses Aphorismes, de ses Prédictions connues sous le nom de *Coaques*, et surtout de ses épidémics, où l'on voit qu'il s'est plus occupé à les décrire qu'à leur donner un nom. Ainsi donc, c'est à tort que plusieurs auteurs ont cherché à s'appuyer de l'autorité d'*Hippocrate*, pour employer la dénomination de *fièvre puerpérale*, dont il n'a jamais dit un mot. Prodigue de faits, avare de mots, son génie sut saisir avec sagacité, désigner avec méthode, et définir avec clarté les maladies les plus compliquées ; il sut pénétrer les secrets de la nature, et les dévoiler comme s'il les eût écrits sous sa dictée.

Tous les auteurs anciens qui ont traité des maladies des femmes en général, et des maladies des accouchées en particulier, ont toujours parlé des maladies, des fièvres auxquelles les femmes en couche sont exposées, sans accorder à aucune d'elles (maladies) la dénomination de *fièvre puerpérale*.

Astruc, l'un des médecins les plus érudits, a donné en 1760 un Traité complet des maladies des femmes, en 6 vol. in-12. Ce savant médecin a mis sur la voie tous ceux qui ont voulu étudier et connoître les maladies des femmes, par une liste chronologique des auteurs qui en ont traité, à commencer par *Hippocrate* (432 ans avant J. C.), jusqu'à *Fitz-Gerald* qui a écrit en 1758 (1), et l'on ne trouve nulle part aucune dénomination particulière aux maladies des femmes en couche, que celle désignée par le génie caractéristique de la maladie essentielle.

Astruc, en parlant de l'inflammation de l'utérus, de ses symptômes et des divers accidens qui en résultent, dit : « Il s'en joint plusieurs autres (accidens) qui, quoique moins essentiels, ne laissent » pas de mériter beaucoup d'attention, comme la » suppression des vidanges, quand l'inflammation

---

(1) Tom. IV, depuis la pag. 142, jusques y compris la pag. 332.

» arrive chez les femmes en couche, ou la sup-
» pression des règles, quand elle survient dans le
» temps de leur écoulement (1). »

Ce médecin, en traitant des causes, s'exprime
ainsi : « Tout ce qui donne lieu à la suppression
» subite des règles ou des vidanges, comme quelque
» refroidissement subit, quelque peur imprévue,
» quelque chagrin violent, etc. (2) »

D'après ces courts passages que nous citons de
l'ouvrage d'*Astruc*, nous voyons que ce médecin
n'établit de différence aucune, entre une inflammation de la matrice chez une femme qui vient d'accoucher, et chez une femme qui a ses règles; c'est à
ses yeux, dans l'un, comme dans l'autre cas, une
inflammation de la matrice; il n'appelle pas plus
l'une *fièvre puerpérale*, qu'il n'appelle l'autre *fièvre
menstruelle* : c'est une inflammation de la matrice
qu'il voit, c'est une inflammation de la matrice qu'il
traite; abstraction faite de lochies ou de règles supprimées, mais qu'il traite avec les modifications relatives à la nature et à l'importance de l'organe,
avec les modifications individuelles, et qu'il varie
suivant les circonstances qui varient elles-mêmes.

En traitant des maladies aiguës des femmes en
couche, des causes de la suppression : « Il n'y a
» pas lieu, dit-il, d'être surpris que cette cause
» (le froid) produise un pareil effet dans les femmes
» en couche, puisqu'elle le produit tous les jours
» dans les femmes qui jouissent de la meilleure

---

(1) Tom. III, pag. 4.
(2) Tom. III, pag. 11.

xlij

» santé, lorsqu'elles y sont exposées dans le tems
» de leurs règles. » (1)

En parlant de l'effet que produisent les passions
de l'ame, chez les femmes en couche : « On sait,
» dit-il, que les mêmes causes agissent de même
» sur les femmes qui ont leurs règles, et qu'elles
» les arrêtent. » (2)

« On doit toujours porter un mauvais pronostic
» de la diminution et de la suppression des vidanges
» dans une femme en couche, puisque la simple
» suppression des règles est regardée comme un
» mal dangereux dans les femmes qui se portent
» bien d'ailleurs. » (3)

Quant au plan curatif, à quelques légères différences près, il est le même que celui que nous
suivons aujourd'hui; il est basé sur les mêmes principes, et la preuve s'en tire de ce qui suit. « On doit
» traiter cette fièvre comme on traite les fièvres de
» la même espèce, dans les cas ordinaires, autant
» que l'état d'une femme en couche le permet,
» c'est-à-dire, qu'il faut saigner une ou deux fois
» du pied, à cause des vidanges qui subsistent,
» etc. etc. » (4); et cette fièvre dont il parle, est la
fièvre de lait dégénérée.

L'extrait très abrégé que je viens de donner
des différens passages de l'ouvrage d'*Astruc*, est
suffisant pour prouver la vérité de mon assertion,
que la dénomination de *fièvre puerpérale* n'était

---

(1) Tom. V, pag. 406.
(2) Tom. V, pag. 407.
(3) Tom. V, pag. 412.
(4) Tom. V, pag. 447.

pas connue des anciens ; et il n'y a pas de médecin qui, dans le cours de sa pratique, n'ait vu, observé et expérimenté le peu que je viens de rapporter de cet auteur.

Ainsi il est donc démontré que, depuis *Hippocrate* jusqu'à l'époque à laquelle M. *Astruc* a écrit, aucun médecin n'avoit parlé ni entendu parler de *fièvre puerpérale*, de *péritonite puerpérale*, en traitant des maladies aiguës et des maladies chroniques qui attaquent les femmes nouvellement accouchées ; et que ces dénominations sont de création des médecins modernes, quoique M. *Doublet* prétende, toutefois, que cette maladie a été connue et décrite par *Hippocrate* : décrite, soit ; mais non pas sous la dénomination de *fièvre puerpérale*, à laquelle M. *Doublet* rapporte toutes les maladies qui peuvent attaquer les femmes nouvellement accouchées. Cette assertion de ce médecin, quoique dénuée de fondement, a été adoptée et répétée par quantité de médecins, et entre autres par M. *Bigel*, docteur de l'école de Strasbourg (1) qui, comme M. *Doublet*, voit la fièvre puerpérale dans toutes les maladies des femmes en couche.

S'il faut en croire *Hulme*, c'est à *Strotter* que nous devons l'origine du nom de *fièvre puerpérale* ; et *Hulme* lui-même l'a adoptée et décrite comme une maladie essentielle *sui generis*, et qu'il fait consister dans l'inflammation de l'uterus, des intestins et de l'omentum.

---

(1) *Réflexions sur la Nature et le Traitement de la Fièvre puerpérale*, par M. Bigel, etc., an 1803.

« Suivant M. *Laennec*, c'est *Willis* qui, le pre-
» mier, a donné le nom de *fièvre puerpérale*, et
» qui l'a regardée comme une fièvre essentielle,
» occasionnée par la mobilité du lait et sa métastase
» d'une partie à l'autre. » (1) Cette assertion de
M. *Laennec* ne s'accorde guère avec celle d'*Astruc*,
qui dit bien, à la vérité, que *Willis* est le premier
qui ait disserté sur les accidens produits par le lait,
sur les maladies des femmes en couche, *in Tractatu
de febribus*, (imprimé à la Haye en 1659), cap. XVI,
De puerperarum Febribus, et non *de Febre* (2).
Le titre seul de ce chapitre suffit pour démontrer
que *Willis* traitoit des fièvres, et non pas de la
fièvre des femmes en couche; et si ce médecin se
fût permis de particulariser les maladies des femmes
en couche, et de leur créer un nom nouveau, il ne l'eût
pas fait impunément. *Astruc*, très certainement,
n'aurait pas manqué de le relever et d'en faire la
remarque, ainsi qu'il l'a faite sur une dissertation
de *Thomas Sydenham*, dans laquelle il attaque
Willis lui-même. « Dans la dernière partie de cette
» dissertation, dit *Astruc*, l'auteur, 1°. confond,
» avec *Willis*, l'affection hystérique des femmes
» avec l'affection hypocondriaque des hommes ;
» 2°. en adoptant l'hypothèse de *Willis*, que ces ma-
» ladies viennent d'un dérangement des esprits
» animaux, qu'il appelle *ataxie*, dont il n'explique
» ni la nature ni la cause; de sorte que ce mot
» *ataxie* ressemble assez à une qualité occulte. »(3)

---

(1) *Journal de Médecine*, vendémiaire, an XI, pag. 3 et suiv.
(2) Tom. V, liv. III, pag. 421.
(3) Tom. IV, pag. 305.

D'après cela, il est évident que *Willis* n'est point créateur de la dénomination de *fièvre puerpérale*, parce qu'*Astruc* n'auroit pas été plus indulgent pour la dénomination de *fièvre puerpérale*, qu'il ne l'avoit été pour le mot *ataxie*; mot ignoré alors et fort en vogue aujourd'hui. *Astruc* se plaignit sous Lou's XV de ce néologisme. Dans tous les tems on s'est plaint de l'abus de la néologie; sous Auguste, on s'en plaignoit fort, d'après ce que nous voyons dans l'Art poétique d'Horace :

> *Multa renascentur quæ jam cecidére, cadentque*
> *Quæ nunc sunt in honore.*

Il en sera ainsi de la nouvelle nomenclature en médecine, qui subira le même sort que l'ancienne, et dont la durée sera peut-être beaucoup plus courte.

Le néologisme en médecine est tel aujourd'hui, qu'il faudroit maintenant un *lexique* à la tête de nos ouvrages ; sans cette précaution, personne ne s'entendra plus ; les jeunes gens n'entendront pas les anciens, et les vieux praticiens n'entendront pas le nouveau langage.

Astruc dit au contraire que c'est *Reinerus-Solenander*, qui, le premier, ait fait mention de la fièvre de lait, *febris à lacte*, dans son ouvrage : *Consilia medicinalia*, imprimé à Francfort en 1596 (1).

Au reste, peu importent l'origine du mot et le nom de l'auteur ; mais ce qui importe le plus, c'est d'empêcher la promulgation d'une erreur qui, si elle se propageoit, auroit les suites les plus désastreuses pour l'humanité.

______

(1) Tom. V, liv. III, pag. 421.

xlvj

Sans adopter en son entier la théorie systématique de l'ouvrage de M. *Astruc*, je partage entièrement son opinion sur la fièvre de lait, que je considère comme la seule qui mérite le nom de *fièvre puerpérale*; nom qu'elle perd par sa dégénérescence, pour prendre celui de la maladie que la nature des symptômes caractérise essentiellement, et que je ne borne pas, comme ce médecin, à un si petit nombre de maladies; car, je l'ai déjà dit, et le répéterai souvent, les femmes nouvellement accouchées, sont exposées à toutes les maladies de l'espèce humaine, et dont elles sont même beaucoup plus susceptibles qu'aucun autre individu. Cependant il est juste de faire observer qu'*Astruc*, en parlant de la fièvre de lait. *febris à lacte*, dit : « Que » si cette fièvre se prolonge au delà du terme ordi» naire, elle est alors une maladie réelle, c'est une » autre fièvre d'une espèce différente. » (1) Cette manière de s'exprimer sembleroit annoncer qu'il n'avoit pas eu l'intention d'en circonscrire le nombre, mais seulement d'en indiquer quelques-unes pour exemple.

La multiplicité et la diversité des maladies auxquelles les femmes en couche sont exposées, ont donné lieu à des distinctions sans nombre de *fièvres puerpérales simples ou bénignes, composées, compl quées, putrides, malignes, inflammatoires, aiguës, chroniques, fièvres puerpérales continues, puerpérales intermittentes, puerpérales intermittentes pernicieuses, febris perniciosa* du docteur

_____

(1) Tom. V, liv. III, pag. 421.

Oisander; elle est aussi appelée par ce médecin, *fièvre épiploïque*, et *fièvre utérine* par *Frédéric Hoffman*.

La diarrhée des femmes en couche de M. *Bonté* est aussi une *fièvre puerpérale* suivant M. *Doublet*. M. *Bonté* était trop instruit pour prendre un symptôme, des plus graves, à la vérité, pour la maladie essentielle.

Wihte, *Peu*, *Antoine Petit*, *Doucet*, *Doublet*, *Tissot*, *Alphonse Leroy*, et plusieurs autres, ne voient, dans les maladies des femmes en couche, qu'une fièvre putride. *Puzos* et *Levret* ne la connoissent que sous le nom de *dépôts aigus* ou *inflammatoires*. *Astruc*, et *Leroy*, de Montpellier, l'appellent *fièvre laiteuse inflammatoire* ou *maligne*. *Pasta* la considère comme une inflammation de l'uterus; *Leake*, *Hulme* et *Laroche*, prétendent que cette maladie est une inflammation, soit à l'uterus, soit aux intestins ou à l'omentum. *Raulin* réduit toutes les maladies des femmes en couche, à deux espèces de fièvres, et qu'il appelle *fièvres utérines humorales*, et *fièvres utérines nerveuses*.

M. *Eigel*, docteur de l'école de Strasbourg, et médecin à Mâcon, déjà précité, distingue trois espèces de fièvres puerpérales, et qu'il appelle *fièvre puerpérale compliquée*, de *diathèse inflammatoire*, de *diathèse bilieuse*, et de *diathèse pituiteuse*; puis il prévient que chacune de ces espèces présentera beaucoup de variétés.

M. *Goulmin Desgranges* prétend qu'il faut distinguer les *fièvres puerpérales* en *fièvres puerpérales des premières voies*, en *fièvres puerpérales*

xlviij

inflammatoires, en *fièvres puerpérales nerveuses*, etc., etc., et que les vomitifs, particulièrement l'ipécacuanha, lui avoient parfaitement réussi dans la première espèce de cette maladie (1).

M. *Kirkland*, médecin anglais, a fait des nomenclatures, des divisions, des distinctions des maladies des femmes en couche, à n'en jamais finir.

Selles place la *fièvre puerpérale*, dans le 2ᵉ ordre de ses fièvres, parmi les rémittentes.

M. *Gardien* a fait un rapport (dans le bulletin des Sciences médicales, juin 1811, pag. 398 et suiv.) sur un ouvrage manuscrit de M. *Fauchier*, intitulé : *Essai sur les modifications que l'état puerpéral amène dans le cours et le traitement des fièvres idiopathiques et symptomatiques.*

Il paroît, d'après ce rapport, que M. *Fauchier* est entièrement de notre opinion, qu'il n'admet pas chez les femmes en couche une fièvre spécifique, une fièvre *sui generis*, et qu'il rejette même jusqu'au nom de *fièvre puerpérale* ; mais nous ne partageons pas également l'opinion de ce médecin sur la suppression des excrétions lochiales et laiteuses, qu'il considère, dans tous les cas, comme l'effet et non comme la cause des maladies aiguës dont les femmes en couche sont attaquées. M. le rapporteur est du même avis que M. *Fauchier*. Nous avons bien observé, à la vérité, comme ces deux praticiens, que la fièvre suspend ces excrétions comme les autres ; mais nous avons eu aussi des occasions fréquentes d'observer maintes fois qu'une cause

____

(1) *Journal de Médecine*, juin 1783.

morale et même physique, qui venoit frapper subitement une femme en couche, produisoit sur-le-champ la suppression des lochies et de l'humeur laiteuse; que cette suppression étoit suivie aussitôt de la fièvre, et de suite des symptômes relatifs à la maladie qui alloit en résulter : la métastase de ces humeurs est donc une vérité pathologique incontestable.

M. *Gardien*, ainsi que l'auteur du mémoire dont il rend compte, ne veut point admettre une fièvre puerpérale *per se* et exclusivement, à toute autre; il a cru devoir prendre un *mezzo termine* et qu'il exprime ainsi (p. 406)....«'Aussi, quoique j'aie » regardé la *péritonite* comme la plus terrible des » maladies qui surviennent à la suite des couches, » comme celle qui détermine les collections puru-» lentes que l'on trouve dans l'abdomen, j'ai senti, » comme M. *Fauchier*, que l'on ne devoit pas l'ap-» peler *fièvre puerpérale*, ce qui m'a porté à » adopter une expression composée de celle de *pé-» ritonite puerpérale*, qui rappelle à l'esprit les » modifications que produit l'état puerpéral dans » cette phlegmasie. » Cette manière de raisonner de M. *Gardien*, pour appuyer sa nouvelle nomenclature, ne me semble rien moins que concluante; il rejette le principe et en adopte la conséquence. C'est une doctrine que M. *Gardien* professe depuis long-tems, et de vive voix et par écrit; car, dans son Traité sur les accouchemens (en 1807), il rejette la *fièvre puerpérale*, comme étant et ne pouvant pas être une maladie essentielle *sui generis*; mais il a l'attention de la remplacer aussitôt par la *péritonite*, qu'à la vérité il ne voit pas seule et exclusive; aussi la distingue-t-il en plusieurs espèces de complications.

Première espèce. Complication de la *péritonite puerpérale* avec la fièvre *angioténique*.

Deuxième espèce. *Péritonite puerpérale*, avec une fièvre *adeno-méningée*.

Troisième espèce. *Péritonite puerpérale*, avec la fièvre *méningo-gastrique*, etc.

Cette prétendue *fièvre puerpérale* change encore de nom à raison des différens organes où la maladie établit son siége ; *apoplexie*, *péripneumonie*, *péritonite laiteuses*, *péritonite puerpérale*, ou tout simplement *péritonite*. Il vient encore d'être soutenu, aux Ecoles de médecine (le mois de février dernier), une thèse sur la *péritonite pu rpérale*, par M *Vast Dufour*, qui conclut que toutes les maladies des femmes en couche, sont la *péritonite* qui se complique souvent avec d'autres maladies, et que le fluide épanché dans le bas-ventre des femmes qui ont succombé dans cette maladie, est purement *lymphatique, et est dû au défaut de rapports entre l'exhalation et la faculté absorbante*. Il rejette toutes déviations et métastases laiteuses, avec le ton de l'assurance d'un jeune homme qui ne doute de rien.

Johnson, médecin écossais, dans une thèse soutenue en 1779, à Edimbourg, a établi l'inflammation du péritoine; il est le premier qui a donné le nom de *péritonite* à toutes les maladies des femmes en couche. Cette dénomination a été adoptée par *Walter*, dans un mémoire que ce célèbre anatomiste lut à l'académie des sciences de Berlin en 1785 ; par *Cruiks-*

hauk , Bichat, Pinel , et par un grand nombre de médecins et accoucheurs distingués. Mais qu'est-il arrivé de cette découverte , ou plutôt de cette nouvelle nomenclature ? que la *péritonite* a engendré la *gastrite,* l'*entérite,* l'*omentite,* la *mésentérite,* l'*hépatite,* la *splénite,* la *métrite,* etc.; en sorte que des lésions de ces divers organes que l'inspection anatomique découvre, on en fait autant de maladies particulières , et c'est ce que je me réserve de démontrer à la fin de cet ouvrage.

La fièvre miliaire, ou le millet des femmes en couche, est aussi une *fièvre puerpérale,* suivant M. *Doublet,* lorsque l'éruption des petits exanthèmes est accompagnée de fièvre, de chaleur , de soif, etc. ce qui sera inévitable, toutes les fois qu'une femme en couche sera travaillée par une fièvre quelconque, parce qu'alors la fièvre, la chaleur et les boissons déterminent la sueur, et de là l'éruption exanthématique, dite vulgairement *fièvre miliaire des femmes en couche.* Après le célèbre M. *Doublet,* quantité d'auteurs se sont appuyés de son autorité pour répéter la même chose, entre autres, M. *Robert,* médecin à Marseille , qui vient de donner un excellent ouvrage sur l'*Art de prévenir le cancer au sein,* etc.; à la fin de ce traité sur le cancer, il y a un *appendice* (d'environ deux cents pages), *contenant quelques nouvelles vues physiologiques sur la nature et le traitement de la fièvre puerpérale , vulgairement dite* fièvre des accouchées, *que l'on sait aussi devenir quelquefois, par ses métastases, cause éloignée du cancer.* C'est ainsi que M. *Robert* intitule cet appendice, dans lequel il traite *ex professo* de la *fièvre puerpérale*, dont il donne un nouveau tableau nosologique qu'il distribue de cette manière-ci : première espèce, *fièvre puerpérale simple* ou *péritonite*. Deuxième espèce, *fièvre puerpérale gastrique* ; *fièvre puerpérale rémittente*. Troisième espèce, *fièvre puerpérale intermittente simple*; *fièvre puerpérale pernicieuse*. Quatrième espèce, *fièvre puerpérale adynamique*. Cinquième espèce, *fièvre puerpérale miliaire*. Sixième espèce, *fièvre puerpérale ataxique*. Septième et dernière espèce, *fièvre puerpérale rhumatismale*.

Que M Robert fasse, qu'il crée des fièvres puerpérales à l'infini, il ne fait que ce que bien d'autres ont fait avant et feront après lui ; mais qu'il interprète mon silence en faveur de sa doctrine, et qu'il me cite plusieurs fois comme étant du nombre des auteurs et fauteurs de cette même doctrine, c'est assurément un honneur auquel je n'avois pas le droit de pr tendre. M. *Robert* va plus loin encore, c'est qu'il a fait un extrait de mes observations sur la fièvre miliaire, et desquelles il veut tirer le parti le plus avantageux pour appuyer son système en faveur de l'existence de la fièvre puerpérale, existence à laquelle j'étois fort éloigné de penser, puisque je la refuse (cette existence) à la miliaire même des femmes en couche.

Le lecteur en lisant mes observations, qui forment la deuxième partie de cet ouvrage, et dont M. *Robert* a fait des extraits fort abrégés, verra que ce médecin en a tiré des conséquences tout-à-fait opposées à celles qui sont établies par les faits eux-mêmes, et qui en découlent tout naturellement.

Puis indépendamment de toutes les maladies que nous venons de passer en revue, il y a encore des épanchemens de lait, des laits répandus, des dépôts laiteux qui sont encore des *fièvres puerpérales ;* ainsi de plusieurs autres maladies qui sont alternativement cause et effet de cette prétendue *fièvre puerpérale.* C'est un cercle vicieux d'où il est fort difficile, sans doute, de sortir en théorie, mais qu'un médecin clinique sait toujours apprécier à sa juste valeur ; et en effet, ce n'est qu'aux lits des malades qu'on apprend la médecine, et à distinguer les maladies essentielles des symptomatiques ; c'est aux lits des malades qu'Hippocrate a écrit ses ouvrages immortels, que plus de deux mille ans de suffrages ont couronné d'une gloire que les siècles futurs ne pourront jamais altérer.

White, Tissot, Gaulmin, des Granges, Doulcet, Doublet, Stoll, Bigel, et quantité d'autres qu'il seroit trop long d'énumérer ici, considèrent et appellent toutes les maladies qui attaquent les femmes en couche, *fièvres puerpérales,* sans doute par la seule raison que les malades viennent d'accoucher ; ils admettent les métastases, les déviations et les dépôts laiteux, et traitent les malades avec les évacuans, les minoratifs, comme ayant les premières voies farcies de saburre putride. Si je n'adopte pas, comme ces auteurs, et une infinité d'autres, l'existence de la *fièvre puerpérale,* j'admets fort, ainsi qu'eux, les métastases, les déviations et les dépôts laiteux, et j'emploie le peu de moyens qui sont en mon pouvoir, pour prouver, pour démontrer la réalité de ceux-ci, et la non-existence de cette prétendue *fièvre puerpérale.*

liv

*Johnson , Walter , Cruiskhank , Bichat , Mercier ,
Pin l, Chaussier , Laennec , Pelissot ,* etc. , etc. ,
rejettent et nient l'existence des *fièvres puerpérales,*
des *déviations,* des *métastases* et des *dépôts laiteux ;*
ils ne connoissent que la *péritonite,* qu'ils subs-
tituent au lieu et place de la *puerpérale* et de toutes
les maladies des femmes nouvellement accouchées.
Ce n'est plus (suivant ces auteurs), la *fièvre puerpérale* qu'il faut voir , son règne est passé ; c'est aujourd'hui la *péritonite* qui est en vogue , et c'est la
péritonite qu'il faut traiter.

M. *Routier,* dans ses *Considérations sur les maladies des femmes en couche ,* dites *puerpérales ,*
après avoir dit qu'il n'y a point de fièvre puerpérale , regarde cette maladie comme *une affection locale, une inflammation du péritoine qui doit trouver
sa place nosographique dans l'ordre des phlegmasies
diaphanes ou séreuses ; ainsi,* dit-il, *fièvre puerpérale et péritonite, seront pour nous deux termes
identiques.* (1)

L'académie de Marseille a proposé en 1806 , pour
sujet d'un prix, de *déterminer le caractère des maladies des accouchées,* décrites sous le nom de fièvre
puerpérale ; *faire connoître le traitement convenable
aux types divers qu'elle peut présenter.* Cette proposition, de la part d'une compagnie savante , décèle de
reste l'incertitude, l'indécision, l'obscurité infinie qui
voile la nature de cette maladie , ainsi que les moyens
propres à la combattre. La solution de cette sorte
de problême, n'est point parvenue à ma connoissance, et j'ignore même si elle a eu lieu.

____

(1) Journ. de Méd. VIIe année , tom. XVII , pag. 228.

Un médecin allemand (*Hecker*) a donné un ouvrage qui a pour titre : *Coup-d'œil sur les diverses théories, qui ont régné depuis dix ans, sur la fièvre puerpérale et sur les diverses méthodes de traitement auxquelles ces théories ont donné lieu.* Cet ouvrage qui a été traduit depuis peu en français, et dont on nous a donné un extrait dans le Bulletin des sciences médicales, du mois de novembre 1811 (pag. 305 et suiv.), fait voir de la manière la plus évidente combien les opinions des médecins allemands sont versatiles sur le vrai caractère de cette maladie. L'auteur décline les noms de plusieurs médecins qui, d'une année à l'autre, et même dans le cours de la même année, ont admis, la *fièvre puerpérale*, comme maladie essentielle, *sui generis*, puis l'ont rejetée alternativement ; ce qui prouve au moins combien il est difficile, pour ne pas dire impossible, de prononcer affirmativement et d'une manière invariable sur la nature, sur le génie caractéristique d'une maladie fugace, idéale ; et le procès sur cette matière n'est pas encore prêt à finir, à moins que plusieurs célèbres médecins ne se réunissent pour trancher, comme on dit vulgairement, dans le vif, et juger en dernier ressort. M. *Hecker* cite, entr'autres, *Brown*, *Sachtleben*, *Horn*, *Auteurieth*, *Winiker*, *Vanhoren*, *Schmids*, *Tumker*, etc., qui ont donné, chacun son système ; et voici comment il s'explique sur les opinions systématiques et versatiles d'un d'entr'eux : « L'en-
» semble de tout ce que M. *Horn* a dit dans l'es-
» pace d'un très petit nombre d'années, sur la *fièvre*
» *puerpérale*, confirme de nouveau combien peu

» les systèmes exclusifs des écoles avancent la
» science, combien leur application clinique illi-
» mitée, devient nuisible ; enfin, combien ces
» édifices sont faciles à renverser, lorsque le mé-
» decin, loin de s'y arrêter, sait observer, sans pré-
» vention, la nature des maladies et l'action des
» médicamens. » Le docteur allemand a grande-
ment raison de s'élever contre les systèmes, car il
en est des théories comme des machines qui commencent toujours par être très compliquées, et
qu'on ne dégage qu'avec le tems, par l'observation
et l'expérience, des roues parasites qui en multiplient le frottement. La vraie médecine est celle
d'*Hippocrate*, de *Fernel*, de *Baillor*, de *Duret*,
de *Sydenham*, de *Baglivi*, d'*Huxam*, de *Zimmermann*, de *Stoll*, et de tant d'autres praticiens célèbres qui ne doivent leur succès et leur renommée
qu'à l'expérience et à l'observation.

Un jeune docteur, M. *Vast Dufour*, dans une
dissertation inaugurale qu'il a soutenue sur la
fièvre puerpérale, le 15 février dernier, aux écoles
de la Faculté de médecine de Paris, sous la prési-
dence de M. *Chaussier*, dit (pag. 6) : La *péritonite
puerpérale a, de tout tems, réveillé l'attention des
médecins qui se sont occupés des maladies des
femmes*. De tout tems ! Nous venons de voir plus
haut que l'origine du nom de *péritonite puerpérale*
ne date que d'une trentaine d'années, et que *Johnson*,
médecin écossais, est le premier qui en ait parlé
sous cette dénomination.

M. *Vast Dufour* s'appuie de grandes autorités
des plus célèbres médecins et accoucheurs, pour

considérer cette maladie comme une *affection lo-*
cale du péritoine; il s'étaie surtout de la célébrité
justement méritée du professeur *Chaussier*, dont
l'opinion est absolument la même que la sienne sur
la *péritonite puerpérale*. Personne plus que moi
n'admire les hautes connoissances de M. *Chaussier*,
dans toutes les parties de l'art de guérir, même
dans les sciences accessoires, telles que la chimie,
l'anatomie, etc. Si je ne craignois de paroître à ses
yeux, en lui payant le juste tribut d'éloges qu'il
mérite, vouloir lui payer aussi celui de ma gratitude, de la confiance dont il m'a honoré, pour le
représenter en son absence à l'hospice de la Maternité, je me serois permis un ample détail sur des
faits médicaux dont j'ai été témoin ; mais je m'en
tiens à l'expression de la profonde estime due à ses
talens et à ses succès.

D'après cette sincère profession de foi, M. *Chaus-*
sier ne pourra me savoir mauvais gré, si je ne partage
pas son opinion sur l'existence de la *péritonite puer-*
pérale, ainsi que sur la nature des différens phénomènes qui en résultent ; et si quelque chose pouvoit ajouter à mon pyrrhonisme, et même plus qu'à
mon doute sur l'existence de la *péritonite puerpé-*
rale, c'est ce passage-ci de la thèse de M. *Wast*
Dufour (pag. 9) : « Il est, je crois, bien démontré,
» d'après ce qui vient d'être dit, que la maladie qui
» nous occupe, n'est qu'une *affection locale pri-*
» *mitive, accompagnée d'un mouvement fébrile qui*
» *lui est propre, et qu'on nomme* fièvre concomi-
» tante, *de l'affection qui se complique le plus sou-*
» *vent avec une fièvre essentielle, dont le siége est*

lviij

» *sur la membrane séreuse de l'abdomen , et qui est*
» *accompagnée d'un mouvement fébrile secondaire ,*
» *ou compliquée d'une fièvre d'un ordre quelconque*
» *chez une femme nouvellement accouchée.* » Si je
ne craignois d'offenser M. *Wast Dufour*, qui d'ailleurs annonce des connoissances, je dirois *fiat lux!*
au moins pour mon intelligence. Cette manière de
raisonner prouve de reste l'embarras singulier où
se trouve notre jeune docteur pour établir la *péritonite*, en faire une maladie essentielle et exclusive des femmes en couche. Un peu plus loin (même
page) : « D'après toutes ces considérations que nous
» venons d'exposer, nous pouvons annoncer, sans
» crainte de nous tromper, que la maladie dite
» *péritonite puerpérale*, n'est point une fièvre essen-
» tielle. » Ceci me semble trancher net la difficulté
et fort contradictoire avec ce qu'il a avancé plus haut.
Voilà, si je ne me trompe, des conclusions qui conduisent tout naturellement à un jugement définitif
contre la *péritonie puerpérale* ; jugement d'autant
plus irréfragable qu'il a été soutenu dans un acte
public aux Ecoles de médecine.

Je conviendrai de bonne foi que personne n'étoit
plus disposé que moi à croire à l'existence de la
péritonite, que je considérois même devoir être une
maladie idiopathique chez les femmes en couche ;
mais un grand nombre de faits m'a dessillé les yeux en
me faisant voir que la lésion du péritoine étoit beaucoup
plus rare que celle des autres organes abdominaux,
d'où j'ai conclu que toute espèce de théorie devoit
se taire devant l'expérience.

Cette grande divergence d'opinions sur la nature,

sur la cause et sur le siége de cette maladie ; sa distinction arbitraire, sa nomenclature qui varie suivant l'esprit et la manière de voir de chaque observateur, sont autant de preuves, et de preuves péremptoires, que cette dénomination, *fièvre puerpérale*, ne pouvant se rapporter qu'à une seule maladie, ne devoit ni ne pouvoit appartenir à toutes celles qui attaquent les femmes en couche ; en un mot que c'est au plus un terme générique fort vague, très insignifiant, puisque, encore une fois, il est démontré que les femmes en couche peuvent avoir une infinité de maladies graves, étrangères à leur état qui, à la vérité, contribuent beaucoup à les en rendre plus susceptibles. Ce que nous disons de la *fièvre puerpérale*, peut et doit s'appliquer également à la *péritonite puerpérale*. Celle-ci subira le même sort, et je prouverai, non par des raisonnemens hypothétiques, mais par une masse de faits imposante, que dans les maladies des femmes nouvellement accouchées, la *péritonite* n'est pas plus commune que toutes les autres maladies ; je présenterai un grand nombre de faits qui déposeront le contraire, et qui prouveront qu'elle est même beaucoup plus rare que les autres.

En effet, des maladies inflammatoires, des fièvres épidémiques, des fièvres intermittentes, des rémittentes, des continues, des synoques simples, des fièvres malignes, vermineuses, toutes les fièvres *mali moris*, des maladies *à serosâ colluvie*, et une foule d'autres, viennent assaillir et n'attaquent que trop souvent les femmes en-couche ; eh bien, appellera-t-on toutes ces maladies des *péritonites ?*

Une femme qui-vient d'accoucher n'est-elle pas,

comme tous les individus, sujette à la pléthore sanguine, à la pléthore humorale, à une saburre putride ? Elle l'est bien davantage d'après le développement de l'utérus, qui ne peut se faire qu'aux dépens de tous les orgnes, surtout de ceux de la digestion, dont les fonctions sont troublées depuis
le commencement de la grossesse jusqu'à la fin ;
dans le commencement, par la symphatie des nerfs;
sur la fin, par la compression que cet organe exerce
immédiatement sur ses voisins, et de proche en
proche sur tous les autres qu'il refoule, indépendamment de la gêne que cette pression, sur les
gros vaisseaux, porte à la circulation du sang.

La vie de la femme n'est jamais exposée à tant
de dangers que dans le moment même où elle devient mère.

La santé de la femme, comme celle de tous les
êtres animés, consiste dans le juste équilibre entre
les solides et les fluides, et dans l'exercice libre
d s fonctions qui en résultent ; mais cet équilibre et
cet exercice libre des fonctions est bientôt interrompu.
Dès le commencement de la grossesse, elle est en
proie à une infinité d'indispositions produites par
le développement de l'utérus qui, quoique graduel,
exerce une forte compression sur le système nerveux, sur le système vasculaire, sur tous les viscères qu'il refoule. qu'il comprime, et qui, à leur
tour, par l'état de gêne où ils sont, portent le trouble
et le désordre dans toutes les fonctions de l'économie animale : *indè labes et series immensa malorum.*

Sans avoir égard à l'acception grammati ale du
mot *puerpérale*, nous allons parcourir toutes les

maladies qui ont été comprises sous cette dénomination vague, et du nombre desquelles se trouvent celles qui peuvent également attaquer les nourrices à l'époque du sevrage ; nous ne parlerons de toutes ces maladies uniquement que d'après l'observation clinique, d'après notre propre expérience, et d'après celle des plus grands maîtres.

La fièvre improprement dite *puerpérale* est, suivant nous, la fièvre de lait ; cette fièvre, une fois prolongée ou dégénérée par une infinité de causes physiques et morales, perd son nom ; elle prend celui de son caractère particulier prononcé par la nature des symptômes ; en effet, l'ascension du lait dans les mamelles, qui est une crise salutaire déterminée par la nature en faveur des mères qui nourrissent leurs enfans, est souvent un dépôt ou un abcès laiteux pour celles qui ne nourrissent pas. Ce n'est point cependant que les femmes qui nourrissent soient entièrement exemptes de ces sortes de dépôts, parce que, comme les autres, elles sont exposées aux mêmes influences physiques et morales, mais elles y sont infiniment moins sujettes, lorsqu'il ne leur survient pas d'accidens qui y donnent lieu.

La fièvre de lait, renfermée dans ses justes bornes, est un moyen d'élaboration, une véritable crise que la nature emploie pour porter les sucs nutritifs aux vaisseaux mammaires, qui se dilatent pour les recevoir ; mais cette fièvre de lait, prolongée et dégénérée, suspend toutes ces excrétions, la laiteuse comme les autres, et cette suppression donne à son tour de l'intensité à la fièvre de lait qui, alors, change de caractère pour prendre celui de telle ou telle autre maladie ; d'où il résulte qu'une substance, qu'une liqueur naguères douce, bienfaisante et nutritive, devient tout à coup une matière morbifique, un délétère qui, après avoir porté le trouble dans toutes les fonctions, finit par aller se déposer sur des organes plus ou moins essentiels à la vie.

Une femme qui vient d'accoucher, et qui ne doit pas allaiter, exige, de la part du médecin, une surveillance des plus actives, pour suivre la marche de toutes les excrétions, pour leur donner en quelque sorte une direction critique, et prévenir leur plus légère déviation qui peut porter le plus grand désordre dans toute l'économie animale.

Deux choses donc bien importantes à surveiller chez les femmes qui viennent d'accoucher, ce sont les seins et la matrice : les seins, pour y examiner si la secrétion du lait se fait en tems et en quantité convenables ; la matrice, pour s'assurer si l'excrétion des lochies premières et secondaires se fait aussi convenablement ; en un mot, bien prendre garde que la déviation de ces humeurs n'arrive, et ne se porte, par des couloirs étrangers, sur des organes précieux ; ou ne viennent à s'engorger et à stagner dans leurs propres organes secrétoires et excrétoires ; deux écueils également dangereux, la déviation ou la congestion.

La santé des femmes en couche dépend d'une infinité d'attentions qu'on ne peut jamais trop recommander aux jeunes praticiens. Souvent et très souvent la vie des femmes en couche tient à ces petits soins de détails, en apparence minutieux, et dont l'omission a coûté cher à quantité de femmes, surtout dans les hôpitaux, où le chagrin, la honte, et même le désespoir produisent le plus grand désordre dans ces sortes d'excrétions. Alors, c'est au médecin à relever le courage de ces infortunées, par des paroles de consolation, à les surveiller de près, à ne s'en rapporter qu'à lui-même, pour tirer d'elles toutes les connoissances relatives à leur situation ; pour visiter les linges, pour s'assurer si les principes d'hygiène, applicables à leur état, sont autant bien observés que les lieux et les circonstances le permettent. Avec de telles attentions, rien n'échappera à la sagacité du médecin ; d'un seul coup d'œil il saisira le plus léger désordre ; et quoi qu'en dise *Zimmermann* (et avec juste raison), *que c'est moins l'œil qui doit voir que l'esprit,* cependant, dans ces cas-ci, on voit tout avec les yeux du corps. En effet, une femme se porte bien, toutes les excrétions se font dans l'ordre, les seins sont pleins, les lochies coulent suffisamment ; le médecin s'est assuré dans sa visite du matin, par exemple, que toutes les fonctions s'exécutent de la manière la plus satisfaisante ; le soir il revient voir l'accouchée, il la trouve dans un certain mal-aise, les lochies diminuent, les seins sont moins gonflés, le pouls moins régulier, la femme elle-même moins tranquille ; alors le voilà bien averti de se tenir sur ses gardes, et aussitôt de recommander un régime diététique plus sévère, et d'autres petits secours dictés par la nature des circonstances. Le lendemain, matin à sa première visite, le médecin trouve les seins flétris, les lochies supprimées, l'irrégularité du pouls marquée ; et l'accouchée qui, la veille au matin, jouissoit lxiv

d'une santé florissante, se plaint de petits frissons,
d'horripilations fréquentes, auxquels a succédé
une chaleur plus grande dans telle partie, puis de
l'irritation, une certaine sensibilité qui va même par
suite jusqu'à une douleur insupportable, puis d'autres symptômes qui se manifestent ensuite avec une
intensité qui va en croissant, tels que la fièvre, bri-
sure dans les membres, palpitations, douleurs de
tête, bruissemens dans les oreilles, etc. Assurément,
un médecin qui a suivi avec exactitude, avec le seul
intérêt de l'humanité, une femme qui vient d'accoucher, jusqu'à l'époque où il vient de se faire chez
elle une révolution nuisible à son existence, a été à
portée de voir, de juger de son état ; et c'est avec
les yeux du corps qu'il a vu réellement arriver le
désordre, et qu'il est dans le cas, non seulement
d'établir son diagnostic, mais même son plan de curation, sur le résultat duquel il pourra même porter
son pronostic, parce qu'ayant saisi dans le principe
la métastase, il aura pu en prévenir les suites.

Si ce même médecin voit arriver subitement la
suppression, et de l'humeur laiteuse, et de l'humeur
lochiale, par un saisissement produit, ou par un
coup d'air froid, ou par une nouvelle inattendue
chez une femme qu'il avoit constamment vue bien
portante jusqu'à cette époque, il doit se mettre de
suite sur ses gardes, pour attendre où le siége de la
métastase va s'établir, métastase qui ne le surprendra
pas, et dont il sera promptement averti par les symptômes qui suivront de près, et qui annonceront où
le déplacement de ces humeurs va se fixer.

Ainsi donc les soins, les attentions, les précau-

tions que je recommande pour les accouchées, même
jouissant d'une bonne santé, sont d'une nécessité
indispensable pour connoître le plus léger dérangement qui, par suite, peut devenir des plus graves,
si les secours de l'art ne viennent pas en arrêter les
progrès. Si tous ces conseils salutaires sont indispensables pour une accouchée qui allaite son enfant, ils
sont d'une toute autre importance pour celles qui ne
nourrissent pas.

Ce n'est pas assez que ces femmes, pendant neuf
mois de gestation, se soient préparées, par la vie sédentaire qu'elles ont menée, par les excès de nourriture, par les passions de l'ame, etc., etc., un grand
nombre de maux qu'elles auroient pu éviter par un
genre de vie plus conforme aux vues de la nature;
il faut encore que, par une foule de raisons, bonnes
ou mauvaises, elles s'abstiennent de l'allaitement; d'où
il résulte que les fièvres de toutes espèces viennent les
assaillir : les fièvres malignes, putrides, pourprées, les
miliaires malignes, les diarrhées, les dépôts laiteux,
les bouffissures de la peau, les infiltrations de tout
le tissu cellulaire, les furoncles, les rhumatismes,
etc., etc. Voilà les maux dont sont menacées les mères
qui n'allaitent point leurs enfans; maux trop souvent
inévitables, malgré toutes les précautions qu'un
médecin puisse prendre à cet égard, et c'est ce dont
nous allons nous occuper.

Comme les lochies sont les premières excrétions
qui suivent immédiatement le travail de l'accouchement, et qu'elles jouent un rôle principal dans les
suites de couches, nous allons commencer par traiter
des accidens auxquels elles peuvent donner naissance, soit qu'elles pèchent par excès, ou qu'elles

pèchent par défaut; de suite, nous passerons aux maladies aiguës auxquelles les femmes en couche sont exposées.

Cet ouvrage est divisé en quatre parties.

La première traitera des maladies aiguës, connues vulgairement sous les dénominations vagues de *fièvres puerpérales* et de *péritonite*.

La deuxième présentera les histoires de huit à dix maladies aiguës de femmes qui viennent d'accoucher, leur traitement et leur guérison.

La troisième sera un précis historique d'une maladie épidémique qui a régné en septembre et octobre 1811, à l'hospice de la Maternité, ainsi que des phénomènes qu'elle a présentés avant et après la mort.

La quatrième partie enfin sera un exposé succint, une espèce d'analyse, des observations et des opinions du plus grand nombre des médecins qui ont illustré l'art de guérir, et particulièrement celui des accouchemens.

DES

MALADIES AIGÜES

DES

FEMMES EN COUCHE.

PREMIÈRE PARTIE.

ARTICLE PREMIER.

Des Lochies rouges trop abondantes, ou Pertes.

LES lochies sont, après l'accouchement les premières
excrétions qui doivent fixer l'attention du médecin.

On distingue deux sortes de lochies, les unes rouges
ou sanguines ; les autres blanches ou lymphatiques :
celles-ci se divisent encore en lochies blanches du premier ordre ou puriformes ; et en lochies blanches du
deuxième ordre, ou lochies laiteuses, et que quelques
uns appellent encore sécondines.

Les premières lochies ou sanguines durent en général
deux, quatre, six jours, et souvent plus : elles font
place aux lochies blanches ou lymphatiques, qui ensuite sont remplacées par les lochies laiteuses ; la marche, la durée, la quantité et la qualité de ces excrétions

5.

varient à l'infini : elles sont relatives aux forces, à la constitution des femmes qui accouchent, à leur âge et à une foule de circonstances. Il y a des femmes qui voient très peu de jours ; tandis qu'il en est d'autres chez lesquelles ces excrétions durent quarante jours et plus ; les femmes qui allaitent leurs enfans sont en général celles qui voient le moins.

Les lochies rouges ou sanguines pèchent par excès ou par défaut. Quand elles pèchent par excès, il est fort aisé d'en juger, le diagnostic est facile. Des lochies sanguines trop abondantes, sont une véritable perte qui dépend d'une infinité de causes, telles que la présence d'un corps étranger quelconque dans la matrice, soit une portion du placenta, soit quelques caillots de sang, ou l'irruption trop vive du sang vers cet organe chez une femme pléthorique. Nul doute que la rapidité avec laquelle le sang est porté à la matrice, sera une cause d'hémorragie, et que tout ce qui pourra donner au sang cette rapidité, sera une des causes éloignées de cet accident ; ainsi les chagrins cuisans , les passions de l'ame trop vives, l'usage imprudent des cordiaux, sont autant de causes éloignées auxquelles on peut ajouter des douleurs, des chutes, des contusions, des déchirures, enfin l'atonie de la matrice.

L'enfant et le placenta étant sortis, la matrice reste sans ressort, elle ne se contracte point ; d'où les orifices de ses vaisseaux restent béants, et le sang coule sans obstacle ; ou bien le même accident arrive, parce que la matrice se resserre trop lentement, de façon que les bouches des vaisseaux utérins restent trop long-temps ouvertes après la sortie de l'enfant, et c'est précisément ce qui arrive à la suite des accouchemens faciles, et trop promptement terminés.

Dans le premier cas, la matrice reste atone à cause de l'épuisement, suite nécessaire des maladies ; ou de grands chagrins qu'ont éprouvés les femmes pendant leur grossesse ; dans le deuxième, les vaisseaux restent ouverts ; parce que la matrice n'a pas eu le temps de revenir sur elle-même, et au point nécessaire pour resserrer les orifices ; d'où il faut conclure qu'en général les accouchemens les plus prompts sont souvent les plus fâcheux, surtout quand l'extraction du placenta a suivi de trop près la sortie de l'enfant ; la dissolution du sang est encore une des causes principales de ces sortes de pertes.

Les causes de l'hémorragie une fois bien connues, ainsi que le tempérament, la manière de vivre de l'accouchée, etc., le pronostic ne sera pas aussi difficile que la curation, qui cependant réussit souvent.

Le pronostic se tire de l'état de forces ou de foiblesse de l'accouchée ; l'exploration du pouls seule suffit pour éclairer le jugement du médecin qui ne doit pas s'effrayer de la quantité du sang qui s'écoule après l'accouchement : tout est relatif dans ce cas-ci comme dans quantité d'autres ; une femme forte, pléthorique, peut perdre beaucoup de sang sans éprouver la moindre altération dans sa santé ; tandis qu'une femme délicate, chez laquelle cette évacuation est beaucoup moindre que celle d'une femme vigoureusement constituée, éprouve des défaillances, des convulsions et autres symptômes fâcheux.

Si les lochies trop abondantes sont occasionnées et entretenues par quelques lésions de l'utérus dans le travail de l'accouchement, il faut tirer du sang du bras, et en mesurer la quantité suivant l'intensité des douleurs et les forces de la malade ; lui prescrire une diète sévère et des boissons délayantes et anti-phlogistiques.

Si la perte reconnoît pour cause la présence de quelque corps étranger dans la matrice, il n'y a pas d'autre moyen que son extraction la plus prompte, et qui s'opère facilement, surtout dans le principe, parce que l'introduction de la main peut avoir lieu sans crainte du moindre accident.

Si elles sont dues à la vitesse du sang porté avec trop de force à l'utérus, il faut également saigner du bras, plus ou moins, suivant les forces de la malade ; c'est le meilleur remède, il enlève la cause en ralentissant le mouvement trop rapide des liqueurs; le repos, la tranquillité de corps et d'esprit, une diète adoucissante et débilitante ; enfin éloigner de la malade tout ce qui seroit capable d'ébranler son système nerveux.

Si la dissolution du sang a donné lieu à cette effusion de sang trop abondante, les acides, les farineux, l'eau de riz, avec l'essence de Rabel, *usque ad gratam acidilatem*, la décoction blanche de Sydenham, les mucilagineux et un régime analeptique conviennent fort. C'est bien ici le cas de l'application des principes de Brown, et point du tout dans le précédent.

L'application des flanelles impregnées d'oxicrat à la glace sur toute la région de la matrice, et renouvelée souvent, produit les meilleurs effets.

Les pertes arrêtées, il y a encore des précautions à prendre pour les suites qui sont souvent plus fâcheuses que la maladie même qui les a occasionnées; les femmes tombent dans un état de langueur, d'où il est très difficile de les faire sortir ; il se présente alors deux indications à remplir : la première considère toute l'habitude du corps ; il est épuisé, il a besoin d'être restauré, et les meilleurs restaurans dans ce cas sont le lait, de bons consommés et un air tempéré ; la seconde regarde la matrice où il peut y avoir de l'embarras, un commencement d'obstruction : alors il faut employer tous les soins possibles pour le détruire dans le principe, car l'obstruction une fois formée, il ne sera pas facile de la résoudre ; ainsi on aura promptement recours à un médecin habile, qui prescrira les moyens appropriés aux circonstances et que lui seul pourra modifier suivant ces mêmes circonstances, auxquelles sa conduite thérapeutique sera entièrement subordonnée. ,

ARTICLE II.

Des Lochies sanguines diminuées ou supprimées.

Les lochies rouges ou sanguines pèchent aussi par défaut, mais, s'il n'en résulte aucune altération dans la santé de l'accouchée, il ne faut que régler son régime, lui faire respirer un bon air, et la surveiller ; parce qu'il arrive tous les jours que chez certaines femmes, ces excrétions sont très peu abondantes, sans qu'il s'en suive le plus léger accident ; mais, si à la diminution ou à la disparition totale des lochies, il survient des horripilations, de petits frissons irréguliers, des douleurs dans la tête, dans la poitrine, dans le dos, à la matrice ; et que le pouls soit dur et plein ; que le ventre se tuméfie avec sensibilité extérieure ; que l'accouchée respire difficilement ; qu'il y ait délire, foiblesse, fièvre forte ; alors il faut tirer du sang du bras *largissimo vulnere*, et promptement ; nous ajoutons du bras, parce qu'abstraction faite de la théorie de la révulsion, et de la dérivation que chacun arrange à sa manière, et adapte à l'esprit de système qui le dirige, nous avons observé que les saignées du pied dans ce cas-là étoient meurtrières, en ce qu'elles déterminent l'afflux d'une plus grande quantité de sang sur un organe qui en est chargé de reste. Les plus célèbres accoucheurs, les plus grands praticiens l'ont observé avant nous, et ils en ont fait un précepte dont l'application nous a constamment réussi.

Les boissons délayantes, anti-phlogistiques, telles que

le petit lait , l'eau de poulet , ou de veau légère , ou de graine de lin ; la limonade cuite ; des lavemens à la décoction des plantes émollientes ; des cataplasmes de la pulpe de ces herbes ; des flanelles imprégnées de décoctions mucilagineuses, des huileux, ou de lait , appliquées sur toute la région du bas-ventre ; exposer les parties naturelles aux vapeurs de l'eau chaude , du lait, du bouillon de tripes ; en un mot employer, sous toutes les formes, les émoll:ens, les relâchans , enfin tout ce qui peut détendre et arrêter par conséquent les progrès d'une inflammation commençante ou commencée : *periculum in mora* , il n'y a pas un instant à perdre (1).

____

(1) Pasta , dans son ouvrage : *Considerazioni medico-chirurgiche sopra gli sgravi sanguini del parto* , a la même manière de voir sur ce même sujet.

« Quand les lochies coulent en petite quantité , dit-il , ou se suppriment les premiers jours , s'il n'y a ni fièvre , ni tension ou douleur dans la matrice , ni autre accident fâcheux , il faut s'abstenir de tout remède actif , regardé comme capable d'augmenter ou de rétablir cet écoulement. Le repos et un régime diapnoïque seront suffisans. Si ces moyens ne suffisent pas , on aura recours au traitement anti-phlogistique , et jamais aux échauffans ou emménagogues proprement dits.

» On combattra les accidens , et surtout les douleurs si elles sont vives :

» 1°. Par des saignées copieuses faites aux bras; 2°. par des fomentations avec de l'eau tiède ; 3°. en cas de récidive , par des fomentations avec du lait ; 4°. par des frictions avec l'huile d'amandes douces , lesquelles, cependant, ne conviennent que contre les douleurs dues aux mouvemens convulsifs ; elles sont nuisibles dans les inflammations; 5°. par des injections émollientes et calmantes dans la matrice ; le docteur Pasta est tellement persuadé de l'utilité de ce secours, qu'à l'exemple d'Harvée, il conseille de dilater l'orifice de l'utérus, s'il est déjà refermé , afin de faire parvenir les injections dans la cavité de ce viscère ; 6°. par l'usage abondant de l'eau que ce médecin considère comme le remède le plus efficace contre les inflamma-

Cette conduite est sans doute bien opposée aux préjugés vulgaires, et à la méthode incendiaire de certaines
gens qui pratiquent l'art de guérir sans principes ; ils
emploient tous leurs efforts pour rappeler les lochies
par les remèdes les plus échauffans, lors même que la
suppression reconnoît pour cause la crispation des vaisseaux utérins. Les sages-femmes surtout sont dans l'usage
d'administrer les emménagogues, des cordiaux de toute
espèce ; et, en se conduisant ainsi, elles portent l'inflammation à la matrice, et à d'autres organes, si elle n'y
est pas ; ou elles en augmentent l'intensité, si elle y
existe, parce que ses vaisseaux se crispent de plus en
plus, par l'action de ces stimulans, et la femme périt ;
tandis qu'il eût été possible, et même presque certain,
de la sauver par un traitement méthodique, et conforme
aux indications à remplir.

Si nous avons insisté sur la préférence de la saignée
du bras à celle du pied, dans le cas où l'utérus seroit
menacé d'inflammation, c'est que l'expérience nous a
maintes fois confirmé cette vérité thérapeutique. Mais, si
la tête se prenoit, si elle présentoit le siége de la maladie, dans ce dernier cas, c'est à la saignée du pied qu'il
faudroit avoir recours. Si la poitrine est menacée, alors
la saignée du bras est encore préférable. Dans tous les
cas, le nombre des saignées et la quantité de sang doivent
se mesurer sur les forces de la malade, sur l'état du
pouls, ainsi que sur la nature et l'intensité des accidens.

Pour s'occuper de tous les moyens convenables aux
circonstances, il ne faut pas attendre que la suppression
des lochies sanguines soit totale : il suffit qu'il y ait une

---

tions et les convulsions : mais il ne faut pas se contenter d'en
donner autant que la soif en demande : il faut en régler la quantité
sur les évacuations, par les urines et par la transpiration. L'eau
de poulet citronée peut remplacer quelquefois l'eau simple. »

diminution marquée, ou que, coulant en petite quantité, elles présentent une excrétion sanguinolente comme de la lavure de chairs, pour en redouter les suites les plus fâcheuses ; suites qu'il est plus facile de prévenir que de réprimer, quand elles ont lieu ; l'inflammation une fois formée, c'est une affaire de vingt-quatre heures au plus, elle se termine par la gangrène, et de suite la mort.

Toute excrétion utile aux fonctions de l'économie animale devient nuisible ; elle porte le trouble dans toutes, lorsqu'elle est supprimée ou même diminuée ; la suppression des lochies sanguines porte le plus grand désordre dans les viscères, où s'en fait le transport. Hippocrate avertit du danger de cette métastase sur les intestins, etc. (1)

L'état d'une femme qui vient d'accoucher, est un état de spasme et d'érétisme qui exige la plus grande attention pour l'administration des moyens curatifs ; la détente une fois obtenue par le moyen des saignées et des boissons délayantes, il faut diriger ses vues du côté de l'estomac et des intestins, parce que dans les derniers temps de la grossesse, les digestions ont été imparfaites, et qu'il en est résulté des sucs indigestes qui croupissent dans l'estomac ; aussi l'expérience nous a-t-elle appris que le dévoiement devient salutaire après la fièvre de lait; ainsi, de doux purgatifs, un émétique même au besoin sont très avantageux, administrés par un homme sage, lorsque les symptômes de l'inflammation sont entièrement dissipés : les lavemens émolliens, laxatifs, les vapeurs, les fomentations émollientes sont tous des relâchans qui réussissent en pareil cas.

Il est bon de faire observer que la suppression des lochies, qui arrive le troisième jour des couches, est rarement dangereuse ; elle l'est beaucoup moins que

____

(1) Coac. 3, 4, 6, 9, 10, 11.

celle qui arrive au bout de vingt-quatre heures après l'accouchement, parce que la fièvre de lait va venir à son secours, et y suppléer par l'ascension du lait aux mamelles.

ARTICLE III.

De la Suppression des Lochies blanches.

La suppression des lochies blanches occasionne aussi des maladies très graves, même mortelles : ces maladies sont l'apoplexie, la péripneumonie laiteuses, et les dépôts laiteux en différens endroits, même aux seins. Le temps des couches, où l'apoplexie laiteuse se manifeste le plus ordinairement, c'est dans les premières vingt-quatre heures ; mais elle peut survenir encore le cinquième, le sixième et le septième jour : ce terme passé, elle arrive rarement, quoiqu'il y en ait eu d'observées à diverses époques, et à des époques fort éloignées, et surtout chez des nourrices. Il est certain que la cause prochaine de cette maladie est l'irruption de l'humeur laiteuse au cerveau : elle n'arrive pas, ou presque jamais lorsque le lait coule bien ; par conséquent, toutes les causes qui empêcheront son libre cours, qui s'opposeront à ce qu'il se porte librement vers la matrice, pourront déterminer l'apoplexie.

De toutes les causes, il n'y en a aucune qui soit aussi funeste et aussi prompte que le saisissement produit par le froid, ou celui produit par une nouvelle inattendue, et brusquement annoncée, en bien comme en mal ; s'il est important de savoir quand l'apoplexie laiteuse a lieu, il l'est bien plus encore de connoître quand elle menace, parce que ce n'est qu'alors qu'on peut administrer des secours vraiment utiles.

ARTICLE IV.

De l'Apoplexie laiteuse.

VOICI donc les signes qui annoncent l'apoplexie laiteuse : les lochies sont séreuses , c'est un *serum lactis* , et souvent elles n'ont que la teinte de lavures de chair. Les seins s'affaissent sans être douloureux, beaucoup de femmes s'en aperçoivent ; le pouls est fréquent , sans être fébrile , il est plein et dur ; la peau est sèche , le visage est altéré, le regard est sinistre, l'œil est fixe ; il y a propension au sommeil ; quelques femmes parlent beaucoup plus qu'à l'ordinaire, elles ont une voix glapissante et impérieuse ; il faut que rien ne leur résiste , elles sont de mauvaise humeur , elles parlent de choses sinistres , elles pleurent, elles éprouvent des tintemens d'oreille , elles ont des aberrations assez fréquentes, quoique légères ; en les observant un peu plus près , on s'aperçoit de quelques extravagances , de niaiseries même. On remarque quelquefois aussi des mouvemens convulsifs dans le cuir chevelu , dans les ailes du nez, aux lèvres, aux paupières, même dans les muscles de la face, d'où résulte le rire sardonique : tous ces signes sont les avant-coureurs du danger qui menace. Mais il est des femmes qui sont frappées subitement comme d'un coup de bâton ; elles sont attaquées sur-le-champ d'une vive douleur de tête , ce qui annonce épanchement dans le cerveau. Ces femmes sont bientôt mortes, elles sont comme assommées , elles expirent au milieu des plus fortes convulsions. Quand une maladie si brusque et si cruelle n'a pas été prévue, on ne peut guère espérer de la guérir , et souvent même en la prévoyant. Cependant nous avons vu plusieurs femmes échapper à la mort, malgré la gravité de tous ces symptômes ; et grand nombre d'accoucheurs en ont fourni plusieurs obser-

vations que notre pratique nous a mis à même de vérifier, et dont nous en avons cité plusieurs dans notre
traité sur la fièvre miliaire des femmes en couche ; entr'autres la troisième observation présente l'histoire d'une
jeune femme qui a été assez heureuse pour triompher
d'une apoplexie et d'une péripneumonie laiteuse dont
elle réunissoit tous les symptômes à la fois, et d'une manière non équivoque, ainsi qu'on le verra à la suite de
ce mémoire. Le danger est encore plus ou moins grand,
suivant que cette maladie (l'apoplexie) est annoncée
par une espèce d'imbécillité, un délire obscur, par
des convulsions, une fièvre aiguë, et un son de voix
dur et glapissant.

Dans le cas de stupidité, de stertor, il se fait une
congestion lente, irrésoluble ; le cerveau s'empâte, se
surcharge, nul ressort dans les fibres ; la mort est certaine, si l'on n'apporte pas un prompt secours dans le
premier degré du mal. Dans l'autre, les fibres, loin
d'être affaissées, sont tendues et plus capables de favoriser une bonne résolution : dans ce cas-ci, on peut avoir
recours aux remèdes un peu plus tard, et obtenir encore la guérison.

Dans le premier cas, il est essentiel de ne point man-
quer les premiers instans, et de détourner le lait du cerveau par les moyens ci-dessus déjà indiqués. Si les seins
se flétrissent, il faut appliquer des cataplasmes maturatifs, même irritans à un certain degré ; on les tiendra
couverts, on fera en même temps des frictions sur les
parties inférieures ; il faudra avoir la plus grande attention de renouveler l'air de la chambre de la malade, de
lui faire boire copieusement des tisanes chaudes, des
boissons légèrement diaphorétiques, et surtout de lui
faire observer une diète rigoureuse.

La saignée du pied est indispensable pour débarrasser
le cerveau qui est surchargé, ainsi que les lavemens

émolliens et laxatifs donnés très fréquemment ; les sina-
pismes sont quelquefois dans le principe d'un usage avantageux. Il est d'observation que les évacuations par bas
soulagent beaucoup les maladies de tête ; mais dans ce
cas-ci, l'usage des émétiques, des éméthico-cathar-
tiques a été suivi du plus heureux succès. Lorsque la
maladie a fait des progrès, les remèdes propres à exciter
les sueurs, de larges vésicatoires, des lavemens avec le
vin trouble émétique, et des boissons animées par quelques gouttes d'alkali volatil, sont ceux auxquels il faut
se hâter de recourir.

Dans le deuxième cas, il est encore plus essentiel de
saigner, parce que l'affaissement n'est pas à craindre
comme dans le premier; et il faut le faire aux premiers
signes de la maladie. Les purgatifs, pour emporter la
matière laiteuse, sont impérieusement indiqués. Il faut
encore plus de célérité lorsque la femme est frappée
brusquement, il faut sur-le-champ ouvrir la saphène,
répéter les saignées, n'épargner ni les lavemens, ni les
purgatifs doux, pour favoriser les excrétions du bas-
ventre, appliquer les vésicatoires, et entretenir leur
écoulement ou suppuration. Les émétiques sont moins
avantageux que dans le cas précédent ; il sera nécessaire
aussi, même indispensable, de rappeler le lait aux mamelles par le moyen de la succion (1).

L'apoplexie laiteuse est une espèce de problême insoluble pour quelques médecins qui portent leur doute
même jusqu'à en nier l'existence. Cependant la chose
nous paroît bien évidente, et l'ouverture de plusieurs
cadavres nous a confirmés dans cette manière de voir,

---

(1) *Tunc autem debet promoveri lactis secretio in mammis, quod*
obtinetur fotu et leni frictione, præcipuè frequentiori suctu vel
infantis, vel, si ille vacua nolit ducere ubera, alterius mulieris.
Vans-Wieten, tom. IV, pag. 645. 1339.

d'ailleurs commune à tous les praticiens qui ont beaucoup traité de ces maladies (1). Mais nous demanderons à ceux qui refusent leur croyance à ces sortes de dépôts : que deviennent les excrétions lochiales et laiteuses (2), lorsque, par une cause quelconque, soit physique ou morale, elles viennent à être interrompues, arrêtées dans leur cours, ou même supprimées subitement? Nécessairement elles doivent refluer quelque part, elles doivent s'asseoir, se fixer sur quelqu'organe ; ou elles s'arrêtent dans leurs propres couloirs, et y stagnent ; dans l'un comme dans l'autre cas, il y a congestion, inflammation et dépôt.

Les signes diagnostics de ces dépôts sont tous faciles à saisir, comme nous l'avons dit plus haut, les yeux du corps suffisent pour les juger. En effet, une femme en couche se porte bien ; ces évacuations qui naguères suivoient le cours imprimé par la nature, sont arrêtées, même supprimées ; tout à coup cette femme, qui ne se plaignoit de rien avant leur disparition, se plaint de douleurs générales, et d'une douleur particulière, d'une douleur fixe qui annonce très certainement la lésion de l'organe où ces humeurs vont établir leur siége.

Nous avons eu occasion de voir quantité de femmes périr, à la suite de ces suppressions lochiales et laiteuses, par des convulsions simples d'abord, ensuite épileptiques, qui finissoient par des tétanos, et enfin dans des apoplexies. Nous avons vu chez quelques unes l'apoplexie précéder ces convulsions, et chez d'autres les convulsions précéder l'apoplexie. Nous avouerons franchement

---

(1) *In cranio post mortem sæpiùs inventa fuit lactea materia.*
Vans-Wieten, in Aph. tom. III, pag. 660.

(2) *An non. . . . concludi potest metastasim lacteam producere posse omnia illa mala quæ et lochiis suppressis tribui solent.*

Vans-Wieten, Comment. in bærh. Aph. tom. IV, pag. 612.

que l'ouverture des cadavres ne nous a rien offert de satisfaisant pour distinguer la différence de la marche de ces cruels symptômes. Il y a cependant tout lieu de présumer que cette différence tient aux divers degrés de compression ou de distension du système vasculaire, exercée par la présence de cette humeur puriforme et laiteuse que nous y avons constamment trouvée : dans ces cas-là le pouls est petit, serratil et convulsif : le pronostic est des plus fâcheux, la mort est presque toujours le triste résultat de cet appareil de symptôme formidable.

Les moyens les plus prompts et les plus énergiques sont les saignées des jugulaires, de l'artère temporale ; les ventouses sacrifiées : car au moyen de ce que la déglutition ne se fait pas, il n'y a point de remèdes intérieurs à administrer.

ARTICLE V.

De la Péripneumonie laiteuse.

TOUTES les causes qui produisent la suppression des lochies sanguines et des lochies blanches, et, par suite, l'apoplexie laiteuse, peuvent aussi déterminer la péripneumonie laiteuse ; car les poumons, par leur tissu spongieux, et par le nombre infini de vaisseaux qui arrosent cet organe, n'offrent pas plus de résistance que le cerveau.

Quand le lait se dépose sur la poitrine, il donne naissance à une maladie absolument de même nature, avec les mêmes symptômes caractéristiques de la péripneumonie, et qu'on appelle ici péripneumonie laiteuse, à raison de la cause matérielle qui y donne naissance; c'est pourquoi il faut considérer comme cause éloignée tout ce qui sera capable de détourner le lait des mamelles ;

la péripneumonie laiteuse donc s'annonce par le frisson, et sera d'autant plus grave que le frisson sera plus long. Le pouls au commencement est fréquent ; sa fréquence augmente à mesure que la maladie fait des progrès : il devient gros et mou, quoique la fièvre soit forte. Lorsque le siége principal de la maladie est à la plèvre, il y a un point de côté qui prend plus d'intensité ; lorsque la malade s'agite, tousse ou qu'elle parle, le pouls devient dur et plus fréquent. Quand le poumon est spécialement attaqué, il n'y a point de douleur de côté, mais il y a une oppression forte ; le visage est rouge et enflammé ; il survient une toux avec expectoration de crachats glaireux mêlés de quelques stries sanguines. Nous avons même vu des femmes cracher le sang : le délire suit de près ; les urines sont d'abord claires, puis très rouges, et elles coulent en médiocre quantité ; la région de la matrice est souple, elle paroît débarrassée aux dépens de la poitrine ; les seins sont vides et flétris.

On se trompe souvent sur le diagnostic de la péripneumonie laiteuse, parce que la plupart des symptômes qui se manifestent dans son invasion, annoncent aussi la fièvre de lait. Une seule chose la distingue, c'est que dans celle-ci les mamelles se gonflent, et que dans l'autre elles sont flétries, et qu'à mesure que la maladie fait des progrès, tous les symptômes augmentent aussi d'intensité : le frisson va en croissant, la poitrine devient plus oppressée, la douleur de côté devient plus vive, et la toux plus fréquente ; il ne se fait plus d'excrétions par la vulve, et les mamelles, loin de se gonfler, deviennent molles et flasques : alors les secours sont urgens, ils exigent la plus grande célérité. Cette maladie est funeste par elle-même et par ses suites : la petitesse du pouls, une très grande oppression, la suppression des crachats, leur fétidité et leur couleur noire sont des signes précurseurs d'une mort prochaine. Au

6

contraire un pouls fort et plein, une expectoration libre, des urines abondantes, l'humidité de la vulve, le gonflement du sein, sont des signes favorables.

Principiis obsta. La péripneumonie laiteuse n'est susceptible de guérison, qu'autant qu'elle est prise dans son principe. Il faut d'abord saigner du bras, et autant de fois que l'intensité de l'inflammation l'exigera, et que les forces de la malade le permettront ; lui faire respirer un air tempéré, et faire ensorte qu'elle ait la poitrine et la tête élevées ; entretenir le ventre libre par le moyen des lavemens laxatifs, et par l'usage de quelques minoratifs ; déterminer en quelque sorte la nature à se débarrasser par cette voie de la matière laiteuse qui est la cause de la maladie, et faire observer une diète des plus sévères.

Des boissons tempérantes et diaphorétiques, aiguisées de tartre vitriolé, sont d'un usage salutaire. Il faut proscrire les emménagogues, les cordiaux, les purgatifs violens, et surtout les émétiques qui pourroient peut-être provoquer des secousses tumultueuses dans un corps où la sensibilité du genre nerveux a déjà été mise à une aussi rude épreuve, et qui d'ailleurs ne doivent pas être nécessaires, surtout si l'on a eu l'attention, sur la fin de la grossesse, de nétoyer les premières voies de la saburre qu'elles pouvoient contenir.

Les vésicatoires, les ventouses appliquées aux environs des seins, et scarifiées ensuite, sont d'excellens moyens. On applique aussi en pareil cas, et avec assez de succès, divers cataplasmes un peu irritans, tels que celui composé avec le galbanum, la rue, ou quelque autre plante analogue et adoucie par quelque mucilagineux.

ARTICLE VI.

Des Dépôts laiteux.

Les mêmes causes qui ont donné lieu à l'apoplexie et à la péripneumonie laiteuses, peuvent aussi arrêter le lait dans son cours naturel, et le déterminer à se fixer sur d'autres parties moins essentielles à la vie, et y former ce qu'on appelle dépôts laiteux : ces dépôts attaquent beaucoup plus souvent les parties inférieures que les supérieures ; les plus communs sont ceux qui ont leur siége dans le tissu cellulaire qui lie la vessie avec les muscles abdominaux : il s'en forme aussi dans l'hypogastre vers l'intestin rectum ; quelquefois un dépôt commence au bassin, descend jusqu'à la cuisse ; il gagne même jusqu'aux pieds, après avoir fondu le tissu cellulaire de toutes ces parties (1). On en voit aussi quitter les parties inférieures, et se porter sur l'épaule, s'étendre

---

(1) *Solet materia illa lactea colligi in tunicá cellulosá, per quam peritoneum pelvi nectitur, vel inter musculam psoam et iliacam, circa ligamenta larga, et quandoque in pluribus locis simul. Dum hoc fit, obtusus dolor circa inguina, pondus in pelvi, et debilitas femorum percipiuntur, si decumbat in dorso femoribus extensis, plus molestiæ habet quàm si eadem flexa fuerint.*

Vans-Wieten, in Aphor. t. IV, p. 611.

Le Traité des Accouchemens par Puzos fournit un grand nombre d'observations de ces dépôts laiteux, au sujet desquels il s'exprime ainsi : « Sitôt que la femme est accouchée, le lait qui » se portoit à la partie où il est continuellement absorbé, change » nécessairement de route, pour aller vers les endroits où il a plus » de facilité à s'échapper ; ne trouvant plus d'issue du côté de la » matrice, il étoit à propos qu'il trouvât deux espèces de réser- » voirs pour être reçu, gardé quelque temps, et ensuite être » évacué. Sans cette sage précaution de la nature, le lait seroit » tumultueusement jeté sur différentes parties dans lesquelles il » auroit pu produire les mêmes désordres qu'il cause souvent, » quand, par imprudence ou par de mauvaises dispositions, il

6.

au bras, et jusqu'à l'extrémité de l'avant-bras. Il y en a de petits, de grands, de superficiels et de profonds qui se cachent sous les diverses aponévroses, et le plus souvent sous celle du fascia lata; les dépôts laiteux viennent ordinairement, huit, dix et douze jours après l'accouchement, quelquefois six semaines après, et même plus tard ; on a vu des nourrices en avoir au bout d'un an et plus, au moment du sevrage.

Il n'est aucune partie du corps sur laquelle l'humeur laiteuse ne puisse se déposer. On en voit tous les jours aux mamelles, et y former des abcès ; se fixer sur les membres, ou établir son siége dans les articulations, et y causer des douleurs fixes, et tous les symptômes d'un rhumatisme inflammatoire ; attaquer les muscles et les membranes tant internes qu'externes de la poitrine et les poumons eux-mêmes, et produire l'inflammation de toutes ces parties ; agir d'une manière aussi marquante sur les muscles et sur la membrane abdominale, ainsi que sur les viscères qu'elle revêt; se déposer sur la poitrine, sur le bas-ventre, et y déterminer des hydropisies ; se porter sur les intestins, et donner lieu à des diarrhées des plus fâcheuses et des plus opiniâtres ; attaquer le cerveau et ses annexes, d'où il résulte des frénésies, des manies, des folies, des convulsions, des apoplexies, ou des céphalalgies cruelles, des ophtalmies, etc. Mais de toutes les parties, celles qui sont le plus souvent attaquées, ce sont l'omentum, le tissu

---

» prend de fausses routes et se dépose sur des parties qui ne » peuvent s'en débarrasser. »

Le même auteur, dans son premier Mémoire sur les Dépôts laiteux, p. 344, dit : « Quoique le lait répandu puisse se fixer dans » tous les viscères, dans la tête, dans la poitrine, ou même à » l'habitude du corps, cependant les parties du bas-ventre, et » surtout les feuillets du péritoine sont le siége le plus ordinaire » de ces dépôts laiteux. »

cellulaire, et la peau où elle fait naître des éruptions cristallines, et même des dartres. Parmi un grand nombre d'observations que je pourrois citer, j'en choisis une qui m'a semblé mériter la préférence sous différens rapports, et particulièrement sous celui des dartres produites par une métastase laiteuse : elle est du docteur Alibert qui s'en explique ainsi...... « Une interruption prématurée dans la sécrétion du lait, produit des désordres presqu'aussi considérables. J'ai vu naguères une dame qui, ayant sevré tout à coup son enfant, fut couverte soudainement d'une dartre crouteuse dans les membres thorachiques et abdominaux : elle reprit son nourrisson, et cette affection ne tarda pas à disparoître. Je dois ajouter que la redondance du liquide laiteux se marque souvent à la périphérie du corps de la femme, par des croûtes d'un blanc verdâtre, et que cette cacochymie rebelle entraîne parfois des abcès qu'on pourroit presque considérer comme caseux (1). »

---

(1) Discours préliminaire de la Description des Maladies de la Peau, pag. vij.

Cet ouvrage infiniment intéressant sous tous les rapports, qu'il me soit permis de le dire, est un monument élevé à la gloire de la Médecine française, et digne d'occuper une des places les plus distinguées dans l'art de guérir; j'ajouterai même que le docteur Alibert peut dire comme Horace :

Exegi monumentum ære perennius.

En effet, l'auteur n'a rien épargné pour porter ce travail au dernier degré de perfection; il ne s'est point borné à de simples descriptions des maladies, quoique supérieurement faites, il a voulu encore soumettre aux yeux tout ce que l'expérience des autres et la sienne propre lui avoient offert de plus extraordinaire sur les maladies de la peau. Les planches en sont superbes : elles imitent si bien le naturel, que, semblables aux herbiers des botanistes, les parties malades semblent avoir été appliquées elles-mêmes sur le papier.

Segniùs irritant animos dimissa per aurem,
Quàm quæ sunt oculis subjecta fidelibus.

Les symptômes des dépôts laiteux varient suivant les périodes qu'ils parcourent. On distingue ceux qui se manifestent avant la formation du dépôt ; ceux qui accompagnent le dépôt déjà formé, et ceux qui ont lieu, quand le dépôt est ancien.

Le dépôt laiteux s'annonce par de petits frissons qui sont causés par la présence du lait dans la masse du sang ; ils précèdent aussi la fièvre de lait. Ils sont quelquefois irréguliers et de médiocre conséquence ; les malades se plaignent d'un petit froid entre les épaules : ces frissons altèrent toute la machine, et surtout la physionomie, d'une manière remarquable ; la langue est chargée et limoneuse, il y a dégoût, nausées, même des vomissemens. Le dépôt est-il formé, tous ces symptômes cessent, mais pour peu de temps ; bientôt la femme éprouve une douleur à quelqu'endroit du corps ; cette douleur n'est pas encore lancinante, elle est gravative ; mais cependant plus accompagnée de chaleur que ne le sont ordinairement les douleurs de cette espèce : le dépôt augmente et la douleur devient plus aiguë ; alors elle est lancinante, il y a pulsation : d'abord l'endroit du dépôt est peu élevé ; mais bientôt il se tuméfie, et quelquefois il prend un volume considérable. Quand les choses en sont arrivées là, il y a dans les parties voisines pesanteur, engourdissement, et un empâtement qui ne se manifeste point dans les autres dépôts, ou au moins qui se manifeste plus tard, et dont l'effet n'est pas si remarquable ; le pouls est gros, roide et dur, la tête est libre, le ventre toujours serré, la peau est sèche ; quelquefois pourtant elle s'humecte et se couvre de petits boutons cristallins ; il y a soif, chaleur, agitation, mal de tête, et autres symptômes inséparables de la fièvre.

Pour prévenir la formation d'un dépôt qui s'annonce, il faut d'abord prescrire la diète la plus austère, la déplétion sanguine plus ou moins considérable, *servatis servandis* ; des boissons diurétiques et diaphorétiques ;

l'usage de fréquens lavemens laxatifs et de légers purgatifs. Le dépôt est-il formé, il faut encore saigner, à moins que le dépôt ne soit de très mince conséquence ; dans ce cas seulement on peut s'en abstenir, il suffira de régler le régime, de prescrire le plus parfait repos, de légers diaphorétiques ; de tenir chaudement la partie malade, d'y appliquer la pulpe des herbes émollientes et résolutives, ou un cataplasme de mie de pain, de lait et de safran, qu'on renouvelle trois et quatre fois par jour.

Quand le dépôt est considérable, la saignée est indispensable, surtout si la femme est pléthorique. Il y a quelque temps que je fus consulté pour une jeune dame de la campagne, qui, d'après le rapport du mari, étoit menacée d'un dépôt au sein gauche, qui étoit excessivement rouge, douloureux, etc. Cette jeune femme allaitoit son enfant depuis trois mois, et avec le plus grand succès ; c'est une femme forte et pléthorique. Je conseillai un régime austère et délayant, des cataplasmes émolliens et résolutifs, et deux fortes saignées du bras, qui furent faites le même jour à quatre heures de distance. Tous les accidens allèrent en augmentant, la nuit fut orageuse par les douleurs et les élancemens les plus aigus ; la fièvre, l'agitation, la chaleur étoient extrêmes, et à un degré tel que le mari m'envoya chercher. Quelle fut ma surprise ! Je vis un dépôt considérable, prêt à se faire jour de lui-même ; je le fis ouvrir sur-le-champ, environ vingt-quatre à trente heures après deux copieuses saignées ; il en sortit une quantité prodigieuse de matière purulente d'un jaune verdâtre ; et au moyen de ce que j'avois fait pratiquer une grande ouverture, la guérison fut une affaire de huit jours, et la jeune femme a continué l'allaitement de l'autre sein avec succès. D'après la lettre du mari, j'étois bien éloigné de penser que ce dépôt fût arrivé à son dernier degré de maturité.

Je veux démontrer par cette observation (qui auroit été mieux placée à l'article suivant) que, si la déplétion sanguine n'a pas été utile à la malade, au moins elle ne lui a pas été nuisible, et qu'elle ne l'est pas en pareil cas. Cependant je ne dissimulerai point que, si j'eusse vu la malade, j'aurois préféré le bistouri à la lancette qui alors n'étoit plus admissible.

Il faut aussi favoriser le cours des urines, exciter la sueur et les selles, mais sans provocation irritante ; ainsi une infusion théiforme de fleurs de sureau nitrée, une eau de chiendent également nitrée, une décoction de racines de bardanne avec un peu de tartre vitriolé, sont également bonnes, et on peut les varier. Mais la saburre des premières voies annonce la nécessité de purger, indépendamment de la cause matérielle de ces dépôts qu'il faut évacuer ; et l'expérience a démontré que l'évacuation par tous les émonctoires étoit indispensable ; et que de toutes, l'évacuation par les selles étoit la meilleure, et celle qui réussissoit le mieux. Cependant il faut être circonspect dans l'administration des purgatifs : le grand art consiste à ne pas brusquer, à différer jusqu'à ce que la détente commence à se faire ; à ne point trop retarder non plus, et à ne pas attendre la coction comme dans les autres cas. Si l'on manque au premier point de cette observation que l'expérience confirme tous les jours, on risque d'augmenter la gravité des symptômes, ou d'appeler trop précipitamment la matière laiteuse vers les intestins, ce qui donneroit lieu aux tranchées, aux coliques, aux diarrhées qui pourroient faire périr en très peu de temps les malades.

Lorsque les dépôts laiteux deviennent chroniques, cela arrive souvent parce qu'on s'est conduit trop mollement ; mais alors il faut être plus hardi, et agir avec plus de vigueur : les boissons, les purgatifs forts, les drastiques même ; voilà les seuls remèdes qu'il faille employer, et qui puissent véritablement produire de bons effets : il faut surtout insister sur les derniers , et n'attendre que d'eux seuls une parfaite guérison. La gomme gutte , la scamonée, le jalap , le diagrède , le sirop de noirprun , les pilules de Bontius ne sont pas trop forts ; il faut les administrer sans crainte : la diète la plus sévère doit appuyer l'effet de ces remèdes. Il faut agir avec la même hardiesse si le dépôt a son siège dans l'intérieur.

ARTICLE VII.

Du Poil.

CE qui arrive sur d'autres parties , arrive aussi aux seins , quand le lait y séjourne trop long-temps : il s'y forme des dépôts que les anciens ont appelé poil ; les modernes lui ont conservé cette dénomination. Les mamelles se tuméfient , se distendent , deviennent dures, douloureuses et noueuses ; cette tuméfaction, cette dureté et cette douleur sont accompagnées de chaleur , de rougeur et de fièvre : cependant ces symptômes sont ordinairement calmés au bout de quarante-huit heures ; c'est-là précisément ce qu'on appelle poil ou *trichiasis* , qui n'est autre chose , dit Mauriceau , qu'un lait caillé et grumelé dans les mamelles. S'ils durent (ces symptômes), s'ils sont opiniâtres et plus violens , alors il y a congestion et engorgement dans les glandes du sein , ce qui peut être considéré comme le second degré d'une maladie , dont le poil est le premier ; cet engorgement pourra se terminer par suppuration , ce sera le troisième degré. Parmi les causes qui peuvent occasionner le poil , tels qu'un coup , une chute , un saisissement , etc. Il n'y en a pas de plus fréquente et qui agisse plus immédiatement que le froid ; il agit en crispant les petits tuyaux lactifères , et en rétrécissant leur diamètre.

Le poil exige beaucoup d'attention de la part du médecin, non pas qu'il soit dangereux par lui-même, mais
parce qu'il peut conduire à l'engorgement et à la suppuration qui détruit l'organisation de la mamelle. Il faut
donc empêcher, en diminuant la quantité du lait, que
le mal ne dégénère en un plus grand ; or, on produira
cet effet, en diminuant la masse des humeurs par la diète,
la saignée et les sueurs ; cependant la saignée n'est pas toujours nécessaire, surtout chez les femmes qui nourrissent,
et chez lesquelles la lactation peut souvent suffire.

On excite la transpiration avec quelques légers diaphorétiques, tels que les feuilles de bourrache, de pis-
senlit, de chicorée sauvage, les fleurs de sureau, de
coquelicot, les racines de bardanne, de persil, ou le
sirop d'œillet, dans une grande quantité d'eau. Les délayans, tels que l'eau de veau, l'eau de poulet, le petit
lait, conviennent dans ces cas-ci, pour peu qu'il y ait
de la chaleur, de la fièvre, et ils deviennent même
diaphorétiques. C'est ici surtout le cas de l'application
des cataplasmes de mie de pain, de lait et de safran,
souvent renouvelés, ou ceux de farine de graine de lin ;
la chaleur du lit et le plus parfait repos favorisent singulièrement le bon effet de tous ces remèdes. Ensuite
on administre de légers purgatifs auxquels il faut encore
revenir lorsque le poil sera dissipé. Il est fort à propos,
dans cette circonstance, de faire sucer fortement les mamelles pour les débarrasser du lait surabondant qui en-
gorge les petits vaisseaux ; la femme elle-même peut
bien faire cette opération, par le moyen d'une espèce
de ventouse, dont une extrémité recourbée se met dans
la bouche, tandis que l'autre embrasse exactement le
mamelon, ou par une autre femme, ou par de jeunes
chiens, n'importe, pourvu que la succion s'opère. Comme
le premier lait qu'on obtient par cette succion est aigre, il
faut bien se donner de garde d'en faire prendre à l'enfant.

Enfin , si malgré toutes ces précautions l'on n'a pas pu empêcher le sein d'abcéder , il faudra le traiter comme un abcès ordinaire , et donner promptement issue au pus avec le bistouri , par préférence aux caustiques qui sont très dangereux ici, et surtout ne point épargner l'ouverture , afin d'éviter que le pus ne fuse et ne désorganise toute la masse du sein , en y formant des clapiers. L'observation précitée (pag. 21) auroit , ce me semble, été mieux placée ici ; mais au reste , quelque place qu'elle occupe , elle confirme toujours l'application des mêmes principes.

ARTICLE VIII.

De la Métrite, ou *Inflammation de la Matrice*.

CE que le lait fait au sein , quand il y est porté en trop grande quantité , il le fait aussi à la matrice, quand il y arrive trop brusquement. Ce viscère devient douloureux , le ventre se météorise, il se tuméfie considérablement, il devient sensible ; la fièvre et la chaleur s'allument , ainsi que la soif ; la langue est sèche , le pouls est dur, concentré et fréquent, le besoin de boire se fait vivement sentir ; les malades se plaignent de douleurs gravatives , d'un poids qui pèse tantôt sur le rectum , tantôt sur la vessie ; les douleurs sont erratives , et plus ou moins sourdes, ou plus ou moins vives , suivant que le siége de l'inflammation occupe la matrice en totalité ou en partie , ou qu'elle attaque (l'inflammation) quelques-unes de ses annexes ou les viscères qui l'avoisinent ; de petits froids , des horripilations s'annoncent de temps en temps , quoique les malades éprouvent en même temps une chaleur brûlante. Les symptômes vaporeux et hystériques se manifestent : il coule par le vagin une matière noire , âcre , fétide et irritante. Cet accident peut venir tout à coup, immédiatement après la fièvre de lait, ou lorsqu'une nourrice cesse d'allaiter : si les secours sont administrés à temps et promptement, on peut espérer la guérison ; mais elle devient très difficile, impossible même, s'ils sont appelés trop tard, car ce symptôme est du plus mauvais augure.

L'excrétion qui se fait par la vulve affoiblit, exténue et mène au dépérissement : les femmes ne peuvent ni s'asseoir ni marcher ; elles sont dégoûtantes, leur transpiration exhale une odeur infecte ; la tristesse, la mélancolie, la fièvre lente, l'atrophie s'emparent d'elles, et les conduisent insensiblement au tombeau. L'affaissement subit des mamelles, joint à la pesanteur de la matrice, à sa pression extraordinaire sur le rectum, sur la vessie, sur les vaisseaux iliaques ; au gonflement du museau de cet organe, ce dont il sera facile de s'assurer par le toucher ; à la chaleur et à l'aridité des parties naturelles qui surviennent ensuite ; enfin, à la tension, à la dureté et à la sensibilité extrême de tout le bas-ventre : ces symptômes n'ont pas besoin d'être tous réunis pour soupçonner le dépôt, et, *à fortiori*, s'ils existent ensemble.

Des médecins, les uns ont prétendu que la suppression des lochies étoit la cause de l'inflammation de la matrice et des dépôts qui survenoient à cet organe ; d'autres veulent que ce soit au contraire la fièvre qui supprime ces excrétions. Pour moi, je pense l'un et l'autre, c'est-à-dire, que la fièvre supprime les lochies, *et vice versâ*, que la suppression des lochies produit la fièvre, l'inflammation, etc. En effet, ces accidens sont alternativement cause et effet, ainsi que nous l'avons déjà dit plus haut, et que nous aurons peut-être l'occasion de le répéter par la suite. Il est impossible de se refuser à croire qu'une femme qui est saisie subitement du froid, ou qui apprend brusquement la nouvelle de la perte d'un individu qui lui est cher, n'éprouve pas sur-le-champ une suppression qui, dans l'un et l'autre cas physique ou moral , ne produise la fièvre qui alors est l'effet de la suppression subite.

Pour prévenir ces accidens , il faut d'abord saigner du bras, et promptement ; administrer des lavemens émolliens ; appliquer et renouveler souvent des cataplasmes de même nature sur toute la région du bas-ventre ; exciter l'insensible transpiration, et les urines par tous les moyens ci-dessus prescrits ; tenir le sein très chaudement , y appeler le lait par le moyen de la succion , et faire observer le régime le plus exact.

Quand le dépôt est formé, la diète est de toute rigueur ; de plus , il faut appliquer également sur tout le bas-ventre des cataplasmes émolliens et résolutifs, servir fréquemment des lavemens laxatifs , injecter dans la matrice de l'eau miellée et camphrée , ou un mélange de lait et d'eau de balaruc dont nous nous sommes servis plusieurs fois avec avantage ; provoquer les sueurs avec les moyens connus , ou prescrire le lait coupé avec quelques eaux minérales , et solliciter les évacuations du bas-ventre par le moyen de quelques minoratifs.

ARTICLE IX.

De la Fièvre de lait.

Nous avons distingué deux espèces de lochies , les rouges ou sanguines , les blanchés ou lymphatiques : celles-ci se divisent encore en puriformes et en laiteuses. (Voyez page 1). Les premières , qui suivent immédiatement l'extraction du placenta, commencent à peine à faire place aux autres, que la fièvre de lait ou puerpérale annonce déjà son invasion , ce qui arrive ordinairement de soixante à soixante-douze heures , ou au commencement du quatrième jour au plus tard, ou quelquefois à la fin du deuxième. En général, la fièvre de lait arrive d'autant plus promptement, que l'évacuation sanguine est peu considérable, *et vice versâ* : elle est plus forte en général chez les femmes grasses et pléthoriques, que chez les femmes délicates, maigres et fluettes. Cependant j'ai eu occasion de voir des femmes maigres, fort délicates en apparence, avoir beaucoup plus de lait que des femmes grasses et fortes.

Quand la fièvre de lait ou puerpérale s'annonce, le trouble et le malaise se répandent sur toute l'habitude du corps ; l'accouchée éprouve des picotemens universels, elle est dans une moiteur considérable, elle ne peut dormir, et son pouls a, dans le commencement, une foible agitation qui augmente bientôt, lorsque les lochies sanguines ont tout-à-fait disparu. Alors il survient un grand mal de tête, les pomettes deviennent fort rouges, l'accouchée se plaint d'une chaleur excessive, elle ne peut plus tenir ses bras dans son lit, sa respiration est gênée ; elle éprouve des élancemens, de grandes douleurs de reins ; ses urines deviennent rares, sa sensibilité est extrême, et telle que le plus petit bruit la fait tressaillir, qu'elle supporte difficilement le grand jour, et que la moindre odeur l'incommode. Alors ses mamelles se tuméfient, quelques heures après le développement de ces symptômes, il sort par le mamelon un petit lait clair, un vrai *serum lactis*, qu'on appelle *colostrum*, et des picotemens plus ou moins considérables se font sentir au sein, dont le volume devient quelquefois si énorme, qu'il s'étend sur les côtés jusques sous les aisselles, et que la femme est obligée de tenir ses bras élevés ; tout cela se passe dans l'espace de vingt-quatre à trente heures. Ensuite la fièvre se modère, les picotemens cessent, la chaleur diminue, la tête devient libre ; les urines charient à force, elles déposent un sédiment blanc et épais, et la sueur rend une odeur aigre ;

les parties naturelles s'humectent ; alors une matière blanche, mais épaisse, en découle, et c'est ce qu'on appelle *lochies puriformes :* cette matière devient ensuite plus claire, plus fluide et parfaitement semblable au lait, et c'est ce qu'on appelle *lochies laiteuses :* en même temps les mamelles s'affaissent, et tous les symptômes auxquels leur distension avoit donné lieu, disparoissent.

Comme ce n'est point ici le lieu d'expliquer le phénomène de la filtration du lait aux mamelles, phénomène qui appartient à la physiologie, nous nous bornerons à observer, pour peu que la fièvre et les autres symptômes continuent, qu'il faut examiner avec soin les mamelles, afin de savoir s'il y a inflammation, si elle est plus ou moins vive, et s'il y a quelqu'engorgement qui les rende noueuses et douloureuses : dans ce cas il faut faire tous ses efforts pour prévenir des progrès ultérieurs; car, outre que l'inflammation se résout difficilement, c'est qu'elle cause la fièvre, l'insomnie, et qu'elle empêche la libre secrétion du lait ; qu'en un mot elle produit ce qu'on appelle le poil : en conséquence, nous renvoyons à tout ce que nous avons dit sur cet engorgement laiteux ; nous répéterons seulement ici que l'on ne peut trop employer de surveillance et de précautions, surtout vis-à-vis des femmes qui n'allaitent point.

On doit commencer le régime diététique sitôt l'accouchement fini ; la diète la plus sévère doit être observée dans les vingt-quatre heures qui précéderont la fièvre : ce précepte n'est de rigueur que pour les femmes qui ne nourrissent pas, et chez lesquelles il est inutile par conséquent de fournir des matériaux pour former du lait dont elles n'ont aucun besoin, puisqu'il faut le perdre. Tout aliment solide doit être interdit ; on ne permettra que des boissons tempérantes, adoucissantes; et plus l'accouchée boira, plus elle lavera ses humeurs, plus elle corrigera l'âcreté de son lait, et diminuera sa con-

sistance. Elle favorisera en outre l'excrétion des sueurs ,
et surtout des urines qui charieront au dehors la partie
la plus grossière du lait ; de plus , il faut entretenir ces
femmes dans le repos le plus parfait de corps et d'esprit ,
éloigner d'elles tout ce qui peut les inquiéter, les contrarier , les irriter; car la plus légère contradiction leur
cause les plus terribles effets : des accidens les plus légers
en apparence sont de la plus grande importance pour
elles ; ce qu'on ne peut expliquer que par l'état d'érétisme dans lequel se trouve le système nerveux.

Il faut éviter également le froid et le chaud : le froid
produit les accidens les plus graves , suite de la répercussion de l'humeur laiteuse et de la transpiration. Par
la chaleur on provoque des sueurs qui les affoiblissent ,
et qui déterminent la sortie de quantité de petits exanthêmes que fort mal-à-propos l'on prend et que l'on
traite pour une maladie essentielle ; puis l'air perd une
partie de ses bonnes qualités ; ainsi un air tempéré et
renouvelé souvent est le seul qui convienne.

Le lait commence-t-il à prendre son cours par en
bas , il faut faire tous ses efforts pour l'y déterminer de
plus en plus ; la diète sera toujours observée, ainsi que
le plan de conduite que nous avons déjà tracé plus haut.
L'écoulement cesse au bout de quinze jours , trois semaines, un mois même plus tard ; il est quelquefois suivi
de fleurs blanches, surtout dans les villes. Tant que l'é-
coulement a lieu, et même dans les premiers temps qui
suivent sa cessation, il faut que les femmes s'observent dans
leur régime , dans leur manière de se vêtir ; qu'elles ne
s'exposent pas imprudemment à l'humidité et à l'impression d'un air froid dont elles se repentiroient bientôt ;
ensuite, il faut leur administrer de doux purgatifs pour
évacuer les restes de la matière laiteuse.

Il y a des médecins qui purgent les femmes en couche trop tôt, et d'autres trop tard : cette pratique est

également dangereuse et ne doit pas êtresuivie. Les uns purgent sitôt la fièvre de lait passée , quelqu'écoulement qu'il y ait ; d'autres attendent les six semaines révolues. Il est vrai que , chez les femmes en couche, il y a en général cacochymie ; mais la nature ne travaille-t-elle pas à la dépuration des humeurs par le moyen des excrétions qui se font dans l'ordre et paisiblement ? ne seroit-ce pas la troubler dans ses opérations , et risquer de déranger le cours de la matière laiteuse? Puis, n'est-il pas même dangereux d'irriter par des purgatifs un corps dont la sensibilité est déjà portée à son comble ? et ne s'expose-t-on pas par des purgatifs à appeler sur l'estomac et sur le tube intestinal une trop grande quantité de cette humeur laiteuse qui, en s'y fixant, détermineroit ces dévoiemens séreux , colliquatifs, si funestes à ces sortes de malades , et que nous ne voyons que trop souvent ?

Lorsqu'une excrétion se fait bien , rien ne peut la suppléer : il ne faut point l'interrompre ni la détourner ; de même, quand l'humeur laiteuse coule bien par en bas, il ne faut pas indiscrètement la déranger de sa route , dont la moindre déviation donneroit lieu aux plus grands accidens. Mais, lorsque la nature a cessé son travail, c'est alors qu'il faut purger , et ne point donner dans l'erreur gothique de croire qu'il faille attendre six semaines pour purger une femme en couche. Il n'y a point de terme fixe : ainsi, si l'écoulement a tout-à-fait cessé au bout de quinze jours, il faut purger à ce terme ; de même il ne faut purger qu'au bout d'un mois et plus , si l'écoulement ne cesse pas plutôt. Cependant nous ne prétendons pas interdire l'usage de doux purgatifs aux femmes qui ne nourrissent pas, immédiatement après la fièvre de lait ou puerpérale : nous entendons parler seulement des purgatifs un peu énergiques qui pourroient provoquer des évacuations un peu trop considérables , et interrompre ou supprimer même le cours naturel de l'humeur laiteuse ; car il est certain que la méthode d'entretenir la liberté du ventre par des minoratifs , par de simples laxatifs , est bonne en soi , et que nous la considérons comme très avantageuse , même indispensable , surtout chez les femmes cacochymes , pléthoriques, qui dans leur grossesse ont eu des indices de saburre , et qui n'ont pas eu la précaution de s'en débarrasser avant l'époque de l'accouchement ; car ce sont ces saburres , ces amas d'humeurs, résultans de mauvaises digestions , sur la fin de la grossesse , qui donnent souvent lieu à des dévoiemens funestes aux femmes en couche.

Je ne puis terminer cet article sans exprimer mon étonnement sur une question proposée et répondue , (dans le Journal de médecine, tom. 1 , pag. 466, année 1754), et qui est ainsi exprimée :

Quand faut-il purger une femme accouchée ?

Voici la réponse. « Une femme accouchée , soit naturellement, soit par l'effort de la fièvre , quand bien même elle seroit sans fièvre , ne doit pas être purgée avant le quatorzième ou le vingt-unième jour de son accouchement : mais on doit faciliter l'évacuation des lochies par clystères , fomentations émollientes sur le bas-ventre , demi-bains , fumigations ; car alors il y a toujours une disposition inflammatoire dans le bas-ventre à cause de la dilatation prodigieuse qu'ont souferte les vaisseaux de la matrice dans le temps de la grossesse. C'est même une raison de plus pour reculer encore la purgation chez les femmes vigoureuses, telles que les villageoises et femmes de travail qui ont peu de règles, à raison de la dissipation qu'elles font, et du ton de leurs parties. Dans tous ces cas une purgation précipitée ne feroit qu'augmenter la disposition inflammatoire , et attirer une inflammation véritable

» en irritant toutes les parties du bas-ventre, et suppri-
» mant quelquefois les vidanges par l'augmentation du
» ressort qu'elles occasionneroient : d'ailleurs , il n'est
» pas *bien démontré* qu'il faille nécessairement purger une
» femme accouchée : on agit dans ce cas-là , comme
» dans bien d'autres , plutôt par routine que par prin-
» cipes. »

Il me semble que la réponse devoit se réduire à ce di-
lême : ou l'accouchée a besoin d'être purgée , ou elle
n'en a pas besoin ; dans le premier cas il faut attendre
le temps opportun pour purger, c'est-à-dire, que la
nature ait terminé sa besogne , si je puis m'exprimer
ainsi , avant que le médecin s'occupe de la sienne ; et
pour s'en occuper utilement , il faut qu'il attende que
les évacuations lochiales soient entièrement terminées ,
ou à peu près ; car autrement ce seroit porter le trouble
et le désordre dans les fonctions de l'économie animale.
Ainsi donc il n'y a point de terme fixe que celui qui sera
déterminé par la nature. Dans le second cas il ne faut
point purger sans nécessité; la nature y a pourvu, par le
moyen des excrétions utérines qui suivent l'accouchement.

Puis il y a encore une distinction à faire ; savoir, si
l'accouchée nourrit ou ne nourrit pas son enfant, et encore dans ce dernier cas ne faut-il pas purger sans une
indication bien prononcée , parce qu'encore une fois les
évacuations lochiales y auront suppléé, si toutefois elles
se sont faites d'une manière convenable et conformé aux
vœux de la nature. Si une accouchée, qui allaite son enfant , éprouve un besoin réel d'être évacuée , dans ce
cas je préférerois un émétique à un purgatif, dont l'effet
est de précipiter le lait par bas ; et cela est si vrai, que
toutes les fois qu'on veut faire passer le lait d'une femme
qui ne veut point nourrir , on lui conseille l'usage des
purgatifs , et qu'on emploie les mêmes moyens pour
une nourrice qui veut sevrer.

7.

ARTICLE X.

De la Diarrhée.

LA diarrhée des femmes en couche 'a toujours été regardée comme très fâcheuse : cependant il est certain qu'il survient après l'accouchement des dévoiemens de différente espèce , dont quelques uns ne sont nullement à craindre. C'est faute d'avoir approfondi cette matière , que l'on a regardé comme mortels les dévoiemens qui viennent alors , et qui durent plus de huit jours. Il y a , pour les femmes nouvellement accouchées, des diarrhées dangereuses sans doute ; mais il en est d'autres qui leur sont salutaires , et même l'on ne manque pas d'indices certains pour les distinguer les unes des autres.

La diarrhée est une excrétion fréquente de matières liquides par bas : elle est critique ou symptomatique ; voilà la distinction importante.

La diarrhée critique est celle qui enlève une partie de l'humeur laiteuse, et la décharge du sang et de la masse des autres humeurs, sans porter aucun trouble dans aucune fonction de l'économie animale : n'avons-nous pas déjà dit plus haut que le dépôt du lait sur les mamelles est une véritable crise ? Qu'importe que ce lait sorte par la voie de l'expectoration, par celle des urines , des sueurs , ou par celle des gros excrémens ? tout cela est parfaitement égal. Or , un dévoiement est capable de procurer une bonne crise comme toutes les autres excrétions ; tous ceux qui ne font pas cette réflexion s'effraient sitôt qu'ils voient une femme nouvellement accouchée , attaquée d'un dévoiement , ils l'arrêtent , et, par cette pratique pernicieuse , ils causent souvent la mort. Mais autre chose est la diarrhée symptomatique : celle-ci n'entraîne qu'une très petite portion de lait , dérange tout, porte le trouble dans toutes les fonctions, et tourne tout-à-fait au détriment de la malade : c'est celle-là qu'il est nécessaire d'arrêter. La nature et la quantité de matières évacuées, l'âge et le tempérament de la malade peuvent encore apporter quelques différences qu'il sera facile de saisir.

La cause prochaine du dévoiement, est l'excrétion trop abondante de sérosités amassées dans les intestins, que leur contraction chasse au dehors ; d'où, tout ce qui sera capable d'exciter cette contraction, fera naître le dévoiement ; ainsi il peut dépendre de l'irritation et de la phlogose excitées dans les intestins par des lavemens trop irritans, dont on doit absolument s'abstenir dans ces cas-là ; ou, ce qui est le plus commun, d'une disposition des intestins, acquise pendant la gestation. Quelques-uns assignent encore pour cause le trémoussement de l'enfant lorsqu'il vient au monde, et la pression qu'il exerce sur les gros intestins ; mais aucune de ces causes ne peut être admise.

Le dévoiement qui commence le troisième jour, est causé par l'irruption du lait, et il est critique : car la nouvelle accouchée est dans le calme, en même temps que son sein est moins élevé, ce que l'on observe également quand les sueurs et les urines sont abondantes.

Les dévoiemens symptomatiques au contraire sont produits par l'irritation de matières crues, indigestes, septiques, amassées dans les derniers temps de la grossesse, où les femmes ont coutume de manger beaucoup ; c'est pourquoi il est de la plus sage précaution de purger doucement dans les derniers temps qui précèdent l'accouchement. Or, si l'on y manque, le résidu des mauvaises digestions, séjournant dans les premières voies, y fermente, y acquiert par son séjour une septicité qui produira un dévoiement précoce et contre les vues de la nature : il en est de même des dévoiemens qui, commençant dans les derniers temps de la grossesse, se prolongent jusqu'à vingt-quatre heures après l'accouchement, quelquefois plus ; ils dégénèrent, ils deviennent symptomatiques, ils sont très fâcheux ; ils conduisent ordinairement les femmes au tombeau.

Il est si essentiel de bien distinguer les dévoiemens symptomatiques des critiques, qu'on ne peut trop apporter d'attention aux symptômes qui les différencient.

Les dévoiemens symptomatiques commencent au bout des trente premières heures qui suivent l'accouchement ; les matières sont délayées, aqueuses, cendrées, grises, fétides et quelquefois sanguinolentes, lorsque l'âcreté de l'humeur est excessive, et alors les douleurs se font sentir dans les entrailles, dans l'estomac, dans tout le bas-ventre qui se météorise promptement dans les reins ; en un mot, les femmes, atteintes par cette maladie, souffrent de toutes les parties du corps ; elles sont travaillées d'une soif ardente. La fréquence et la quantité des excrétions les épuisent bientôt ; elles ne peuvent suffire à tant d'évacuations ; aussi se plaignent-elles d'accablement, de maux de tête, accompagnés d'une fièvre ardente, et qui est d'autant plus considérable, que l'érétisme est plus grand. Les lochies coulent dans le commencement, mais elles s'arrêtent bientôt ; le ventre se tuméfie considérablement, et devient de plus en plus douloureux ; tout le corps enfle, et enfin, quand le mal est parvenu au plus haut degré, l'inflammation survient, et de suite la gangrène et la mort.

Le dévoiement critique ne vient qu'à la fin du troisième jour, ou au commencement du quatrième. La matière, semblable à une purée, est cuite et digérée ; elle a un peu de consistance ; elle est plus ou moins jaune ; elle n'est pas putride, mais elle donne une petite odeur d'aigre ; le ventre est mollet, les lochies coulent ; elles sont de bonne qualité, quoique peu abondantes ; les femmes conviennent elles-mêmes qu'elles se portent bien ; en effet, elles n'ont ni accablement, ni chaleur, ni soif, parce que la dépuration se fait paisiblement, et que les intestins n'éprouvent presque point d'irritation, la matière des déjections n'ayant qu'un petit aigre qui ne les stimule que ce qu'il faut pour en solliciter l'excrétion.

Le dévoiement symptomatique est très fâcheux, soit qu'il ait annoncé son invasion trente heures après l'accouchement, ou qu'il ne soit que la suite d'un dévoiement survenu dans les derniers temps de la grossesse ; il est suivi très souvent de convulsions, de suffocations et de la mort.

Le dévoiement critique est bénin et salutaire ; mais il faut bien prendre garde qu'il ne prenne un mauvais caractère, et qu'il ne dégénère en symptomatique ; car, si cela arrive, la perte de la malade est presque inévitable. Il ne faut pas douter que ce malheur ne soit souvent arrivé, et n'arrive même encore tous les jours par l'ignorance de ceux qui ont toujours pour but d'arrêter le dévoiement des nouvelles accouchées, sans distinguer s'il étoit nuisible ou avantageux. Ne voyons-nous pas tous les jours qu'une crise bonne en soi, et des plus favorables, devient pernicieuse, parce qu'on saisit mal son caractère. Par exemple, on voit tous les jours survenir dans les fièvres malignes un dévoiement que l'on doit avoir soin d'entretenir, parce qu'il est vraiment critique, et qu'il sert à évacuer la matière qui a causé la maladie. Confiez-en le soin à un ignorant, à ces pseudo-médecins, ils l'arrêteront ou ils feront tous leurs efforts pour l'arrêter, et ensuite ils seront fort étonnés de la mort de leur malade ; mais, au contraire, il eût été bien plus étonnant que le malade eût résisté à une si mauvaise pratique.

Ce dévoiement étoit une crise salutaire, on a travaillé à le supprimer, et il a pris un mauvais caractère ; il est devenu séreux, colliquatif, et il a fallu que le malade succombât, parce qu'il a été frustré du seul moyen que la nature employoit pour son salut ; c'est la même chose dans le cas dont il s'agit.

La plupart de ceux qui ont traité les dévoiemens des nouvelles accouchées, les ont toujours considérés comme fâcheux, et ils se sont conduits d'après ce faux principe : de là les morts fréquentes, qui en sont les suites nécessaires.

Si le dévoiement est critique, il y a très peu de choses à faire ; le devoir du médecin se borne à celui de spectateur bénévole, mais attentif pour examiner si l'excrétion ne prend pas un mauvais caractère. Il prescrira quelque potion tempérante, de l'eau d'orge ou de riz, ou de graine de lin, des lavemens émolliens ; il réglera le régime, et tiendra la malade dans une température d'air convenable à son état, et relative à la saison ; il examinera souvent les linges pour voir si les lochies sont de bonne qualité, si elles coulent toujours suffisamment, et dans ce cas il n'y a rien à craindre. Ensuite il faudra purger doucement, et ne pas attendre six semaines : quelques minoratifs, tels que la manne, le catholicum double sont très bons, et au bout de huit à dix jours il faudra réitérer. Si ce devoiement duroit trop long-tems, il faudroit administrer un émétique, un émético-cathartique, enfin un purgatif convenable aux circonstances ; ensuite l'usage de quelques infusions aromatiques de cimarouba, de chamœderis ou de quelques autres analogues.

Le traitement du dévoiement symptomatique est bien différent, car on doit l'arrêter autant qu'il est en soi, et le plus tôt possible. Si l'on avoit à traiter un malade dont la fibre fût extrêmement sensible, et dont les intestins seroient farcis de matières âcres et brûlantes qui lui causeroient de vives douleurs, du tenesme, etc. Que feroit-on ? L'on commenceroit par éliminer ces matières,

et ensuite on s'occuperoit à endormir la fibre. De même
ici il faut évacuer le plus promptement possible, adoucir
la matière qui reste, et émousser la sensibilité des fibres
nerveuses.

Le mode d'évacuer dépend de l'état de la malade, de
ses forces, de l'intensité des symptômes, du degré de
sensibilité individuelle, et de l'époque de la maladie à
laquelle on a été appelé. Nous nous sommes déjà assez
étendus plus haut sur la nature des divers évacuans pour
n'être pas embarrassé du choix.

Après les évacuans, il faut employer les adoucissans,
puis les narcotiques. Mais si, au moment où l'on est
appelé, on trouve déjà le ventre météorisé, élevé, dur
et sensible, il n'est plus permis de purger, sinon avec
des huileux, avec la pulpe de casse, ou tout simplement
avec la marmelade de tronchin, et encore seroit-il peut-
être plus sage de s'en abstenir, surtout si une grande
chaleur dominoit ; mais le principal remède dans ce cas
est la saignée, qu'il faudroit même réitérer suivant les
circonstances. Ne saigneroit-on pas un homme qui auroit
une inflammation au bas-ventre? Oui, sans doute ; mais
les lochies ne seront-elles pas supprimées par la saignée?
Cette objection est tout-à-fait dénuée de fondement,
parce que, dans ce cas-ci, il en existe très peu ou point,
et qu'alors la saignée, loin de produire cet effet par la
détente qu'elle procureroit à toute la machine, ne ser-
viroit au contraire qu'à favoriser cette excrétion. Mauriceau, dans ses Observations (598, 605, 667), rapporte
plusieurs guérisons opérées par les saignées dans ces
sortes de diarrhées. Antoine Petit nous a répété plusieurs
fois qu'il avoit obtenu les plus grands avantages de la
saignée à pareilles circonstances. Plusieurs autres praticiens célèbres partagent la même opinion sur ce moyen,
d'après l'avantage qu'ils disent en avoir retiré.

D'autres praticiens également célèbres sont d'un avis

contraire ; Levret (n°. 918), Bonté (Journ. de Méd.,
année 1769, t. XXX, p. 40) considèrent en général la
saignée plus nuisible qu'avantageuse. C'est bien le cas ici
de dire : *Judicium difficile !*

Après la déplétion sanguine, on doit avoir recours
aux minoratifs, aux laxatifs, ensuite aux mucilagineux,
la décoction blanche de Sydenham, les racines de con-
soude, de guimauve et de mauve, la dissolution de la
gomme arabique, et autres analogues, sont les remèdes
qui conviennent le plus dans cette circonstance, en ce
qu'ils se mêlent aux matières et les adoucissent en
émoussant leur acrimonie. On donne en même tems des
lavemens anodins et émolliens pour tâcher de modérer
et de diminuer l'intensité des symptômes ; s'ils continuent encore, il faudra administrer des préparations
d'opium à petite dose, puis passer à l'usage des amers,
des toniques, des légers astringens, des eaux ferru-
gineuses.

Quand on sera parvenu à faire cesser le dévoiement,
il faudra s'occuper à rétablir les forces épuisées, en donnant aux convalescens d'excellens bouillons, de bons
consommés, des alimens nourrissans et de facile digestion. Il sera essentiel de continuer à entretenir une douce
transpiration pour suppléer à la dépuration qui n'est pas
encore faite, et d'exciter quelques légères évacuations
tous les quatre à cinq jours, et à cinq ou six reprises
différentes, suivant les circonstances.

M. Bonté est un de ceux qui ont le mieux vu et le mieux
observé les maladies des femmes en couche ; il a donné
un excellent mémoire dans lequel il distingue parfaitement la diarrhée critique et la diarrhée symptomatique (1).
Ce mémoire mérite toute l'attention des gens de l'art.

Après ce célèbre médecin de Coutances, M. Lemoine,

______

(1) Journal de médecine. Janvier 1769.

docteur régent de la Faculté de Paris, a donné une traduction d'un ouvrage anglais qu'il a enrichi de notes fort
intéressantes sur les maladies des femmes en couche ,
sur celles des enfans , ainsi que sur l'art des accouchemens (il a la modestie de déclarer que ce sont les principes d'Antoine Petit, notre maître commun , qu'il a
exposés) , où la distinction du dévoiement critique et
symptomatique des femmes en couche est également
bien faite (1).

Nous avons donné nous-mêmes , dans notre Traité sur
la Miliaire des femmes en couche, les signes caractéristiques , pathognomoniques de la diarrhée critique et de
la diarrhée symptomatique que nous répétons ici. Nous
avons fait observer que la première est une crise salutaire,
et que la seconde, dite symptomatique , est très dangereuse, pour ne pas dire mortelle ; qu'elles se distinguent
l'une de l'autre par l'époque à laquelle elles se manifestent. La première s'annonce le troisième où le quatrième jour après l'accouchement ; et la deuxième commence vingt-quatre ou trente heures après le travail.
Souvent elle est la suite d'une diarrhée qui avoit précédé l'accouchement (2).

M. Doulcet, médecin de la Faculté de Paris, est le
premier qui a donné une méthode particulière de traiter
cette maladie , et qui, d'après le rapport qui en a été
fait à la Société royale de médecine , avoit été suivie du
succès le plus constant (3). Cette méthode consiste à
administrer l'ipécacuanha à la dose de quinze grains, et
que l'on répète au besoin ; le tout consiste à saisir le mo

____

(1) Système de l'Art des Accouchemens, par Burton. 2 vol.
in-8°. 1773.

(2) Traité sur la Fièvre miliaire des femmes en couche. Vol.
in-8°. 1779.

(3) Mém. de la Société roy. de médec. 1780 et 1781.

ment de l'invasion : c'est dans cette scrupuleuse exactitude que réside tout le succès d'un remède qui n'a rien
de nouveau , et dont l'usage nous avoit été fort recom-
mandé par Antoine Petit , dans son Cours d'accouchemens. L'expérience nous a fait connoître que ce moyen
empirique ne réussit pas toujours , et qu'il ne peut pas
convenir à toutes les constitutions individuelles ; que loin
de détruire la cause , il renouveloit les douleurs , il produisoit des irritations locales qui, au lieu de favoriser les
excrétions , ne faisoit que les diminuer, et même les supprimer. De là le plus grand désordre et le résultat le plus
fâcheux. M. Doulcet n'a dû tout le succès de son remède
qu'au hasard, c'est-à-dire , que le hasard lui a présenté
une épidémie qui attaquoit les femmes en couche de
l'Hôtel–Dieu, chez lesquelles les premières voies étoient
gorgées de saburre putride, ce que ce médecin habile a su
parfaitement saisir ; et quantité de femmes n'ont dû leur
salut qu'à la sagacité de M. Doulcet qui a su profiter des
circonstances. Mais les circonstances n'étant pas toujours
les mêmes , on n'a pu vouloir faire du remède de
M. Doulcet, je le répète , un remède empirique, sans
s'exposer aux plus grands dangers ; car assurément on ne
traitera pas une inflammation franche , suivant sa mé—
thode, chez une femme en couche , pas plus que chez
un autre individu.

M. Doublet, médecin de la même Faculté , a donné
un mémoire fort étendu , plein d'érudition , très savant,
sur la fièvre puerpérale (1) , dans lequel il rapporte tout

______

(1) Mémoires de la Société roy. de médecine. 1786 , pag. 179 ,
jusques et compris la pag. 319. Ce Mémoire a pour titre : *Nouvelles Recherches sur la fièvre puerpérale*, etc. etc. Ce Mémoire
seul étoit fait pour établir la célébrité de M. Doublet, si elle
n'eût pas été déjà établie par ses succès et par ses ouvrages. Ce
savant médecin avoit déjà donné un Mémoire sur la fièvre puerpérale qui avoit été lu dans une des assemblées de la Faculté,

ce que les plus célèbres médecins, depuis Hippocrate jusqu'à nos jours, ont vu, observé et dit sur toutes les maladies auxquelles les femmes en couche sont sujettes, et que, par cette raison, il appelle *fièvres puerpérales.* Son traitement est celui de M. Doulcet, qu'il modifie suivant les circonstances, et qui est varié par tous les médecins dont il nous transmet les observations. Mais tous n'ont pas également obtenu le même succès de cet émétique. Pour nous, sans prévention ni pour ni contre cet émétique végétal, nous avons constamment administré le tartrite antimonié de potasse, toutes les fois que l'indication d'évacuer par le haut se présentoit, sans avoir eu sujet de nous en repentir ; plus heureux que Fothergill à qui ce moyen n'a jamais réussi. Ce médecin anglais, tout en rendant justice à la sagacité du médecin français (M. Doulcet), qui a su saisir l'indication que présentoit le genre de l'épidémie qui régnoit à l'Hôtel-Dieu de Paris, déclare que le tartrite antimonié de potasse ne lui a pas mieux réussi que l'ipécacuanha ; en un mot, qu'il n'a jamais obtenu de succès de ces deux émétiques. Pour moi, je déclare qu'au contraire j'ai reçu et observé les meilleurs effets du tartrite antimonié de potasse, qui étoit le seul émétique que j'employasse alors.

Il résulte des observations anatomiques de tous les auteurs qui ont traité des maladies dites puerpérales, des ouvertures de dépôts, ou abcès laiteux, et de notre propre expérience, que l'on trouve dans les cadavres des épanchemens d'une humeur laiteuse, plus au moins décomposée, dans les diverses capacités, dans l'intérieur

---

dite *prima mensis*, le 16 septembre 1782; un autre qui a pour titre : *Remarques sur la fievre puerpérale*, etc., inséré dans le Journal de médecine de décembre 1783, et dans celui de janvier 1784. Ces différens mémoires présentent de très excellentes vues de pratique qui font regretter que M. Doublet ait voulu voir partout la fièvre puerpérale.

des viscères, dans les parties extérieures, en un mot, partout où cette humeur établissoit son siége ; que la matière de la suppuration est un composé d'espèce de petit lait, de lait caillé ; que les dépôts ou abcès ouverts sur les malades offrent le même résultat, une suppuration imparfaite, crue, et imitant beaucoup ce qu'on appelle vulgairement *lait tourné*, et qu'en outre, à la suite des fièvres dites puerpérales, dégénérées en chroniques, on a observé des œdêmes, des infiltrations qui ne peuvent céder qu'à l'usage des drastiques, des apéritifs majeurs et des diaphorétiques.

La diversité d'opinions sur les moyens curatifs, est grande, et cela devoit être ainsi, elle découle naturellement de la divergence d'opinions sur la nature et sur le siége de la maladie : cette multiplicité de diverses opinions sembleroit prêter de nouvelles armes aux détracteurs de la médecine, qui jugent ordinairement sur les plus légères apparences (1).

Pour la saignée, par exemple, les uns vantent ce moyen comme un remède héroïque ; d'autres circonscrivent et bornent beaucoup les cas auxquels ce moyen peut convenir ; quelques uns la rejettent comme très nuisible : cette diversité de manières de voir parmi les hommes les plus distingués dans l'art de guérir, n'est peut-être qu'apparente, elle peut prendre sa source dans la différence des climats, des saisons, des constitutions individuelles, et dans une foule d'autres circonstances. Puis un règne épidémique, par son influence

____

(1) Ce n'est pas dans la seule science médicale que les opinions se multiplient, car le savant Bianchini a compté soixante et quelques opinions sur la chronologie, depuis la création jusqu'à l'ère chrétienne ; les monumens de la nature, seuls ont jeté les fondemens de celles qui doivent rester. De même ici, les faits seuls triompheront des systèmes qui s'évanouiront pour faire place à la vérité.

sur les symptômes des maladies des femmes en couche, peut donner lieu encore à cette différence de manières de voir sur le même objet, ainsi que l'époque de la maladie à laquelle le médecin est appelé.

ARTICLE XI.

Réflexions critiques sur les Métastases.

LA versatilité des opinions sur la nature de la fièvre puerpérale, et sur sa dénomination, est cause de la très grande divergence de manières de voir sur l'adoption d'une méthode, sur le choix de préférence des moyens curatifs ; cependant cela n'auroit jamais dû faire le sujet d'un problême à résoudre. M. Mercier a parfaitement bien vu la chose, il a tranché net la difficulté en rejetant entièrement la fièvre puerpérale même jusqu'à sa dénomination. Mais je ne partagerai pas également son opinion sur la nature, sur la cause matérielle des dépôts, soit intérieurs, soit extérieurs. Ce sont partout, suivant ce médecin, des inflammations, des dépôts à la formation desquels les humeurs lochiales et laiteuses ne contribuent pas, elles n'y sont pour rien.

Nul doute cependant que l'humeur laiteuse ne soit la cause immédiate de ces sortes de dépôts ; et élever à ce sujet le plus léger doute, ce seroit méconnoître la théorie des métastases (1), ou il faudroit rejeter absolument cette

____

(1) J'invite les lecteurs qui connoissent peu cette doctrine, de lire l'ouvrage posthume du célèbre Lorry, publié par son très digne neveu, M. Hallé, médecin aussi distingué par ses qualités sociales, qu'il l'est réellement par ses lumières et son savoir profond dans l'art de guérir ; je les invite, dis-je, à lire cet ouvrage, intitulé : *De præcipuis morborum mutationibus et conversionibus tentamen medicum ;* et celui de Sommering, qui a pour titre : *De Morbis vasorum absorbentium corporis humani,* et surtout le chapitre LXXVII *Metastasis,* pag. 178, où il passe en

théorie toute éclarée qu'elle soit, par le flambeau de l'expérience, confirmée et solidement appuyée par des faits de pratique qui se présentent tous les jours, et dont je vais exposer un très grand nombre à la fin de cet ouvrage, et qui en fera la quatrième partie.

Que l'humeur laiteuse diminuée, supprimée, répercutée, soit la cause ou l'effet d'une autre maladie, n'importe, dès qu'il y a répercussion, qu'il y a déplacement de cette humeur des mamelles, sur une autre partie quelconque ; n'importe, le point de contact qui sert de siége à ce dépôt, il existe, c'en est un, et un dépôt laiteux dont la nature du fluide sera relative à l'organe affecté à l'époque où il se formera, à l'intensité des symptômes qui précèdent, qui accompagnent sa formation, et à une foule de circonstances qu'il seroit trop long d'énumérer ici, et qui se présentent de reste.

Qu'il me soit permis de répéter à ce sujet ce que j'ai dit ailleurs sur la fièvre miliaire des femmes en couche, qui étoit au moins une sorte de simulacre de maladie, si je puis m'exprimer ainsi, puisqu'il y avoit une éruption de petits exanthèmes, de petites vésicules cristallines miliaires, dont elle empruntoit son nom ; tandis qu'ici c'est un être de raison sur lequel j'ai gardé le plus profond silence ; et mon silence sur le mot même de fièvre puerpérale, est une preuve péremptoire que je n'ai jamais cru à son existence, à laquelle cependant plusieurs médecins veulent, *me invito*, que je croie, mais encore que j'y fasse croire les autres, puisqu'ils extraient mes propres observations pour les interpréter conformément à leur doctrine qui n'est pas la mienne, et en

---

revue les auteurs qui ont traité de la métastase laiteuse, et dont il cite un certain nombre. *Exempla metastascos lactis collegerunt :* Haller, Jaeger, Berendt, Embser, Roemer, Ratzky, Pujol, André, Joseph, Sachtleben, Rust, Hunter, Asalini, etc. etc.

cela ils me font dire ce que je n'ai même jamais pensé; ce qui m'oblige à rentrer dans de nouveaux détails pour les désabuser ; à leur faire ma nouvelle profession de foi , à laquelle je tiendrai jusqu'à ce qu'ils m'aient fait connoître mes erreurs ; et, si je retombe dans des redites fréquentes , c'est à eux seuls que l'on doit en adresser les reproches. Ainsi donc , cela posé , ce que je disois alors pour rayer la fièvre miliaire des femmes en couche de la liste nosologique , peut trouver ici sa place , et nous ramène à l'objet principal qui nous occupe dans ce moment , et que je vais répéter.

. . . .

« La fièvre , si elle existe , est légère : elle n'est autre » chose que la fièvre de lait prolongée , elle n'exige pas » d'autre traitement ; tout consiste dans le régime. »

Dans l'autre cas , la chose est tout-à-fait différente ; elle mérite la sagacité et toute l'attention d'un homme instruit; ce sont les vaisseaux de l'utérus qui sont gorgés de l'humeur laiteuse , des lochies puriformes , par le resserrement spasmodique de leurs propres bouches : Toutes ces humeurs stagnent , croupissent , se corrompent , et les particules putrides sont résorbées par les vaisseaux absorbans , elles sont portées par le moyen de la circulation sur quelques parties essentielles à la vie ; de là les symptômes les plus graves, et qui sont relatifs non seulement à la cause matérielle , mais encore à la nature des organes affectés ; et comme il est de la loi des fluides de se porter où il y a moins de résistance , ce sera l'organe naturellement le plus foible , ou accidentellement affoibli auparavant ; en sorte que si c'est le cerveau, il en résultera tous les symptômes d'une apoplexie laiteuse. Si ce sont les poumons, ce sera une péripneumonie , ainsi des autres; mais il n'est pas possible d'imaginer que l'humeur laiteuse se porte au cerveau , à la poitrine , etc., sans qu'une partie de cette humeur ne se dépose, chemin faisant, à la peau ou ailleurs ; *il n'y a point de conduits particuliers pour la transporter à chaque organe.* Il est indubitable que tout le désordre qui s'observe dans l'économie animale, ne peut avoir lieu, sans qu'une partie de l'humeur laiteuse ne soit dévoyée çà et là ; et la diversité des symptômes décèle sa présence en différens endroits. J'ai eu occasion d'observer tous les jours l'humeur laiteuse porter ses coups, et les partager sur différens organes en même temps. D'ailleurs, hors de ses propres couloirs, elle est bientôt viciée ; une fois altérée, elle dénature à son tour les autres humeurs qui s'en trouvent presque toutes plus ou moins imprégnées, et dont l'altération se manifeste ensuite par les différens effets qui en résultent. » Introduct. p. xv, xv et xvij.

« La fièvre de lait une fois prolongée au delà de son terme ordinaire, dégénère souvent en fièvre putride, maligne, etc. L'état des premières voies, la constitution physique de l'individu détermine son caractère principal. Comme le propre de la fièvre est de supprimer toutes les secrétions, celle-ci (la fièvre de lait) supprime, pour peu qu'elle soit forte et durable, les évacuations puriformes, l'humeur laiteuse elle-même. Toutes ces humeurs étant une fois arrêtées dans leurs cours, redondent dans toute la machine, et produisent nécessairement la pléthore : de là tous les accidens qui en découlent, et qui deviennent cause aussi à leur tour. En effet c'est alternativement cause et effet. C'est un cercle dont le premier et le dernier point se touchent : la fièvre supprime les secrétions, confond par-là toutes les humeurs ; et de leur confusion il résulte un désordre général dans toute l'économie animale, une fermentation qui constitue ensuite tout l'appareil symptomatique de putridité, de malignité, d'inflammation : et *vice versá.* »

Les excrétions supprimées ou seulement suspendues et

arrêtées subitement par une cause quelconque, soit physique ou morale, occasionnent promptement la fièvre,
qui prend ensuite tel caractère que les circonstances individuelles déterminent, ainsi que la constitution des saisons.

Le plan curatif est celui que la nature des symptômes
de la maladie essentielle détermine chez tous les individus;
et je puis assurer qu'en traitant les maladies aiguës des
femmes en couche, je fais en général abstraction de leur
position actuelle, sans négliger l'état des excrétions,
dont cependant je ne m'occupe jamais essentiellement
pour les provoquer. Ma conduite à cet égard est bien
différente, elle contraste même avec celle de tous les
praticiens anciens et modernes, qui nous enseignent que
l'unique but du médecin doit être dans cette circonstance
de rétablir ces écoulemens par tous les moyens propres
à produire cet effet, entr'autres Rivière, Sydenham,
Boerhave, etc. etc. Rivière nous y engage d'une manière
très expresse par ce peu de mots : *Curatio suppressionis
lochiorum, in eorum provocatione tota consistit, eaque
molienda est remediis quæ sanguinem ad inferiora provocant
et uteri vasa aperiunt.* En attaquant la cause de la maladie,
on en détruit l'effet, on leve les obstacles qui s'opposent
au libre cours de ces évacuations : ces obstacles levés, les
excrétions reprennent leur cours ordinaire.

M. Mercier doute ; il fait plus, il nie l'existence de
certains épanchemens de lait, de dépôts laiteux, dont la
nature prédominante du pus est laiteuse, et à ce sujet il
dit : *Les fluides ne circulent pas dans les vaisseaux du
corps humain, comme l'eau dans les canaux d'une fontaine,*
et il a raison. J'ai dit en d'autres terme s à peu près la
même chose. Mais ce médecin est trop instruit pour
ignorer le mécanisme par lequel s'opèrent ces sortes de
reflux dans la masse des liqueurs, et comment des humeurs changent de place pour aller s'asseoir dans une
autre où un point d'irritation les appelle, ou bien dans

une partie où le défaut de résistance les laisse aborder.
Dans l'ictère, par exemple, la bile ne se répand-elle pas
partout ? Les glandes salivaires n'en sont-elles pas imprégnées ? Les couloirs de la peau n'en sont-ils pas
pénétrés, jusqu'aux petits vaisseaux de la conjonctive
qui en sont injectés ? Les voies urinaires ne charient-
elles pas la bile en nature ? De même chez une femme
en couche, lorsque, par une cause quelconque, le lait
quitte brusquement les mamelles, il est porté dans la
masse des liqueurs, d'où il est éliminé par tous les émonctoires jusqu'à ce qu'il se soit choisi un siége particulier.
J'ai vu des femmes expectorer des crachats, rendre des
urines, avoir des déjections alvines et autres excrétions
imprégnées d'une humeur laiteuse plus ou moins altérée
sans doute, mais pas assez pour n'en point reconnoître
la présence. Il n'y a point de médecin clinique qui, dans
le cours de la pratique, n'ait eu occasion d'observer des
métastases, des délitescences, et celles du lait surtout
sont les plus fréquentes. M. Mercier ne doit pas ignorer
en outre le mécanisme des vaisseaux absorbans et du
tissu cellulaire. Enfin le lait est une substance matérielle
qui occupe les deux seins ; en les quittant subitement,
il doit nécessairement aller occuper une place ailleurs,
il diot s'en choisir une, et établir son siége sur un organe
quelconque, qui naguères remplissoit parfaitement et
paisiblement ses fonctions, lorsque tout à coup elles
sont perverties par la présence du lait ; et c'est bien ici
le cas de dire : *Ibi dolor*, *ibi morbus*, douleur et maladie
qui cessent sitôt le retour du lait à ses réservoirs naturels.
Ainsi donc la disparition subite du lait qui produit maladie, son retour aux mamelles qui rappelle aussitôt la santé,
sont des faits irrécusables que je n'entreprendrai pas d'expliquer, de crainte de faire de mauvais raisonnemens ;
j'abandonne à une plume plus habile que la mienne
le soin de cette tâche délicate ; je renvoie aux auteurs

précités sur les métastases laiteuses, et surtout je prie le lecteur de ne point perdre de vue la coïncidence de la disparition du lait des mamelles avec les douleurs qui se manifestent aussitôt dans une partie quelconque ; et cette autre coïncidence : la cessation de toutes douleurs, tumeurs, etc. sitôt le lait remonté aux seins. Voilà ce qu'aucun médecin ne peut contester, et quelque bon raisonnement qu'il puisse faire, il ne viendra jamais à bout de détruire l'existence de ce double phénomène.

J'ai donné dans le Journal de Médecine de MM. Corvisart, Leroux et Boyer (pluviose an XI), une observation sur une métastase bien extraordinaire chez madame de Kerolan, demeurant à Nemours. Cette dame, d'un certain âge, à la suite d'un érysipèle phlegmoneux, eut un dépôt à la partie inférieure de la jambe gauche, près la malléole externe : ce dépôt avoit tous les signes extérieurs de la gangrène ; il offrait une surface assez considérable et la fluctuation en étoit très sensible. Comme il étoit fort tard, et que la malade nous opposa la plus grande résistance, nous arrêtâmes, le chirurgien de la malade (M. Biget) et moi, de procéder à l'ouverture le lendemain matin. Arrivés à l'heure dite, quel fut notre étonnement ! Nous trouvâmes la malade travaillée de malaise, de cardialgie et de vomissement de matière purulente ; mais, plus d'enflure, plus de fluctuation, plus d'apparence même de dépôt, tout avoit disparu, sinon un peu d'œdématie qui étoit restée près les malléoles. Nous suivîmes l'indication que nous présentoit la nature, nous l'évacuâmes par haut ; elle vomit facilement et sans effort une quantité prodigieuse de pus en nature, d'un pus bien blanc, bien cuit. Le lendemain nous purgeâmes, et elle rendit, par bas, également du pus bien digéré et en très grande quantité, ce qui nous détermina à la repurger encore cinq à six fois, de deux et de trois jours, l'un ; chaque médecine entraînoit une certaine quantité de matière purulente, qui finit enfin par tarir. Les maux de cœur n'ont cédé qu'à l'usage continué des purgatifs, et je suis persuadé que cette délitescence n'est due qu'à une forte révolution que la malade a éprouvée dans la nuit d'après sa répugnance invincible.

On trouve dans la Bibliothéque Germanique, tom. V, p. 145, art. *Métastase*, les faits suivans : « Ernikshank a » vu un crachement de pus chez un homme qui avoit » une fistule à l'anus. Ce crachement cessa aussitôt que » la fistule eut été guérie par l'opération.

» De Haen, Hoffman, Kirkland rapportent divers » faits de même nature. » Et pourquoi le lait seul ne su- biroit-il pas, comme tous les autres fluides, la loi des mé- tastases ? La laiteuse est, suivant moi, de toutes la moins rare, et plus facile à expliquer que celle de Mad. Kérolan.

« Assalini rapporte qu'une femme, à la suite d'une » couche, avoit au milieu de la cuisse un ulcère fistuleux, » qui, pendant neuf ans, fournit une matière semblable » à du lait, et qu'il avoit vu la même chose à deux » femmes chez lesquelles un pareil fluide sortoit par le » nombril. »

Ne voyons-nous pas tous les jours que les seins d'une femme en couche distendus par un volume de lait con- sidérable, viennent tout à coup à se flétrir, et que le lait aille s'asseoir sur quelqu'organe essentiel, ou soit repompé par les vaisseaux absorbans, pour être porté dans la masse générale des liqueurs ? Cette espèce de métastase, encore une fois, n'est malheureusement que trop commune ; tous les auteurs sont pleins de pareilles observations. Il y a dans les Mémoires de la Société royale de Médecine (années 1782 et 1783, p. 261) une observation fort intéressante de M. Chevillard, médecin à Lons-le-Saulnier, MM. Vicq-d'Azir et Hallé en ont fait le rapport dont voici l'extrait : « Le sujet en est

» une *fièvre puerpérale tardive*, dans laquelle le transport
» de l'humeur laiteuse sur les organes abdominaux est
» marqué très évidemment, et où la malade n'a paru
» devoir son salut qu'à l'administration répétée de
» l'ipécacuanha.

» Cette observation offre plusieurs choses dignes de
» remarque : 1°. la rapidité de la métastase d'une humeur
» qu'on regardoit comme grumelée dans le sein, et qui
» cependant s'est portée toute entière, dans l'espace de
» peu d'heures, sur les viscères abdominaux ; 2°. la
» cessation de la fièvre intermittente par la métastase
» laiteuse, quoique la fièvre eût commencé dans l'allai-
» tement, et fût bien antérieure au sevrage, et que par
» conséquent on eût quelque raison de la regarder
» comme étrangère à l'humeur laiteuse ; . . . .
» . . . . . 3°. enfin les longues suites de cette espèce de
» *fièvre puerpérale* évidemment *laiteuse*, qu'on nomme
» tardive, bien semblable par ses symptômes aux *fièvres*
» *puerpérales* qui suivent de près l'accouchement ; ce
» qui par conséquent semble confirmer, *contre l'opinion*
» *de quelques modernes*, que dans les fièvres puerpérales
» ordinaires, comme dans les tardives, *la métastase du*
» *lait sur les viscères abdominaux, et surtout hypogastriques*,
» est la véritable cause de tous les accidens. » Cette
observation et les réflexions de MM. les rapporteurs, si
avantageusement connus en médecine, ne laissent aucun
doute sur l'existence des métastases laiteuses.

Tout le monde ne sait-il pas que le lait n'est lait, n'est
une liqueur douce et nutritive que dans les mamelles ;
que, hors de là, que traversant des couloirs étrangers,
il devient une humeur hétérogène, une matière morbifique qui tend à suffoquer les principes de la vie d'une
mère qui vient de la donner à un enfant?

Je ne pense pas non plus comme M. Mercier, qui
prétend que les maladies des femmes en couche sont

plus communes dans les campagnes que dans les villes, parce qu'il ne veut point les attribuer (ces maladies) au défaut d'allaitement. Pour moi j'ai bien observé le contraire ; j'ai remarqué que ces maladies sont beaucoup plus communes dans les cités que dans les campagnes, malgré l'extrême misère et la malpropreté de quelques unes de ces femmes, et cela parce qu'elles nourrissent toutes, parce qu'elles ne sont point étouffées par une chaleur factice, qu'elles n'ont point de sueurs provoquées, qu'elles sont moins exposées à un coup d'air, à la température duquel elles sont habituées, et que conséquemment elles sont moins sujettes aux répercussions ; puis les femmes de la campagne ne sont point troublées par de grandes passions comme les dames des villes ; elles ne sont point exténuées par les plaisirs des spectacles, de la danse, par ces transitions subites du chaud au froid , par la manière de se vêtir, etc. etc. ; et d'ailleurs, comment font les vivandières qui , sitôt accouchées, sont mises dans des chariots, exposées à toutes les intempéries de l'atmosphère ?

Quoique je ne partage pas les opinions de M. Mercier sur tout ce qui est relatif aux métastases laiteuses, je le prie de croire que je lui rends toute la justice qu'il mérite par ses lumières, et que j'honore infiniment sa personne. D'ailleurs, je n'ai pas la présomption de croire que mon opinion vaille mieux que la sienne, et en l'émettant je fais tout simplement l'acquit de mes foibles lumières et de ma conscience, parce que telle est ma manière de voir, que je soutiendrai jusqu'à ce que l'on m'ait démontré qu'elle est erronée.

On ne peut nier que l'état de grossesse pendant neuf mois, que le travail de l'accouchement plus ou moins long , plus ou moins pénible, n'aient imprimé une exaltation extrême dans tout le système nerveux, et telle que des *femmes fortes* au physique comme au moral, ne sont plus que des femmelettes, si j'ose parler ainsi ; et de là s'ensuit nécessairement une susceptibilité prodigieuse pour toutes les maladies ; aussi les y voyons-nous infiniment plus exposées qu'elles ne le sont, une fois hors de cet état. Ainsi donc, toutes choses égales d'ailleurs, les femmes en couche courent plus de chances, offrent plus de surface, en un mot donnent plus de prise aux maladies que tous les individus des deux sexes. Indépendamment de l'exaltation extrême des nerfs, elles ont des excrétions lochiales et laiteuses qui sont susceptibles d'une infinité d'accidens, une fièvre ordinaire, une synoque simple enfin, qui auroit pour cause un peu de saburre dans les premières voies, et qui attaqueroit un individu quelconque, seroit bientôt terminée par un simple évacuant ; mais ici la chose est toute différente, il y a disposition phlogistique, les premières voies sont farcies de résidus de mauvaises digestions, les excrétions lochiales et laiteuses qui étoient abondantes sont troublées dans leur cours, elles se dévient, elles se suppriment ensuite, et de là les plus grands désordres dans l'économie animale ; et une fièvre qui n'est rien chez un autre, qui n'est qu'un simple avertissement, un effort salutaire de la nature pour se débarrasser de ce qui la surcharge, devient chez une femme en couche une maladie grave et souvent meurtrière, si elle n'est pas bien prise dans le commencement ; c'est un ennemi qui, chemin faisant, a recruté de nouvelles forces pour assaillir plus sûrement une malheureuse victime.

Quant à la curation, je me reporte à tout ce qui a été dit plus haut, et, si l'on veut savoir combien il faut varier les moyens curatifs suivant les circonstances, il faut lire les observations qui suivent ; on y verra de plus que je n'ai jamais employé d'anti-laiteux, d'emménagogues improprement dits, car je ne connois point de spécifiques en médecine, et l'ipécacuanha en seroit un si la prétendue fièvre puerpérale existoit réellement, si elle étoit une maladie essentielle, *sui generis*, ainsi que l'ont pensé MM. Doulcet, Doublet, et plusieurs autres célèbres médecins.

Nous allons terminer cet article déjà trop long, quoique nous soyons encore bien loin d'avoir tout dit, par un résumé au moyen duquel nous réparerons peut-être aussi quelques omissions importantes qui auroient pu nous échapper dans cette première partie.

ARTICLE XII.

Résumé.

Voici donc les choses essentielles qu'il ne faut point perdre de vue dans le traitement des femmes en couche :

1°. Il faut distinguer les maladies qui peuvent attaquer les femmes en couche en deux classes : en celles qui sont indépendantes des couches, et dont tous les individus sont également susceptibles : et en celles qui tiennent à leur situation actuelle, et qui en dépendent entièrement. En effet, les excrétions chez une femme en couche, sont de deux sortes : les unes sont communes à tous les individus des deux sexes, telles que la transpiration insensible, les sueurs, les urines, les déjections alvines, etc. ; les autres sont particulières aux femmes en couche, telles que les lochies rouges, les lochies blanches et l'humeur laiteuse.

2°. Cela posé, le moindre dérangement, dans les excrétions de la transpiration sensible et insensible, des urines et des excrémens, peut produire la fièvre, une maladie quelconque, qui, en prenant de l'intensité, porte le désordre dans toutes les fonctions, suspend l'excrétion des lochies, de l'humeur laiteuse, qui étant déplacées et réparties dans la masse des liqueurs, por-

tent à leur tour de nouveaux troubles dans toute l'économie animale , et produisent des maladies graves ; et
vice versâ , la fièvre de lait , ou puerpérale prolongée ,
dégénérée en une fièvre quelconque, produit les mêmes
désordres dans les sécrétions , parce que le propre de la
fièvre est de suspendre , de supprimer même toutes les
excrétions , les lochies et l'humeur laiteuse comme et
plus que les autres , parce qu'alors elles sont plus abondantes et qu'elles font crises : de là tous les accidens qui
doivent résulter d'une crise arrêtée ou supprimée.

3o. Les causes prédisposantes qui peuvent produire
ces suppressions , sont physiques et morales : des physiques , il n'en est pas qui agisse d'une manière plus
prompte , plus marquée que l'impression d'un air froid ,
un saisissement subit. Des causes morales , la plus célère
et la plus active est le saisissement occasionné par la
transmission subite et inattendue d'une nouvelle fâcheuse.
La cause immédiate est la suppression des lochies , de
l'humeur laiteuse , leur déviation , leur métastase et la
congestion.

4°. L'érétisme , la pléthore , l'inflammation , la cachexie , la putridité sont les principes dominans des
fièvres , des maladies improprement dite *puerpérales*, qui ,
presque toujours, se combinent ensemble; souvent leur
invasion s'annonce par l'érétisme , l'inflammation qui ne
se quittent guères et se terminent par la putridité; et
de leur combinaison il résulte des fièvres *mali moris*.
L'érétisme a des symptômes qui lui sont propres , le
pouls seul décèle son existence; puis il suffit d'avoir une
idée du mécanisme de l'accouchement , pour savoir
qu'il n'y a pas la plus petite fibrille du système muscu-
laire qui, pour concourir au travail de l'accouchement, ne
se soit fortement contractée , et au delà même de son ton
ordinaire. La pléthore et l'inflammation ont des symptômes qui leur sont également propres , et sur la nature

desquels un médecin instruit ne peut jamais se méprendre : l'exploration du pouls est plus que suffisante.

Quant à la putridité des humeurs, la mauvaise disposition des premières voies pendant la grossesse, la dégénérescence des humeurs après l'accouchement, produite par la suppression des excrétions lochiales et laiteuses, qui ne font qu'en accroître l'intensité, manifestent bientôt tous les symptômes caractéristiques de la fièvre putride.

5°. Le signe diagnostic, dans tous ces cas, est très facile à saisir ; les principaux sont l'affaissement des mamelles, la suppression des lochies et de l'humeur laiteuse, des frissons irréguliers, une douleur fixe dans une partie où l'humeur laiteuse vient se déposer : tous ces signes sont même pathognomoniques.

6°. Le pronostic est plus difficile que le diagnostic (1) ; il varie à l'infini, il dépend de l'importance et de la nature des organes affectés : si ce sont les glandes, le tissu cellulaire, les muscles ; enfin, si ce sont des organes essentiels à la vie, tels que le cerveau, les poumons, l'utérus, etc. Distinctions également intéressantes, tant pour les moyens prophylactiques que pour les curatifs.

Tant que les symptômes de la maladie subsisteront, le pronostic est grave : tant que les mamelles resteront flétries, et que les excrétions lochiales ne se rétabliront point, il y a peu d'espérance. L'exiguité, la flaccidité du pouls, les soubresauts, les convulsions, la diarrhée opiniâtre sont du plus mauvais augure : encore faut-il distinguer, comme nous l'avons déjà fait, les diarrhées ; celles qui précèdent l'accouchement et la fièvre de lait, ou puerpérale, sont dangereuses, même mortelles ; celles qui la suivent sont plutôt un bien qu'un mal ; aussi les considérons-nous comme critiques.

---

(1) *Acutorum morborum non omninò tutæ sunt prædictiones, neque mortis, neque sanitatis.* Aph. 19, sect. 2.

7°. Curation enfin, diète, déplétion sanguine ; succion pour rappeler le lait aux mamelles ; évacuans par
haut ou par bas, suivant les diverses circonstances qui se
sont présentées depuis le commencement de la grossesse
jusqu'àprès l'accouchement.

La déplétion sanguine est de tous les moyens celui
qui exige le plus de circonspection de la part du médecin. Je ne puis dissimuler que les indications sont
difficiles à saisir, qu'elles sont souvent périlleuses, et
qu'il faut une grande habitude pour ne point confondre
chez les femmes en couche la dépression du pouls (*vires
exhaustæ*), avec la compression (*vires oppressæ*) ; et que,
malgré toute mon attention à étudier ces différences pour
satisfaire à leurs indications respectives, je n'ai pas toujours obtenu tout le succès que j'avois le droit d'en attendre. Peut-être aussi ce résultat provenoit-il de ce que
les saignées n'avoient pas été faites assez à temps dans les
premières heures de l'invasion ; car ce premier temps
opportun manqué, il n'y a plus rien de bon à espérer de
l'emploi des saignées.

Qu'il me soit permis, au sujet de ce point pathologique (*vires oppressæ et vires exhaustæ*), de rapporter
un fait qui prouve combien il est difficile de ne point
s'y tromper, *judicium difficile*, et en voici la preuve.
M. Debrest, dans une description de fièvre miliaire,
(Journ. de Méd., t. iv, p. 397) s'exprime ainsi : « Le
» pouls devint plus fréquent, *déprimé et extrêmement*
» *dur.* » Un pouls *déprimé et extrêmement dur !* Eh bien,
si un médecin aussi instruit confond la dépression avec
la compression, ce qui est fort différent et de la plus
haute importance pour la thérapeutique, que ne doivent point redouter en pareilles circonstances les jeunes
praticiens? Hippocrate nous indique, avec son laconisme
ordinaire (dans son livre *de Rat. vict. in acut.*), l'idée que

nous devons nous former de cette foiblesse apparente qu'il attribue avec raison à l'embarras des vaisseaux sanguins, etc. etc. Il prescrit dans ce cas la saignée comme l'unique remède qu'on doive employer. Aretée de Cappadoce, Alexandre de Tralles, Sydenham ont adopté la même manière de voir, et nous ont indiqué les signes auxquels on pourroit reconnoître cette foiblesse apparente. J'invite fort les jeunes praticiens à consulter ces auteurs sur un point de pratique fort intéressant, et, je le répète, très difficileà juger...

Nous devons faire observer que, dans le cours d'une pratique fort étendue, nous avons traité les maladies inflammatoires des femmes en couche comme chez tous les individus, sans nous donner la peine de leur donner de nouveaux noms à raison des différens organes qui eu étoient affectés ; une inflammation est partout à nos yeux une inflammation, *servatis servandis*, relativement à la nature des organes qui en sont frappés.

Nous ferons observer aussi que nous avons traité les fièvres putrides, malignes et autres de mauvais caractère comme chez tous les individus indistinctement et avec le même succès, et la chose est facile à expliquer.

De deux choses l'une, ou les excrétions se font dans l'ordre naturel, et alors il faut abandonner la malade aux soins de la nature, avec l'attention de la surveiller et de lui prêter des secours au besoin ; ou les excrétions se font mal et sont même supprimées : dans ce dernier cas, il faut combattre les accidens de la maladie, et lever les obstacles qu'ils opposent à la liberté des excrétions, en traitant la maladie essentielle suivant l'exigence des indications, en rétablissant l'équilibre, en détruisant enfin la cause matérielle de la maladie, les excrétions nécessairement se rétabliront d'elles-mêmes : ce n'est pas en cherchant à les provoquer qu'on réussira ; au contraire, mais bien en levant les obstacles qui s'y opposent. Nous

avons eu occasion de traiter des néphrétiques inflammatoires peu de jours après l'accouchement, et nous nous
sommes bien donné de garde d'employer des remèdes
chauds pour rétablir les lochies et l'excrétion laiteuse
supprimées : des saignées du bras, des bains, des boissons délayantes ont rempli parfaitement nos vues ; les
douleurs de la néphrétique ont cédé sitôt la résolution
de l'inflammation faite, et toutes les excrétions de se
rétablir dans l'ordre naturel. La déplétion sanguine est
un grand moyen dans les premiers jours de l'invasion,
et nous préférons la lancette aux sangsues pour l'obtenir,
surtout dans les cas pressans, où il faut vider promptement les vaisseaux.

Nous devons faire remarquer encore qu'il y a des
dépôts laiteux par congestion, et dont les progrès sont
lents, souvent accompagnés d'œdème et d'infiltration ;
la petitesse du pouls, sa flaccidité, la mollesse de la
fibre contre-indiquent ici la saignée sans doute ; c'est le
cas au contraire de l'application des vésicatoires, de
l'usage des sudorifiques, des apéritifs majeurs et des
purgatifs, surtout des drastiques, qui méritent la préférence.

Dans les dépôts laiteux, où tous les délayans, les
relâchans, les anti-phlogistiques, les apéritifs, les résolutifs, les évacuans, les purgatifs, en un mot, où tous les
moyens ont échoué, il ne faut pas trop attendre pour
donner issue à la matière de la suppuration, parce
qu'elle n'est jamais liée, cuite ; c'est un pus cru, délayé,
séreux, ou plutôt une espèce de lait décomposé. Ainsi
ce seroit en vain qu'on attendroit pour avoir une matière
louable et dont la coction fût parfaite, parce que cela
n'arrive jamais ou presque jamais, et que le tems qu'on
y emploiroit seroit absolument une perte réelle pour la
malade chez laquelle il se feroit des fontes, des fusées,
des clapiers considérables qu'il faut savoir prévenir en

pratiquant de bonnes et de profondes incisions, puis terminer le tout par l'usage des purgatifs plus ou moins actifs et plus ou moins répétés suivant les circonstances.

Il y a encore des suffocations, des convulsions auxquelles certaines femmes en couche sont quelquefois exposées ; mais comme elles rentrent en quelque sorte dans celles que nous venons de décrire, dont elles sont le plus souvent la suite, et qui reconnoissent la même cause, on peut alors diriger le plan de conduite d'après les mêmes vues. En effet, si ces maladies sont la suite d'évacuations lochiales rouges excessives, de pertes enfin, en guérissant celles-ci on guérit les autres, et on répare l'inanition par de bons alimens, par des farineux, par des analeptiques, et ainsi de même des autres maladies dont elles sont la suite.

Nous concluons donc enfin qu'il n'y a point de fièvre puerpérale, *sui generis*, et que, s'il y en a une, c'est la fièvre de lait seule qui mérite, exclusivement à toute autre maladie, cette dénomination *fièvre puerpérale ;* en ce qu'il n'y a que les femmes en couche qui ont cette fièvre, encore bien qu'il y en ait quelques unes qui ne l'ont jamais eue, et chez lesquelles l'ascension du lait se fait sans avoir éprouvé le moindre mouvement fébrile ; il y en a même qui n'ont ni fièvre, ni lait ; ce cas-ci est plus rare. Nous concluons en outre que cette fièvre que nous appelons puerpérale, perd ce nom de *puerpérale* sitôt qu'elle se prolonge au-delà du terme fixé par la nature, en ce qu'elle est dégénérée : dans l'un comme dans l'autre cas, elle prend, comme nous l'avons déjà dit plus haut, le nom de la maladie dont la nature des symptômes décèle le vrai caractère, et trace le plan de conduite, soit prophylactique ou curatif, qui lui convient.

DEUXIÈME PARTIE.

OBSERVATIONS.

. . . . Non enim ex intellectis causis, sed ex observatione fideli effectuum morbos cognoscere et curare tentaverunt.
VANS-WIETEN, tom. II, p. 55.

PREMIÈRE OBSERVATION.

LE 2 septembre 1770, la femme d'un jardinier nommé Baudenon, âgée de vingt-sept ans, d'une constitution forte et sanguine, accoucha fort heureusement d'un garçon bien portant. Sa grossesse avoit été heureuse, et son travail assez prompt ; les suites eussent eu probablement la même terminaison, sans un événement imprévu qui produisit le plus grand désordre.

Son mari, qui depuis quelque tems vendoit du vin en fraude, manqua d'être surpris le 5 du même mois, sans une voisine qui vint annoncer que les employés aux aides arrivoient, qu'il étoit dénoncé, etc. Il y avoit alors beaucoup de personnes qui buvoient dans la chambre de l'accouchée. On jeta aussitôt les pintes de côté ; une partie des buveurs sortit par la fenêtre, l'autre se cacha ; en un mot, le tumulte fut prompt, mais il n'en fut pas moins violent ; et cette femme, dans son lit, et sous les yeux de laquelle tout se passoit, fut saisie d'un effroi terrible, dont les suites manquèrent de lui coûter la vie.

Depuis le 2, à sept heures du matin qu'elle étoit accouchée, jusqu'à l'époque de cette révolution, le 5 à six heures du soir, tout s'étoit passé dans l'ordre ; mais les évacuations qui, jusques-là, avoient été leur train ordinaire, furent supprimées net, et cela *illicò*. Aussitôt cette femme éprouva une horripilation universelle, avec des étouffemens considérables ; la poitrine étoit si serrée, qu'elle ne pouvoit plus respirer. Le mari et les parens, revenus de leur terreur qui n'étoit pas à la vérité sans fondement, se livrèrent entièrement à cette malheureuse femme, à laquelle ils donnoient des secours fort mal entendus ; ils allumèrent d'abord grand feu, l'échauffèrent avec des linges très chauds de la tête aux pieds, l'écrasèrent sous le poids des couvertures ; enfin ils lui firent une rôtie au vin et au sucre, sur laquelle ils la faisoient boire chaudement, *pour*, disoient-ils, *lui rassurer le cœur.* Leur intention étoit bonne, sans doute, mais fort mal concertée ; ils allumèrent le feu de la fièvre, et produisirent le plus grand tumulte dans toutes les liqueurs qui n'étoient déjà que trop agitées. S'apercevant enfin, sur les onze heures, que leurs soins étoient plus que superflus, ils se décidèrent à m'envoyer chercher, et je la trouvai dans l'état suivant.

La malade étoit extrêmement agitée de corps et d'esprit ; elle étoit dans un mouvement continuel, ne pouvant trouver aucune bonne situation dans son lit ; elle parloit beaucoup, et sa parole étoit très brève ; son visage étoit fort enluminé ; elle se plaignoit de douleurs de tête fort aiguës, de douleurs de reins et d'étouffemens ; sa respiration étoit extrêmement laborieuse ; sa langue étoit belle, mais aride ; les yeux rouges et scintillans ; le pouls plein, dur et fréquent ; les artères carotides battoient encore avec plus de force ; la peau étoit des plus ardentes, et couverte de grandes plaques rouges ; la malade crioit à la soif, et buvoit sans cesse ; cependant point d'urines,

point de lochies, et le ventre étoit mollet ; enfin elle
éprouvoit tous les symptômes qui annoncent une irruption de sang des plus tumultueuses et des plus promptes
au cerveau.

J'annonçai un délire prochain ; j'ordonnai sur-le-
champ une saignée de la jugulaire, et une du pied deux
heures après ; force petit lait en boissons et en lavemens
que je prescrivis au nombre de six pour la nuit. Je conseillai en outre qu'on appliquât sur toute la région du
bas-ventre une flanelle bien imbibée d'une décoction de
plantes émollientes, le plus chaudement possible, et
que l'on renouvelât ce topique toutes les heures.

Il étoit environ minuit, quand je quittai la malade,
que je jugeai être dans le plus grand danger; j'y retournai
le lendemain matin sur les sept heures, et je la trouvai
encore beaucoup plus mal que la veille : les pulsations
du pouls étoient d'une rapidité et d'une vîtesse telles
qu'il m'étoit impossible de les suivre ; je ne pouvois pas
en compter plus d'une vingtaine sans me tromper. Son
délire, qui n'étoit d'abord que de simples aberrations,
devint ensuite tellement furieux, qu'il fallut quatre
hommes toute la nuit pour la tenir. J'aperçus, dans les
taches rouges que j'avois découvertes la veille, quelques
grains de millet blanc ; je me fis rendre compte de tout
ce qui lui avoit été administré, et de l'effet qui en étoit
résulté : toute mon ordonnance avoit été, me dit-on,
exactement remplie, aux saignées près. Je fus fort mé-
content de ce que l'on avoit négligé le seul moyen sans
lequel je ne voyois point de salut à espérer pour la
malade. En effet, il n'y en avoit point d'autre (moyen),
pour prévenir l'engorgement inflammatoire et la stase
gangréneuse dont le cerveau étoit menacé.

Sans perdre plus de tems en raisonnement, j'envoyai
sur-le-champ chercher un chirurgien pour lui ouvrir
une des jugulaires, dont il ne put jamais venir à bout,

tant elle étoit furieuse d'une part, et les hommes qui la tenoient maladroits de l'autre : il fut obligé d'ouvrir la saphène, de laquelle je fis tirer environ le double de sang d'une saignée ordinaire. J'en fis recevoir séparément dans une poilette, où il manifesta promptement une couenne blanche, épaisse et des plus tenaces ; elle étoit aussi dure à déchirer qu'un parchemin. Ma première intention étoit qu'on lui en tirât jusqu'à défaillance ; mais j'appréhendai avec raison qu'elle n'arrivât tard ; car la quantité que nous obtînmes d'abord ne fut suivie d'aucune diminution sensible dans le pouls. J'ajoutai aux mêmes remèdes l'eau de poulet légèrement nitrée, pour prendre alternativement avec le petit lait ; et j'ordonnai sur toutes choses, que, sur les dix heures, on rouvrît la saphène, c'est-à-dire, trois heures après la première, et qu'on en tirât la même quantité de sang.

A cette seconde saignée, la malade n'éprouva pas plus de foiblesse qu'à la première ; la diathèse phlogistique étoit également sensible par le *coagulum* couenneux qu'on en obtint. La tête étoit un peu plus nette ; les yeux moins rouges et moins scintillans ; la langue commençoit à s'humecter, l'érétisme à diminuer ; le pouls étoit un peu plus souple et plus flexible, mais encore plein ; la respiration un peu moins difficultueuse ; la peau moins ardente et moins sèche ; enfin il y avoit un mieux sensible ; l'éruption d'ailleurs étoit beaucoup plus abondante, surtout entre les deux seins et derrière le cou. Voilà à peu près tout ce que j'observai à ma seconde visite que je fis à midi. Voyons maintenant ce que j'observai à ma troisième et dernière visite de ce jour.

Sur les sept heures du soir, je la trouvai à peu près dans le même état : le pouls cependant un peu plus fort, et les pulsations plus accélérées ; je conseillai alors une troisième saignée pour les dix heures du soir.

Le lendemain matin à huit heures, je la trouvai dans

un état de relâchement trop considérable , et auquel je ne m'attendois point. Le pouls étoit large , mou et si flasque , que , pour peu que je comprimasse l'artère , elle s'effaçoit au point que je ne sentois plus la moindre réaction sous mes doigts. Cette femme avoit en outre une figure hébétée , qui m'en imposa de manière , que je considérai cet état d'apathie comme une suite nécessaire de celui d'atonie décidé, où l'avoit jetée ma troisième saignée par le trop grand vide qu'elle avoit opéré trop subitement, et que par cette raison je me reprochois , surtout lorsque je sus qu'elle avoit été aussi forte que les précédentes. La peau étoit couverte de sueur et de millet à base rouge : je lui fis donner sur-le-champ une cuillerée à café de vin d'Alicante ; j'aiguisai son eau de poulet d'un grain et demi de tartre stibié par pinte , et je lui fis aussitôt appliquer deux larges et épais vésicatoires à la partie supérieure et interne des cuisses.

Le soir même on s'aperçut de la manière la plus marquée, du bon effet que leur application produisit ; le pouls avoit repris à peu près son état naturel , il étoit ferme sans être dur ; il y avoit un peu de fréquence sans trop de vitesse ; les parties naturelles s'humectèrent, et la sueur devint fort abondante. La malade éprouvoit à la vérité quelques angoisses, quelques titillations ; mais elles étoient produites à dessein et par l'émétique. Les urines devinrent abondantes et bourbeuses ; le bas-ventre s'ouvrit comme de lui-même ; les évacuations lochiales se rétablirent abondamment, de manière que cette femme n'a pu réellement être évacuée que trois semaines après ; la tête redevint tout à coup lucide : en un mot , tout se rétablit si bien , que le 9 elle resta levée trois heures entières sans se trouver fatiguée.

Cette observation fait voir clairement ,

1°. Que la maladie essentielle étoit une inflammation laiteuse qui se portoit au cerveau de la manière la plus

rapide ; 2°. que les saignées brusquement faites et copieuses , étoient indispensables pour réprimer les efforts
trop violens de la nature , et pour prévenir un danger
pressant qui menaçoit le cerveau , organe si essentiel à
la vie ; 3°. que je ne parle de l'éruption miliaire que *per
transennam* , que je ne me suis pas même occupé de ce
qu'elle est devenue, si ce n'est pour me rendre compte
à moi-même de son inutilité ; 4°. que je n'ai employé le
tartre stibié que comme tonique, et non comme évacuant, en ce qu'il ne s'est manifesté aucun symptôme
qui annonçât la moindre saburre dans les premières
voies ; 5°. enfin , que les vésicatoires ont été appliqués
autant dans l'intention de réparer le mal qu'avoit occasionné ma troisième saignée , que pour rappeler aux
voies naturelles des évacuations qui en avoient été accidentellement détournées par une cause morale.

DEUXIÈME OBSERVATION.

MADAME Hureau, âgée de trente-six ans, d'une constitution flegmatique, accoucha, sur la fin d'août 1771 ,
d'une fille assez grasse ; son accouchement fut suivi d'une
heureuse délivrance ; les premières lochies ne furent
point abondantes, et les secondes le furent encore moins ;
en sorte qu'après quatorze jours de malaise, cette femme
tomba tout-à-fait malade dans la nuit du 9 au 10 septembre suivant : elle fut éveillée par des douleurs de
colique les plus aiguës, et par des vomissemens accompagnés d'efforts violens.

Je la vis le 10 au matin ; elle jetoit les hauts cris ; son
pouls étoit petit , fort lent et très serré (pouls assez naturel dans les grandes douleurs qui le ralentissent ordinairement plus qu'elles ne l'accélèrent) ; les extrémités

froides, les urines supprimées, le bas-ventre légèrement
météorisé, mais insensible ; la difficulté de respirer étoit
grande ; enfin, son corps étoit tout couvert de vésicules
crystallines blanches, qu'elle me dit avoir depuis plusieurs jours.

Le diagnostic étoit simple, le pronostic grave et la cure
difficile. Il est bon d'ajouter, surtout quant au diagnostic,
que les seins étoient flétris, que l'humeur laiteuse n'y
avoit point abordé, et qu'il n'y avoit pas même eu de
fièvre de lait, au moins d'une manière bien sensible.

Je commençai, 1°. à la faire saigner du pied sur-le-
champ ; je fis tirer une bonne poilette de sang avant de
replonger le pied dans l'eau ; ce sang forma bientôt un
coagulum dur et racorni ; l'état des forces de la malade
et celui de son pouls, quoique petit, me permirent de
lui faire faire une saignée copieuse. 2°. J'ordonnai pour
boisson de l'eau de poulet altérée de suc dépuré de cerfeuil et de pariétaire, de chaque deux cuillerées par
pinte, et le petit lait édulcoré de sirop violat, pris par
demi-verrées tous les quarts-d'heure, et alternativement. 3°. Je prescrivis force lavemens avec le petit lait,
la décoction de pariétaire et de graine de lin. 4°. Je lui
fis appliquer sur tout le bas-ventre une flanelle bien imprégnée de cette même décoction, la plus chaude possible, et souvent renouvelée. Le soir, je fis réitérer la
saignée de la saphène, trouvant toujours le pouls très
serré, et même un peu plus fréquent ; les vomissemens
étoient considérables, et les efforts violens ; les déjections par haut et par bas étoient abondantes et d'une
couleur verdâtre (1) ; le sang étoit de même qualité que
le premier, et les autres accidens subsistoient avec la
même intensité.

---

(1) Les sucs de cerfeuil et de pariétaire peuvent avoir contribué pour beaucoup à donner cette teinte aux matières ; aussi
n'en ai-je tiré nulle conséquence pratique.

Je déterminai alors la malade à se mettre dans les bains au milieu de la nuit même, et je forçai de plus en plus en boissons délayantes, auxquelles j'ajoutai la limonade de *facio*, pour étancher la soif qui étoit des plus pressantes. La malade s'aperçut d'un peu de mieux, elle éprouva d'une manière sensible du calme, une demi-heure après avoir été dans l'eau, où je la fis rester encore trois heures consécutives, après lesquelles elle fut remise dans son lit. Le pouls se développa, la chaleur se ranima, toute la peau devint moite, le couloir des urines s'ouvrit peu à peu ; les vomissemens cessèrent ; le relâchement succéda à l'érétisme ; la malade commença enfin à respirer et à dormir ; son sommeil fut bon et tranquille.

Le lendemain matin, je profitai du calme pour lui faire passer deux grains de tartre stibié, qui l'évacuèrent considérablement : les accidens allèrent toujours en diminuant, à l'exception des régions lombaires qui étoient restées sensibles et douloureuses, jusqu'à ce que les évacuations lochiales furent parfaitement rétablies. Je continuai l'usage des bains et des boissons délayantes pendant dix jours : je terminai les bains par un simple minoratif, et le tout se rétablit ensuite dans l'ordre naturel.

Par cette observation il est évident,

1°. Que je ne fais aucune attention aux exanthèmes des femmes en couche ; 2°. que ma pratique est contraire à celle d'une infinité de praticiens célèbres, qui redoutent les saignées dans l'éruption miliaire des femmes en couche ; 3°. que ce moyen seroit en effet des plus funestes, si ces éruptions n'étoient pas purement symptomatiques ; 4°. qu'en général, je fais abstraction des suites de couches, des éruptions miliaires, et que je ne m'occupe que de la maladie essentielle ; 5°. qu'ici la maladie essentielle est une colique néphrétique pour laquelle j'ai employé la méthode convenable, sans avoir eu égard aux autres circonstances ; 6°. enfin, que les bains, qui ont fait crier contre moi des personnes même de l'art, qui considéroient cela comme une innovation dangereuse en médecine (mettre , disoit-on, dans les bains une femme en couche!), ont fait miracle en relâchant souverainement. Les médecins d'*Amiens* pensent bien différemment que ceux de Montargis sur l'avantage que les femmes en couche sont dans le cas d'obtenir de l'usage des bains (1).

TROISIÈME OBSERVATION.

MADAME Canhavas , âgée d'environ vingt-six ans , d'une constitution foible et délicate , menant une vie très sédentaire , n'ayant en général jamais d'appétit , se permettant en conséquence toutes sortes de mauvais alimens, et n'observant aucune espèce de régime quelconque , devint grosse de son premier enfant les derniers jours d'octobre, ou les premiers de novembre 1774. Le commencement de sa grossesse fut annoncé par des nausées , des vomissemens , une perte d'appétit totale , des goûts bizarres et singuliers , surtout pour les acides ; le défaut de sommeil , des oppressions , beaucoup de sécheresse et de chaleur à la peau, surtout à celle de la paume des mains , et la maigreur s'en sont suivis : accidens qui augmentoient à mesure qu'elle avançoit dans sa grossesse , et qui sembloient se succéder à l'envi, au point que cette jeune dame , à qui la nature avoit prodigué des charmes , n'étoit plus reconnoissable : tous ses traits étoient effacés ; son visage étoit hâve et tiré , ses yeux enfoncés ; bref, elle a eu peut-être plus de six

---

(1) Marteau , Traité des Bains, pag. 136.

mois la fièvre ; enfin, le 5 août 1775, elle accoucha assez heureusement d'un garçon fort et bien portant. Le travail que l'on redoutoit à raison de son peu de force, fut heureux, et se termina en assez peu de temps.

Les premières lochies furent assez abondantes et conformes à l'ordre de la nature ; mais il n'en fut pas de même des secondes qui parurent peu, et qui ne vinrent, si je peux m'exprimer ainsi, qu'en traînant. Cette jeune dame nourrissoit, ou, pour mieux dire, vouloit nourrir ; mais la fièvre qui avoit lieu long-tems avant l'accouchement, reprit avec plus d'intensité ; la peau étoit toujours sèche, celle des mains surtout étoit brûlante à un degré à ne pouvoir la toucher ; le *colostrum* ne parut qu'en très petite quantité ; enfin, malgré tous les accidens qui alloient toujours en croissant, elle ne voulut écouter aucun conseil ; elle continua son régime ordinaire, qui étoit de n'en point suivre ; elle avoit alors des étrangers chez elle ; en conséquence elle se levoit tous les jours de bonne heure, se couchoit tard ; elle se gênoit et se contraignoit au point qu'elle se mettoit à table comme les autres, non pour y manger, puisqu'elle n'avoit nulle sorte d'appétit, mais seulement pour en faire les honneurs.

Le 15 au soir, c'est-à-dire, dix jours après son accouchement, elle descendit de son appartement sur une petite terrasse, située sur le bord de l'eau, à l'est, où elle s'assit très peu de tems à la vérité, mais assez pour en éprouver dans la nuit même les suites les plus fâcheuses. Les douleurs qu'elle éprouvoit depuis long-tems augmentèrent considérablement ; elle eut des agitations qui l'empêchèrent de prendre le moindre repos ; la fièvre et la chaleur augmentèrent aussi, et supprimèrent le peu d'évacuation qui avoit encore lieu, quoiqu'en petite quantité.

Le lendemain matin, 16, je fus appelé ; mais comme

j'étois à la campagne, d'où je ne revins que tard, je ne
la vis que sur les dix heures du soir, et je la trouvai
dans la situation la plus désastreuse : son pouls étoit
petit, dur, fréquent, concentré et comme étranglé ; la
peau étoit ardente, quoique humectée par une moiteur
assez considérable, et couverte de vésicules cristallines
rouges ; la tête penchée sur les épaules, ne pouvant plus la
supporter ; les yeux ternes et éteints ; la langue plus sèche
qu'humide ; les seins vides, la poitrine surchargée ; la respiration des plus laborieuses ; le bas-ventre mollet ; un
délire sourd ; parlant avec la plus grande peine, et le plus
souvent répondant sans suite ; ses bras hors du lit, jetés
çà et là, et presque toujours occupée à éplucher sa cou-
verture, etc. Après l'examen le plus réfléchi, je jugeai
son état des plus graves ; je tirai aussitôt mon pronostic,
et j'annonçai le danger par la nature des accidens, que
j'estimai être le produit des humeurs laiteuse et puriforme
qui étoient déplacées, et qui menaçoient de se déposer
dans les deux cavités les plus importantes, à raison des
fonctions qui sembloient en être grièvement affectées.

Je me déterminai sur-le-champ, malgré la petitesse
du pouls, qui étoit en outre fort enfoncé, à faire ouvrir
aussitôt la saphène, et j'eus la douce satisfaction de sentir
sous mes doigts le développement graduel, mais très
marqué de l'artère que je ne quittois pas d'une seconde
pendant la sortie du sang, dont je fis tirer une plus
grande quantité que je ne le comptois d'abord, eu
égard à son extrême foiblesse. Les forces vitales me
parurent moins opprimées ; le pouls se développa très
sensiblement ; la malade ouvrit les yeux et fixa la lumière,
ce qu'elle n'avoit pu faire jusqu'alors ; en un mot, le
mieux, quoique subit, étoit marqué.

Pendant l'opération de la saignée, j'avois fait préparer
trois grains de tartre stibié dans six verres d'infusion de
fleurs de camomille, dont elle ne prit que la moitié, ce

qui a suffi. Je fus occupé, la majeure partie de la nuit, à en suivre l'effet, qui fut des plus considérables ; elle rendit, par haut et par bas, une quantité prodigieuse d'une bile érugineuse et noire, dont les principes exaltés étoient d'une fétidité insupportable (1).

Le 17 au matin, le pouls étoit moins fréquent et plus mollet ; les pulsations étoient pleines et grandes, la peau couverte d'une transpiration abondante, la tête plus nette, la respiration plus libre ; mais la malade étoit excédée de fatigues ; elle se plaignoit de douleurs dans tous les membres ; ses seins étoient entièrement vides et flétris. Je lui fis servir deux remèdes à l'eau simple, qui lui procurèrent des évacuations abondantes de toutes sortes de matières fétides et corrompues ; je lui fis donner, immédiatement après les remèdes rendus, un bouillon gras, et aussitôt le sommeil s'empara d'elle depuis neuf heures du matin jusqu'à quatre du soir, qu'elle s'éveilla avec la tête entièrement saine. Je trouvai la sueur encore plus abondante, et l'éruption miliaire plus complète. Les évacuations reprenoient leur cours ordinaire par les voies naturelles, et même plus abon— damment qu'elles n'avoient encore fait. Le lait ne se porta plus aux mamelles, malgré tous les moyens que l'on mit en usage pour l'y appeler.

Le 18 au matin je trouvai le pouls presque dans l'état naturel, la langue belle et humide, la respiration par- faitement libre, les urines laiteuses et déposant un sédi- ment blanc ; tous les symptômes enfin étoient mitigés au point que je me décidai à l'évacuer avec pulpe de casse, trois onces ; tamarin, une once et demie ; manne, deux

---

(1) *Scilicet tunc onere humorum levato, corporis vis agilior sit, promptiorque ad residui morbi depulsionem, quæ posterioribus diebus, cùm venæ sectio inutilis est futura, laboriosa est.*
LOMMIUS, *de Febr.* pag. 19.

onces ; sel de glauber, trois gros ; le tout en deux verres de petit lait, qui produisirent tout l'effet désiré. La malade recouvra, en très peu de tems, sa santé depuis si long-tems altérée ; le sommeil, l'appétit revinrent, ainsi que la fraîcheur de la peau et son embonpoint ; tout ce qu'elle perdit par cette maladie fut son lait, qui d'ailleurs n'avoit jamais abondé convenablement aux seins ; elle en éprouva le chagrin le plus vif, parce qu'en mère respectable et pénétrée de ses devoirs, elle eût desiré bien ardemment en remplir les fonctions.

Voilà des faits que j'abandonne au lecteur, pour en tirer telles conséquences pratiques qu'il estimera les plus convenables. La suppression des lochies et de l'humeur laiteuse, la déviation et le transport de ces mêmes humeurs au cerveau et sur la poitrine, dont elles opprimoient les fonctions, sont trop notoires pour que j'y insiste davantage. La miliaire s'est dissipée comme elle a paru, c'est-à-dire, sans trouble, et sans attention quelconque de ma part. Tout ce qui en a résulté, ce sont des démangeaisons insupportables, dont la malade s'est plainte pendant quelques jours ; et qu'elle a fait, comme on dit, peau neuve de la tête aux pieds. J'oubliois de dire que les boissons de la malade étoient de l'eau de chiendent, à laquelle j'ajoutois une once et demie de sirop de limon par pinte, et de l'eau de veau aiguisée d'un grain de tartre stibié pour même quantité de liqueur.

Il est bon de noter que cette dame est accouchée, il y a environ dix mois (j'écris en septembre 1778), d'une fille qu'elle nourrit ; que la grossesse a été bonne, son accouchement facile et prompt, et que les suites ont été des plus heureuses et de très peu de durée ; elle n'a eu ni fièvre de lait, ni récidive d'éruption miliaire qu'elle avoit eues fort abondamment dans sa première couche, et que, par cette raison, elle redoutoit fort. En un mot, l'allaitement est également favorable à la mère et a l'en-

fant , car ils jouissent l'un et l'autre d'une très bonne
santé.

QUATRIÈME OBSERVATION.

LE 27 octobre 1776, je fus appelé à deux lieues d'ici
pour voir la femme d'un cordonnier nommé Massard,
qui étoit accouchée depuis six jours ; je la trouvai dans
l'état suivant : son pouls étoit plein, dur, fréquent et
inégal ; sa langue étoit âpre et sèche ; la peau moite et
couverte de miliaire blanche ; la poitrine un peu oppressée ;
le bas-ventre extrêmement tendu et fort sensible ; les
urines rares et rouges ; les évacuations lochiales avoient
été peu abondantes, surtout les dernières, qui n'existoient
même plus pour le moment. La malade avoit la tête
nette ; la poitrine n'étoit pas également libre ; les évacuations alvines n'avoient lieu qu'à force de lavemens,
encore en très petite quantité ; la soif étoit grande ; la
malade éprouvoit des horripilations, même des exacerbations très fréquentes, surtout depuis la fièvre de lait ;
l'humeur laiteuse s'étoit portée en très petite quantité
aux mamelles.

Le diagnostic ne fut pas difficile à établir ; le pronostic
étoit incertain : c'étoit l'humeur laiteuse qui cherchoit à
se déposer par tous les couloirs que la nature sembloit
vouloir lui disposer. Ceux de la peau, sans doute plus
relâchés par une transpiration abondante, s'y prêtoient
davantage, mais ne constituoient pas pour cela une
miliaire essentielle. Je considérai le mal comme local ;
c'étoit une inflammation qui affectoit essentiellement
l'utérus, et qui en suspendoit les excrétions.

La méthode curative étoit indiquée de reste par la
nature des symptômes ; celle qui me parut convenir le
mieux, étoit l'anti-phlogistique et la délayante ; en

conséquence, je prescrivis d'abord une saignée du bras, le petit lait naturel pour boisson et en lavemens. J'eus beaucoup de contradictions et de difficultés à éprouver; une saignée du bras, me disoit-on, pour une femme en couche ! Enfin, après beaucoup de colloques de part et d'autres, et à force de raisonnemens, je vins à bout de convaincre des personnes très honnêtes et fort respectables, qui s'intéressoient vivement à la situation de cette jeune femme. Je lui fis tirer, en ma présence, trois bonnes poilettes de sang, qui, en très peu de tems, présenta un *coagulum* sec et couenneux : deux heures après, je fis répéter la saignée ; on tira la même quantité de sang. En partant, j'eus soin de recommander que, si les accidens ne diminuoient pas le soir, on en fît une troisième, qui heureusement devint inutile. Une heure après la seconde saignée, il se fit une détente considérable ; le bas-ventre se lâcha ; la malade fit une selle copieuse ; les parties naturelles commencèrent à s'humecter ; il parut d'abord quelque chose en rouge, puis en blanc ; l'humeur laiteuse coula en abondance la nuit suivante, et la malade dormit environ cinq heures consécutives ; ce qu'elle n'avoit pas encore fait depuis son accouchement.

Le lendemain seulement on continua l'usage du petit lait en boisson et en lavemens, qui fit beaucoup de bien, en ce qu'il diminua la chaleur des entrailles, fit couler la bile et relâcha complètement le bas-ventre, qui, en vingt-quatre heures, revint à son état naturel : le régime, quelques lavemens terminèrent la guérison.

Je retournai voir la malade quatre jours après ; j'eus la satisfaction de la trouver se promenant dans sa chambre. Elle fut évacuée long-tems après, parce que les lochies, coulant abondamment, en avoient empêché, et que d'ailleurs elles suppléoient à tout.

Cette observation démontre évidemment, 1°. que cette éruption symptomatique étoit le produit de l'humeur

laiteuse qui s'étoit échappée par les pores de la peau ;
2°. qu'un médecin qui se seroit occupé de ce symptôme
en négligeant la vraie maladie, l'inflammation de l'utérus
auroit infailliblement tué la malade ; 3°. que la saignée
du pied, au lieu de celle du bras, eût été meurtrière, en
ce que, loin de diminuer l'obstacle, elle l'eût au contraire augmenté, en dérivant une plus grande quantité
de sang ; 4°. enfin, que la méthode échauffante en pareil
cas, dans l'intention de provoquer les évacuations lochiales, et de pousser à la peau, eût bientôt produit la
gangrène à l'utérus, et de là, la mort.

CINQUIÈME OBSERVATION.

. Une jeune femme de cette ville (madame Brunet
Piget), âgée de vingt-trois ans, d'une très bonne constitution, accoucha de son second enfant le 1er janvier
1777 : son accouchement fut heureux ; mais les suites
furent bien différentes. Les premières évacuations se pas-
sèrent assez dans l'ordre, mais les secondes parurent à
peine ; la fièvre de lait fut orageuse : la jeune accouchée
passa la nuit du 3 au 4 dans des insomnies, dans des agitations cruelles, et qui alloient jusqu'au délire. Le lendemain matin 4, la malade étoit un peu mieux en apparence ; mais le soir les accidens reparurent avec vigueur,
et décidèrent les parens à m'envoyer chercher.

Le 4 au soir, sur les neuf heures, je trouvai, à ma
première visite, la jeune malade se plaignant de douleurs
de tête lancinantes et des plus aiguës ; ayant les yeux fort
animés et scintillans ; riant à tous propos, la langue sèche
et noire ; éprouvant une soif inextinguible ; la poitrine
fort étouffée et la respiration extrêmement gênée ; les
seins à sec et flétris, rien ne passant par bas ; le ventre

mollet, la peau un peu moite et couverte de vésicules miliaires blanches semées çà et là ; le pouls fort plein, intermittent et avec beaucoup de fréquence. La malade manifestoit de tems en tems quelques aberrations.

Le diagnostic étoit clair, le pronostic fort grave, et le plan curatif étoit tracé par l'appareil des symptômes et la nature des organes affectés. Cette malade étoit menacée, à ne pas s'y méprendre, d'une apoplexie et d'une péripneumonie laiteuses.

Sans avoir égard à l'éruption miliaire, je conseillai, 1°. la saignée du pied plus ou moins répétée, suivant l'état du pouls et les forces de la malade ; 2°. le tartre stibié au premier moment de relâche, pour secouer l'humeur laiteuse, et en débarrasser les différens couloirs où elle sembloit s'être fixée ; 3°. des lavemens émolliens et laxatifs ; 4°. une flanelle trempée dans du lait chaud, appliquée, tant sur les parties naturelles que sur toute la région du bas-ventre ; 5°. enfin, pour boisson, une eau de poulet légèrement émulsionnée et nitrée.... Au mot de saignée du pied, je crus que le mari de l'accouchée, la sage-femme, la garde, etc. alloient m'arracher les yeux ; non seulement on ne vouloit plus m'entendre, mais je fus même obligé de prendre congé de la compagnie, à moins, me disoit-on fort honnêtement, que je ne voulusse ordonner d'autres remèdes, comme si le blanc et le noir étoient indifférens en médecine. C'est ici le cas de dire avec Baglivi : *Qui decipi vult, decipiatur ;* en effet, ils l'ont été. Je m'en allai en leur annonçant que la jeune malade seroit victime de leur ignorance et de leur entêtement.

Les choses allèrent ensuite de mal en pis. Le lendemain on appela un de mes confrères, qui, plus complaisant que moi, souscrivit aux avis du petit comité ; il ordonna des remèdes, pour, dit-on, pousser le millet à la peau, et l'application des vésicatoires qui ne furent pas suivis d'un heureux succès ; la fièvre, la chaleur, la

10

soif et le millet même (1) ont augmenté au point que la malade, trois jours après ma visite, a succombé, ainsi que je l'avois annoncé.

Cette observation prouve deux choses : savoir, que le traitement incendiaire a été et devoit être mortel (2) ;

---

(1) Je considère l'éruption miliaire chez les femmes en couche telle que je la considère dans toutes les fièvres *mali moris*, c'est-à-dire, que je n'y vois qu'un symptôme nullement fait pour fixer l'attention dans l'application des moyens curatifs. Rien de si commun cependant que de rencontrer des médecins qui font de ce symptôme leur objet capital, et qui, en se conduisant d'après cette manière de voir, précipitent leurs malades au tombeau. Ils croient avoir tout dit lorsqu'ils allèguent que telle femme en couche est morte couverte de pourpre et de millet, et que tel homme a succombé à sa maladie également couvert de ces sortes d'éruptions, et même tout gangréné. Je le crois bien, cela ne peut et ne doit jamais arriver autrement. Toutes les fois qu'on traitera un symptôme pour une maladie essentielle, symptôme qui, comme le produit de la fermentation et de l'orgasme des liqueurs, demandant à être refréné et réprimé, est au contraire combattu par les diaphorétiques, les cordiaux dont le propre est de précipiter la dissolution putride déjà commencée, ou de porter la gangrène dans les différens viscères, où une disposition phlogistique l'avoit appelée dès le commencement de la maladie. Le millet, le pourpre, la gangrène même seront inévitables et une suite nécessaire d'une pareille conduite, qui est de faire ce qu'on appelle *currenti calcar addere*. En effet, que diroit-on d'un homme qui, à grands coups d'éperons, voudroit se rendre maître d'un coursier fougueux, et l'arrêter dans sa course ?

(2) Les sages-femmes sont ici en possession, de temps immémorial, d'être ignorantes et de se mêler, à l'exclusion des médecins, du traitement des maladies des femmes en couche. La sage-femme qui a accouché la femme qui fait le sujet de cette observation-ci, l'avoit déjà traitée, avant ma première et dernière visite, avec le vin, le sucre, la canelle, l'armoise, etc., ainsi qu'elles le pratiquent ordinairement ; méthode meurtrière et commune à toutes ces médicastres femelles, et à une infinité d'autres de même espèce, qui souvent sont des fléaux plus destructeurs que la peste.

que le seul convenable et le seul indiqué étoit l'anti-phlogistique et le rafraîchissant, qui eût sûrement été suivi
d'un succès aussi heureux et aussi favorable à l'égard de
celle-ci, qu'il l'avoit été envers la jeune dame qui fait le
sujet de ma troisième observation. Il y avoit même plus
d'avantage pour celle-ci que pour l'autre, en ce qu'elle
n'étoit accouchée que depuis trois jours ; qu'elle étoit
forte et d'une complexion beaucoup plus vigoureuse ; et
que la jeune dame, outre cela, avoit été malade depuis
six mois, et étoit accouchée depuis quinze jours.

Les vésicatoires sont-ils d'un effet aussi avantageux
qu'on l'imagine communément? Non, sans doute ; c'est
ce qu'il faut examiner ici de nouveau, et en peu de mots.
Les vésicatoires sont généralement désapprouvés par les
praticiens, dans les suites de couche, surtout dans celles
où l'inflammation prédomine. Mannigham dit positivement que les vésicatoires sont toujours dangereux et
causent souvent la mort, lorsqu'on les applique les premiers jours des maladies qui surviennent aux femmes en
couche. Baglivi (1) cite, entre autres exemples, l'histoire
d'une fièvre de femme en couche qui se termina malheureusement, et dans laquelle les vésicatoires furent employés
avec un désavantage évident pour la malade. Glass,
Grant, ainsi que plusieurs autres, en disent autant. En
effet, les vésicatoires, à moins qu'ils ne soient très indiqués par la flaccidité du pouls et l'anéantissement,
pour ainsi dire, total des forces de la nature, ont les
suites les plus fâcheuses pour les femmes en couche ; en
stimulant, en enflammant la matrice, ils produisent
promptement la gangrène et la mort. D'ailleurs, les vésicatoires appliqués dans le commencement de toutes les
maladies aiguës, fièvres putrides, bilieuses ou inflammatoires, ne font qu'agacer, augmenter la diathèse inflam-

____

(1) Baglivi Opera, pag 590.

10.

matoire, et donner beaucoup plus d'intensité à l'acrimonie de la cause morbifique. Ce que j'ai déjà dit plus haut des vésicatoires me dispense de m'étendre plus au long ; d'ailleurs, il faut consulter Baglivi (*De usu et abusu vesicantium*), pour savoir en prescrire l'usage d'une manière sûre et utile.

SIXIÈME OBSERVATION.

LE 18 mai 1778, à dix heures du soir, la femme d'un serrurier, nommé Gonsault, jeune, mais délicate, après un travail laborieux qui dura deux jours et deux nuits, et que l'on fut obligé de terminer à l'aide du forceps, mit au monde une petite fille (c'étoit son premier enfant), qui avoit beaucoup souffert au passage. Cette jeune femme éprouva si long-tems des douleurs aiguës, que la fièvre s'alluma, même avant l'accouchement fini, et que six heures après sa terminaison, il ne fut plus question d'aucunes évacuations. A l'époque de la *monte* du lait, la fièvre et tous les accidens qui suivent, augmentèrent d'intensité, au point que je fus appelé le jeudi sur les neuf heures du soir.

Je trouvai la malade jetant les cris les plus aigus, fort souffrante de la tête aux pieds, se plaignant de douleurs de tête insupportables, de maux de reins atroces et de violentes coliques. Le pouls étoit dur, fréquent et fort concentré ; les yeux mornes, la face livide et plombée ; la langue sèche et noire, les gencives également arides et noires ; l'haleine brûlante, la respiration coupée par des oppressions précordiales fort considérables ; la peau d'une chaleur et d'une sécheresse excessives ; le basventre fort élevé et très sensible ; toute la région de la matrice étoit plus volumineuse, elle occupoit beaucoup plus d'espace que dans le tems de la grossesse même ; la malade se plaignoit de douleurs universelles ; elle éprouvoit des lassitudes spontanées dans tous les membres ; enfin , elle étoit dans un état très fâcheux et dans un accablement extrême.

D'après toutes les questions qui se font en pareilles circonstances , j'appris que cette malheureuse femme avoit été violemment travaillée par la maladresse de la sage-femme ; qu'elle n'évacuoit par aucunes voies ; qu'il n'y avoit que très peu ou point d'urines , point de lochies cinq à six heures après l'accouchement ; qu'elle n'avoit point du tout été à la garde-robe ; enfin , que , pour faire venir , me dit-on , *ses sangs* (1) , on lui avoit donné force vin chaud avec beaucoup de sucre , etc.

Je prescrivis , dans le moment même , le régime contraire , les boissons anti-phlogistiques ; l'eau de veau altérée des sucs exprimés de cerfeuil et de bourrache ; le petit lait clarifié et édulcoré avec le sirop violat ; des demi-lavemens souvent répétés et préparés avec la décoction de graine de lin ; une flanelle imprégnée d'huile de camomille , appliquée chaudement sur toute la surface du bas-ventre , et renouvelée quatre fois par jour ; et surtout des saignées du bras. La première fut faite à l'instant, et on lui tira trois fortes poilettes. Tout ce que je prescrivis fut exécuté avec la plus grande exactitude , et successivement.

A minuit on réitéra la saignée par la même ouverture, et l'on tira la même quantité de sang.

Le lendemain matin de très bonne heure, c'est-à-dire, quatre heures après la seconde saignée, je la vis et la trouvai à peu près dans le même état ; elle me dit que la seconde saignée l'avoit soulagée ; mais que ce soulagement n'avoit été que momentané ; qu'elle se croyoit pire ,

---

(1) Expressions familières à ces sortes de gens.

que ses douleurs étoient beaucoup plus vives ; cependant, d'après un mûr examen, je ne découvris rien de changé ; tout me parut dans le même état. Je persistai dans le même plan de conduite que l'état du pouls et la nature des symptômes m'avoient dicté. J'oubliois de dire que le sang n'avoit point de caractère inflammatoire ; il étoit fort sec et d'un beau rouge. N'apercevant pas de diminution dans les douleurs, ni de changement dans le pouls qui ne se dilatoit point, j'ordonnai une troisième saignée jusqu'à défaillance, ce qui fut exécuté ; et je prescrivis une potion huileuse, composée de sirop de diacode et d'huile d'amandes douces, de chaque une once, dont elle prit une cuillerée toutes les heures.

Comme je ne pus ce jour-là voir la malade que sur les neuf heures du soir, ce qui faisoit un intervalle de dix-sept heures, voici le compte qu'on m'en rendit : La saignée fut moins forte que les deux précédentes, en ce qu'une syncope vint en arrêter le cours ; la foiblesse fut longue ; mais une fois revenue à elle, le pouls s'est manifesté plus développé, moins fréquent et un peu plus fort. Une demi-heure après elle rendit par parties des lavemens qu'elle n'avoit pas rendus dans la nuit, avec des matières noires et durcies ; elle rendit aussi beaucoup de vents par haut et par bas ; les douleurs furent moins vives, et ne se faisoient plus sentir que par intervalles ; enfin elle avoit pris du sommeil environ deux heures à la vérité en différentes fois.

A mon retour, sur les onze heures, je lui trouvai les yeux meilleurs, la langue un peu moins aride, la peau moins brûlante, le pouls plus développé, mais la fièvre plus forte ; les oppressions moindres, ainsi que les douleurs de tête, et se plaignant toujours de maux de reins qui la prenoient assez violemment, et comme par accès ; le bas-ventre fort météorisé et très sensible au toucher, mais point douloureux quand on n'y touchoit pas ; les

seins secs, ainsi que les parties naturelles; rien ne passoit, les urines couloient en très petite quantité, et rouges
comme du sang. J'insistai sur l'usage des boissons délayantes, des lavemens, des embrocations huileuses ;
enfin sur les mêmes moyens que ceux ci-dessus prescrits ;
excepté la potion huileuse et les saignées auxquelles j'ai
cru inutile de revenir.

Le lendemain matin, cinquième jour de la maladie,
je la vis sur les sept heures, et je la trouvai à peu près
dans le même état que la veille ; toute la différence consistoit dans la fièvre qui étoit plus forte, et dans une
transpiration qui commençoit déjà à s'établir. J'examinai
la peau de près ; elle étoit parsemée çà et là de vésicules
crystallines rouges ; les douleurs sembloient être moins
aiguës, et les paroxysmes moins fréquens, mais le météorisme du bas-ventre étoit le même.

Il est bon d'ajouter qu'une heure après ma dernière
visite de la veille, c'est-à-dire, à dix heures du soir, la
malade éprouva des horripilations assez fortes, une espèce
de froid, comme elle me dit, entre cuir et chair, et qui
ensuite fut suivi d'une forte chaleur ; horripilations qui
se firent sentir de tems en tems la nuit, et dont la
sueur qui se manifesta étoit probablement la terminaison ;
les mêmes remèdes furent continués jusqu'à huit heures
du soir que je vis la malade qui étoit, pour ainsi dire,
noyée dans la sueur, après avoir éprouvé plusieurs
exacerbations dans la journée ; l'éruption miliaire étoit
complète ; les autres symptômes mitigés, mais la fièvre
toujours forte.

Le 24, qui étoit le sixième jour de la maladie, les
accidens commencèrent à diminuer, après une nuit assez
orageuse par différens redoublemens qui s'étoient succédés ; la langue devint humide, le bas-ventre un peu
moins tendu, les urines plus abondantes, la soif et la
chaleur moins grandes ; les douleurs diminuoient sensi-

blement, sans cependant cesser , ainsi des autres symptômes ; les lavemens commençoient à charier, ce qu'ils
n'avoient pas encore fait ; la nuit, sans être excellente,
fut moins mauvaise que la précédente.

Les 25 , 26, 27 et 28 , c'est-à-dire, les sept, huit, neuf et
dix de la maladie , furent, à quelque chose près, les mêmes,
tantôt bien, tantôt mal. Le pouls alternativement fort et
plein , petit et serratil ; l'état de la maladie ne varioit et
ne différoit que du plus ou moins de fièvre , de douleurs
plus ou moins vives , plus ou moins fréquentes ; ainsi
des autres accessoires. Quant à l'humeur laiteuse , elle ne
couloit par aucunes voies , ni par les seins , ni par la
vulve ; les urines devenoient cependant moins rares.

Le 29 , et le onze de la maladie , les douleurs étoient
fort mitigées , la langue moins noire , quoique fort sale ,
mais très humide ; la soif et la chaleur fort diminuées ;
la fièvre moins forte , les redoublemens moins fréquens,
ainsi des autres symptômes ; l'éruption toujours la même.

Les 30 et 31 , douze et treize de la maladie , la fièvre
étoit, de tous les symptômes , celui qui se soutenoit avec le
plus d'opiniâtreté ; il y avoit encore jusques à trois et
quatre redoublemens en vingt-quatre heures. Tous les
autres symptômes , surtout dans la rémission de la fièvre ,
allèrent toujours en diminuant ; les lavemens et les boissons produisirent leur effet.

Le 1er juin, et le quatorzième jour de la maladie , la
malade éprouva une révolution critique qui lui fut avantageuse , en ce qu'elle me détermina à l'évacuer, ce que
je n'avois pu encore entreprendre jusqu'alors. Sur les
trois heures après midi , elle vomit beaucoup de bile et
un ver strongle vivant. Les lavemens charioient des
matières putrides ; les urines déposoient un sédiment
blanc et fort épais ; la langue, de noire qu'elle avoit été,
devint blanche et fort humide , et le bas-ventre se dé-
tendit complètement.

Le 15 au matin, trouvant un moment de relâche, je le saisis pour évacuer la malade avec l'émétique, qui lui procura des évacuations excessives de matières putrides, et d'une fétidité insupportable tant par haut que par bas. Je profitai de cette disposition de la part des humeurs pour être évacuées, et dans la même matinée, je lui fis passer deux onces de manne et un gros de sel de glauber dans un verre d'eau de veau, ce qui l'évacua encore beaucoup jusqu'au soir. Sur les dix heures, je lui fis donner, pour consoler son estomac, un demi-gros de thériaque délayée dans trois cuillerées d'eau et une de vin. La nuit ne fut pas mauvaise.

Les 16 et 17 furent deux journées assez bonnes, ainsi que les nuits, la fièvre subsistant toujours.

Le 18 je l'évacuai de nouveau avec un minoratif, composé de manne, casse, sel de glauber en deux verres de petit lait ; le deuxième aiguisé d'un grain de tartre stibié qui produisit le meilleur effet, et qui diminua sensiblement l'éruption miliaire.

Le 19, 20 et 21 il n'y eut rien de notable, sinon qu'il n'y avoit plus qu'un redoublement sur les cinq heures du soir.

Le 22, je l'évacuai de nouveau avec follecules et sel de duobus, de chaque un gros et demi ; manne, une once ; sirop de noirprun, une demi-once ; le tout en une seule dose. Les selles furent abondantes, elles entraînèrent surtout beaucoup d'humeur laiteuse. L'éruption alloit en diminuant, à raison des évacuations qui diminuoient le volume de l'humeur.

Cette maladie a encore duré dix-huit à vingt jours ; la malade éprouvoit des alternatives de bien et de mal ; lorsqu'elle sembloit être guérie, elle retomboit dans de nouveaux accidens, qui le plus souvent dépendoient des fautes commises contre le régime. Au surplus, je ne la suivis plus depuis cette dernière médecine ; je conseillai

tout simplement qu'elle fît usage de pédiluves, de lavemens, et pour boisson d'une tisane faite avec la racine
de canne de Provence et le sel de duobus ; qu'elle fût
purgée légèrement tous les cinq à six jours, pendant
encore quelque tems, ce qui fut en partie exécuté ; en
un mot, il lui a fallu quarante jours pour guérir radi-
calement. Il est bon de noter que le lait n'a jamais monté
aux mamelles ni descendu à la vulve ; qu'il s'est échappé
par tous les autres émonctoires, par ceux de la peau,
par la voie des urines, ainsi que par celle des selles.

Cette observation prouve que tout le mal étoit à la
matrice ; que cet organe avoit beaucoup souffert par la
distension de la grossesse, mais encore beaucoup plus
par les fausses manœuvres de la sage-femme ; que le
millet a disparu et cédé à l'usage des purgatifs ; que la
maladie essentielle étoit une inflammation de l'utérus,
qui s'est trouvée ensuite compliquée de putridité par la
suppression et le refoulement des lochies et de l'humeur
laiteuse ; enfin, qu'il eût été bien malheureux pour cette
femme, que j'eusse pris le change, en m'occupant essentiellement de son éruption miliaire.

SEPTIÈME OBSERVATION.

MADAME de Brunet-Lacoupe, américaine, âgée de
dix-neuf ans, d'une belle et grande stature, mais ayant
le genre nerveux doué d'une sensibilité et d'une vibratilité
peu communes, arrivée du Cap-Français en France,
après une traversée assez orageuse, dans le courant du mois
d'octobre 1777, devint grosse, les premiers jours de
novembre, de son second enfant. Les premiers tems de
sa grossesse furent marqués par des chagrins domestiques
des plus vifs ; il fallut se séparer, à cette époque, d'un
mari tendrement aimé, qui fut obligé de s'en retourner

en Amérique peu de tems après son arrivée en France.
Cette séparation lui coûta sans doute beaucoup, et ne
contribua pas peu à influer sur la santé de la mère et de
l'enfant.

Dans le milieu de sa grossesse, c'est-à-dire, les quatrième, cinquième et sixième mois, elle fit plusieurs
chutes, entr'autres une sur le ventre dans un escalier ;
et en outre, dans ce même tems, elle fit en poste quelques voyages de long cours. Elle eut la fièvre, d'abord
intermittente sur la fin de son septième mois, ensuite
continue jusqu'après son accouchement ; en sorte que sa
grossesse fut marquée par trois époques désastreuses, la
séparation d'un mari, des chutes et des voyages fatiguans,
enfin deux mois de fièvre pour terminer. Ajoutons que
cette jeune dame étoit d'une indocilité presque sans
exemple ; sourde à la voix de tous ceux qui étoient à
portée de lui donner quelques conseils salutaires relativement à sa situation, elle ne voulut en écouter aucuns.
Les fruits de toute espèce, la crême, le lait, le café, les
melons, la pâtisserie et autres mauvais alimens de cette
nature, faisoient toute sa nourriture, et cela tout le
tems de la fièvre, et sans que personne ait jamais pu
rien gagner sur son esprit pour lui faire changer de
régime.

Cette dame accoucha, le 9 juillet 1778, d'un garçon
petit, très fluet, fort maigre, ayant la peau couleur de
safran. Son travail fut aussi heureux que prompt ; les
suites allèrent assez le train ordinaire ; la *monte* du lait
se fit à son époque, sans une augmentation de fièvre
bien considérable ; tout se passa enfin dans l'ordre.
Comme son imagination étoit un peu exaltée, et qu'en
accouchant elle avoit annoncé qu'elle craignoit de mourir,
surtout de ses suites de couche, je profitai de ce moyen
pour obtenir tout ce que j'estimois nécessaire pour son
salut. Je la tins à la diète la plus rigoureuse, jusqu'à

l'époque de la fièvre de lait terminée. Je lui donnois pour toute boisson de l'eau d'orge édulcorée avec le sirop de guimauve, un bouillon gras seulement toutes les cinq à six heures, et je lui faisois servir trois lavemens par jour. La fièvre, sans être violente, étoit assez forte; la bouche amère, la langue fort chargée et humide, et un dégoût décidé pour toute espèce d'alimens. Aussi, si d'un côté sa crainte m'a servi pour sa docilité du moment, de l'autre, la perte d'appétit n'a pas peu contribué à me seconder dans mon plan de conduite. Malgré tous ces petits accidens, qui étoient des symptômes non équivoques d'une saburre considérable dans les premières voies, les lochies avoient toujours paru en assez grande quantité et de bonne qualité, jusqu'au huit de ses couches qu'elle demanda à toutes forces à voir son enfant, sur la santé duquel nous ne fondions pas de grandes espérances. On le lui présenta enfin, et, comme cet enfant resta quelque tems auprès d'elle sur son lit, où il éprouva des convulsions violentes, la mère en fut si vivement touchée, qu'à l'instant tout fut supprimé, sans qu'elle m'en dît le moindre mot. Le soir même, la fièvre augmenta; le mal de tête, la soif, la chaleur s'annoncèrent, et elle passa une assez mauvaise nuit.

Le lendemain matin je lui trouvai en effet beaucoup plus de force et de vîtesse dans le pouls, plus de fièvre enfin; mais le pouls fort bon et très régulier, la soif augmentée, ainsi que la chaleur à la peau, la langue plus sale et moins humide, etc. Je la tranquillisai sur son état, et je lui conseillai, pour l'améliorer, de ne prendre pour toute nourriture que de l'eau de veau très légère et quelques lavemens : elle en reçut six dans cette journée.

Le 10 au matin, je trouvai de la diminution dans la fièvre, dans la chaleur, et par conséquent dans la soif; la bouche étoit très mauvaise, la langue fort sale; le pouls bon , la peau couverte de sueur et d'éruption miliaire blanche. Je profitai de cette bonace pour l'évacuer sur-le-champ avec trois grains de tartre stibié en quatre verres ; deux suffirent pour procurer des évacuations excessives de matières glaireuses , bilieuses et des plus corrompues.

Le 11 , je la purgeai avec follecules et sel végétal , de chaque un gros ; manne, une once et demie ; sirop de roses pâles , demi-once ; le tout en une seule dose , et qui l'évacua considérablement.

Le 12 , elle étoit infiniment mieux , il ne lui restoit plus que de la foiblesse , et un léger mouvement fébrile qui fut bientôt enlevé par un régime exact , et par une médecine qu'elle prit le 14 suivant.

Je la remis ensuite à une nourriture plus solide , et par degré à sa manière de vivre ordinaire , en lui défendant toutefois l'usage des alimens qui pouvoient lui être nuisibles. La miliaire lui laissa , pendant quelques jours , des démangeaisons fort incommodes ; elle tomba en écailles , surtout le peu qui étoit resté , parce que la majeure partie s'étoit dissipée avec les purgatifs auxquels elle avoit été forcée de revenir encore deux fois depuis l'époque du 14. Il est bon de considérer que les lochies une fois supprimées, ne se sont plus rétablies.

Je m'aperçus bientôt , au train que les choses avoient pris dès le commencement de cette maladie , que l'éruption miliaire auroit lieu , malgré toutes les précautions que j'employois pour l'éviter ; j'avois soin de la faire boire froid , de tenir la porte et les fenêtres de son appartement ouvertes ; la chaleur de la saison y invitoit en outre ; mais , en mon absence , elle avoit la plus grande attention de les faire fermer , et de se tenir les bras clos dans son lit. Sur ce que je lui représentai que mon intention étoit d'éviter une éruption miliaire , qui cependant n'avoit rien de dangereux , elle me répondit que, dans sa première couche en Amérique, elle l'avoit eue, et que l'on n'y avoit fait aucune attention. Je n'insistai pas plus long-tems à la contrarier sur cet article, avec d'autant plus de raison que, considérant cette éruption comme nulle, cela ne m'a point empêché de l'évacuer le premier jour même qu'elle s'est manifestée en plein.

HUITIÈME OBSERVATION.

Cinq semaines après l'accouchement de cette dame, sa femme de chambre accoucha aussi de son second enfant. Son travail fut commencé et terminé en moins d'une demi-heure : elle n'eut aucun accident, si ce n'est beaucoup de sensibilité dans toute la région de la matrice, parce que l'accouchement s'étoit fait trop précipitamment, que cet organe n'avoit pas eu le temps de se retirer sur lui-même, et qu'il étoit encore dans un état de distension douloureux. Des embrocations huileuses, quelques lavemens, le régime convenable, la position presque perpendiculaire que je lui fis observer dans son lit, position qui favorisa beaucoup le dégorgement de la matrice, hâtèrent sa guérison. Cette femme se leva le surlendemain de son accouchement, et pour la première fois resta trois heures levée ; elle buvoit froid, de l'eau d'orge, de l'eau rougie par très peu de vin ; elle tenoit les fenêtres et la porte de sa chambre ouvertes depuis huit heures du matin jusqu'à sept du soir ; elle se leva ensuite tous les jours ; elle n'éprouva point de fièvre à l'époque de la monte du lait ; elle n'eut point d'éruption miliaire ; en un mot, au bout de huit jours, elle se promena dans les cours et dans le jardin du château.

Je me crois dispensé de tirer de nouvelles conséquences pratiques de ces deux observations. Il n'y a point de lecteur qui ne soit frappé de leur parfaite ressemblance avec les autres ; elles ne disent rien de plus que les précédentes ; elles viennent simplement les fortifier ; et à l'appui de tout ce que j'ai avancé sur le vrai caractère des fièvres des femmes en couche , connues sous le nom de *fièvres miliaires*.

J'ai cru ne devoir employer le raisonnement qu'autant qu'il m'a paru nécessaire pour exposer les motifs qui ont déterminé ma manière de voir sur cette maladie, et pour prouver que mon jugement sur son vrai caractère m'a été dicté par l'observation , et non point par un esprit de système , qui souvent est plus funeste aux malades que toutes les maladies mêmes.

J'aurois pu sans doute cumuler preuves sur preuves , en présentant de nouvelles observations toutes différentes par leur complication ; mais leur multiplicité m'a paru inutile. J'aurois pu même faire l'histoire de plusieurs maladies de femmes en couche , accompagnées d'éruption miliaire qui , à raison d'une infinité de circonstances , se sont présentées sous des formes diverses , et dont quelques unes ont même dégénéré en fièvres malignes, en fièvres lentes , nerveuses , etc. Alors je me serois écarté de l'objet principal que se propose la faculté de Paris , et je n'aurois nullement rempli son intention. Je crois , ce me semble , avoir prouvé de la manière la plus péremptoire , que la fièvre des femmes en couche , dite *miliaire* , est symptomatique , et qu'à ce titre elle est mal dénommée. Cette preuve une fois établie et bien administrée , je ne pouvois ni ne devois m'occuper de toutes les fièvres des femmes en couche , où cette éruption a lieu ; autrement c'eût été faire un traité *ex professo* de toutes les maladies auxquelles les nouvelles accouchées peuvent être sujettes , surtout d'après ce que j'en ai dit plus haut relativement à ce symptôme qui les accompagne.

NEUVIÈME OBSERVATION.

J'AI été appelé, le 23 juin 1768, pour la femme d'un chaudronnier nommé Champoix, accouchée depuis trois mois, et qui jouissoit, ainsi que son nourrisson, d'une parfaite santé, jusqu'à l'époque d'une catastrophe bien singulière, et dont voici l'histoire.

Ce chaudronnier étoit un ivrogne qui se prenoit de vin presque tous les jours ; enfin, le 21 juin, il en étoit rempli, et toutes les fois qu'il étoit dans un état d'ivresse, il lui arrivoit un phénomène bien singulier ; les muscles releveurs de la mâchoire inférieure tomboient en paralysie, de là luxation complète de la mâchoire inférieure. Cet accident ne lui arrivoit pas de fois que tous les petits polissons des rues ne courussent après lui, et de crier fortement : *Gare la mâchoire, elle va tomber* ; et pour peu qu'ils l'aperçussent entrer dans un cabaret, ils lui crioient à tue-tête cet avis salutaire. Mais cet avertissement fut donné ce jour-là d'une manière si bruyante, qu'il en perdit patience ; il prit une pierre qu'il lança d'une manière si forte, qu'elle atteignit un enfant dans le grand angle de l'œil, et qu'elle divisa une petite artériole qui couvrit l'œil et tout le visage de sang, dont l'effusion effraya la femme du chaudronnier à qui on le présenta dans cet état, avec des cris et des hurlemens qui la saisirent d'effroi. Dans cet instant là même, elle donnoit à téter, et aussitôt elle tomba de sa chaise sans connoissance, et avec des convulsions affreuses ; enfin, à force de secours et de soins, on lui fit recouvrer, quelque tems après, toutes ses facultés ; mais il lui prenoit à chaque instant des convulsions et des syncopes légères à la vérité, qui se répétoient souvent, et qui furent suivies de près par des horripilations, des frissons auxquels succéda une fièvre ardente, accompagnée de chaleur, de soif, de douleurs, de brisures dans les membres, et d'une douleur pongitive dans la région de la matrice.

Je la vis le lendemain matin, et je la trouvai se plaignant de douleurs de la tête aux pieds; ayant la langue sèche, les yeux hagards, le pouls plein, dur et fréquent; ayant une soif inextinguible; les seins flétris, absolument vides; toute la région hypogastrique et lombaire dans un état de douleurs insupportables; le bas-ventre tendu, arrondi, et d'une sensibilité à supporter à peine le poïds des couvertures; gonflement avec une tension très douloureuse vers la région de la matrice; les urines supprimées; point de déjections alvines; en un mot tous les symptômes de l'inflammation de l'utérus portés au plus haut degré.

M'étant fait rendre compte de la cause d'un aussi grand désordre dans toute l'économie animale, il ne me fut point difficile d'établir le diagnostic de cette maladie; la disparition du lait et son irruption sur la matrice qui eurent lieu en même tems, et d'une manière si rapide, ne purent me laisser aucun doute sur la nature de cette maladie, que je traitai aussi brusquement qu'elle avoit attaqué cette jeune femme. Je commençai d'abord par la faire saigner du bras trois fois en quatre heures; le sang étoit, à la troisième saignée comme à la première, très couenneux. 2°. Je fis tenir l'enfant presque toujours collé aux seins de la mère; j'engageois même les personnes qui prenoient soin de cette femme, à tenir l'enfant, pour ainsi dire, affamé, afin que par une succion opiniâtre et forte, il pût rappeler le lait aux mamelles. 3°. Je lui faisois prendre des bains de fauteuils préparés avec la décoction de plantes émollientes. 4°. Je lui faisois servir des demi-lavemens de la même décoction, dans laquelle on faisoit bouillir encore des têtes de pavots, et dont on faisoit aussi des topiques pour lui appliquer sur tout le bas-ventre des flanelles qui en étoient imprégnées.

5°. Enfin des boissons délayantes, telles que le petit lait édulcoré avec le sirop violat ; une eau de veau légère et altérée de plantes sédatives, telles que le pourpier, la laitue et la bette ; sitôt que je me fus aperçu du succès de tous ces moyens réunis, qui résolvoient l'engorgement inflammatoire, dès la fin du deuxième jour de ma première visite, par la diminution sensible des douleurs, par le rétablissement graduel à la vérité du lait aux seins, par la liberté des évacuations alvines, je commençai à changer le régime, que je rendis par degré analeptique et nourrissant, pour réparer les pertes occasionnées par de promptes et amples saignées. Je dois dire aussi que cette femme, âgée de vingt-sept ans, étoit fortement constituée, et qu'elle a dû son salut d'abord à sa bonne constitution, aux saignées et à la succion opiniâtre de l'enfant, et qu'elle a été du tems à recouvrer ses forces et son état naturel.

Je ne dois point terminer cette observation sans revenir à notre ivrogne, et dire qu'ayant une fois, comme on dit trivialement *cuvé son vin*, il n'y paroissoit plus le lendemain matin ; les muscles releveurs avoient repris leurs fonctions ; ils avoient rétabli les condyles de la mâchoire inférieure dans leurs articulations. C'étoit véritablement un phénomène assez singulier que l'excès du vin, chez cet homme, faisoit tomber en paralysie les muscles de la mâchoire, et qui, après quelques heures de sommeil, recouvroient leur ton naturel.

Cette observation démontre-t-elle suffisamment qu'on ne peut attribuer une maladie aussi aiguë, et dont la rapidité des progrès étoit si effrayante, et le pronostic si fâcheux, démontre-t-elle, dis-je, assez clairement, qu'on ne peut l'attribuer à une autre cause matérielle qu'au déplacement de l'humeur laiteuse, qu'à sa métastase produite par un spectacle affreux, par un saisissement subit ? Je laisse aux physio-pathologistes le soin d'expli-

quer ces sortes de métastases ; n'importe quel en soit le
mécanisme, qu'il s'opère par le système des absorbans,
ou par le moyen du tissu cellulaire, ou par toute autre
voie : les explications n'y font rien et ne peuvent empêcher que tel ou tel phénomène n'existe, et celui-ci existoit réellement ; et combien en existe-t-il d'analogues ?
Tous les raisonnemens du monde ne font rien contre un
fait, et ne peuvent le détruire. Les anti-vaccinateurs
sont-ils venus à bout de détruire notre confiance dans la
vaccine, parce qu'ils n'ont pas pu expliquer comment
le vaccin neutralise la petite-vérole ? Nous savons tous
que la bile se filtre dans le foie, l'urine dans les reins ;
mais comment se font ces fonctions? Quel est le mécanisme que la nature emploie pour les sécerner, pour les
séparer d'une manière uniforme et constante? C'est ce
que nous ignorerons encore long-tems, et ces fonctions
n'en iront pas moins leur train ordinaire, malgré notre
ignorance sur ce point.

J'ai répété dans cette dernière observation, ainsi que
dans plusieurs des précédentes, comme pour appuyer
l'indication de verser plus ou moins de sang, qu'il étoit
couenneux, que la couenne étoit dure et souvent difficile
à déchirer, tant elle étoit compacte. Je dois prévenir
cependant qu'il ne faut pas toujours diriger sa conduite
d'après l'inspection du sang ; que son examen est souvent
équivoque.

Le sang couenneux ne doit fixer l'attention du médecin
qu'autant que ce signe coïncide avec tous les autres signes
caractéristiques de l'inflammation ; autrement cette consistance dure et épaisse du sang en imposeroit au médecin,
s'il n'étoit déterminé que par elle seule pour le verser.

Comme dans les maladies aiguës des femmes en couche,
la couenne pleurétique se présente souvent comme un des
signes presque *pathognomoniques* de l'inflammation, et
qui déterminent l'effusion du sang, nous croyons devoir

rendre compte des observations que nous avons été à
portée de faire fréquemment à ce sujet, et qui nous ont
prouvé que ce prétendu signe *pathognomonique* n'étoit
rien moins que concluant pour les saignées, à moins
qu'il ne fût accompagné d'autres symptômes plus énergiques qui l'exigeassent ; car seul il ne doit rien déterminer à cet égard.

C'est uniquement par des faits que nous voulons
démontrer que, fort mal à propos l'existence d'un sang
couenneux est considérée comme signe pathognomonique
de l'inflammation, bien que nous nous servions de ce
mot comme les autres ; parce qu'au fait, en faisant tirer
du sang, il faut au moins rendre compte de la quantité
qu'on en tire, de sa couleur, de sa consistance, en un
mot de ses qualités apparentes.

Je dirai donc que j'ai eu occasion de traiter maintes
fois des maladies inflammatoires, bien caractérisées telles
par la réunion de tous les symptômes les plus tranchans,
celui-là seul excepté, *et vice versâ ;* que j'ai fait saigner
des individus qui se portoient parfaitement bien, et que
des accidens imprévus, tels que des coups violens, des
chutes m'avoient forcé à leur faire tirer du sang, qui
étoit excessivement couenneux, sans qu'auparavant l'événement ces individus éprouvassent la moindre indispo-
sition, ni aucun des signes qui pussent faire soupçonner
qu'ils dussent être affectés, je ne dirai pas seulement
d'inflammation, mais pas même de pléthore.

Je dirai aussi que j'ai fait tirer du sang à d'autres
individus, pour mêmes raisons d'accidens violens et imprévus, et qui jouissoient d'une santé florissante, d'une
belle carnation, et dont le sang étoit dissous à un degré
tel qu'il avoit à peine la légère teinte du *cruor ;* ce qui
semble offrir de grands problèmes à résoudre en physiologie, ainsi qu'en pathologie ; ce qui semble annoncer
aussi que chacun de nous a sa manière de se bien porter

et d'être malade ; et ce qui démontre en même tems, jusqu'à un certain point, qu'il ne faut pas toujours tirer des inductions de pareils indices pour traiter des malades ; que souvent ces indices, tirés de la couleur et de la consistance du sang, sont aussi trompeurs que ceux des urines.

Revenons donc à la consistance couenneuse du sang, et disons qu'il y a souvent inflammation sans que le sang soit couvert de cette croûte couenneuse, et que le sang est souvent couenneux sans qu'il existe le moindre signe d'inflammation.

En général les personnes qui se font saigner au sortir d'un hiver sec ont le sang couenneux ; en général aussi les personnes attaquées d'une forte maladie inflammatoire, ont un sang qui a une disposition plus ou moins grande à cette diathèse, et encore, peut-être, par la même raison, que les fortes inflammations arrivent ordinairement au printems, à la suite d'un hiver froid, dont la transition à un printems chaud et humide produit ordinairement ces sortes de maladies ; aussi l'inspection du sang tiré au printems et à l'automne, chez les mêmes individus, présente-t-il des phénomènes bien différens.

M. Delamure, dans ses *Recherches sur la cause des pulsations des artères*, etc., en parlant de la couenne du sang, s'exprime ainsi : « L'inspection de la couenne ne » peut fournir aucun signe de la consistance plus ou » moins épaisse du sang ; on n'en peut tirer non plus » aucun signe diagnostic ni pronostic dans les maladies » inflammatoires. L'on doit extrêmement se défier des » préceptes relatifs à la saignée, que quelques grands » hommes ont voulu déduire ; en un mot, la contem— » plation de ce phénomène est inutile à la pratique de » notre art, et il ne doit être pour les médecins qu'un » objet de théorie rationnelle et de pure curiosité. »

Quarin, dans son ouvrage : *Methodus medendarum*

inflammationum, s'élève fortement et avec raison contre l'erreur de ceux qui adoptent, comme un principe certain, qu'il faut saigner tant que le sang est couvert dans la poilette d'une croûte blanche, jaune ou épaisse; ou, pour nous conformer au langage ordinaire, tant que le sang est couenneux ; la véritable cause de cette couenne étant encore inconnue, l'indication qu'on prétend en tirer ne peut être qu'incertaine. En effet, souvent le premier sang tiré présente une surface aussi dure que du cuir ; le deuxième, le troisième et même le quatrième n'ont point cette croûte, que l'on retrouve quelquefois à une cinquième saignée. Huxam rapporte qu'après des saignées assez répétées pour avoir tiré cent onces de sang dans une paraphrénésie, la centième once étoit aussi couenneuse que la première.

Cette consistance apparente est trop fallacieuse pour qu'on ne s'en défie pas ; car il n'est pas rare de trouver cette croûte dure, ferme et blanche au premier sang que l'on tire dans les maladies, où la putridité est jointe à l'inflammation, quoique le sang qui est dessous soit verdâtre, mou comme de la gelée, ou ne formant qu'un *coagulum* noir, et se dissolvant facilement sous le doigt ou dans l'eau. Le médecin qui, sur cette fausse apparence, seroit assez indiscret pour répéter la saignée, auroit la douleur de voir les forces de son malade s'épuiser en proportion du sang qu'il perdroit ; et cet épuisement donner naissance à des accidens mortels, accidens dont malheureusement je n'ai été que trop souvent le triste témoin dans des règnes épidémiques. Il est donc du devoir du médecin qui est appelé au secours des malades frappés de maladies aiguës, de consulter d'autres règles de conduite dans l'administration des saignées.

MM. Cigna, Beccaria et Gaber ont fait des expériences fort intéressantes sur la couenne ou croûte pleurétique, et qui s'accordent parfaitement avec celles de l'illustre Pringle.

M. Gaber, particulièrement, s'est livré à ce genre de travail : il a fait et répété de nouvelles expériences, par lesquelles il a démontré que les alcalis volatils ont la propriété de dissoudre la couenne pleurétique ; propriété qui nous paroît mériter la plus grande attention des médecins observateurs, que nous invitons fort, en conséquence, de consulter le Mémoire de M. Gaber, inséré dans le deuxième volume d'un ouvrage qui a pour titre : *Miscellanea philosophico-mathematica Societatis privata taurinensis*, 1759, par une société de savans de Turin.

MM. Deyeux et Parmentier nous ont appris que le sang contenoit neuf principes ou parties essentielles.

Je terminerai ici cette digression déjà trop longue, mais qui n'est point du tout étrangère au sujet qui nous occupe, pour passer de suite au Précis historique de l'épidémie de l'hospice de la Maternité ; Précis qui est le résultat d'observations faites sur le nombre de cent quarante-huit malades auxquelles j'ai donné mes soins pendant les mois de septembre et octobre 1811. J'y ajouterai un parallèle de plusieurs épidémies de même genre, qui, depuis Hippocrate jusqu'à nos jours, sont parvenues à ma connoissance. C'est ainsi qu'on peut atteindre à un but utile à l'humanité, et que l'expérience s'acquiert ; vérité dont Hoffman étoit bien pénétré, lorsqu'il dit : *E compluribus observationibus, magnâ diligentiâ, attentione morbi historiam cum omnibus ad rem pertinentibus circumstantiis vera experientia nascitur et curâ notati, quæ integram complectuntur.*

TROISIÈME PARTIE.

PRÉCIS HISTORIQUE

D'une maladie épidémique qui a attaqué les femmes en couche de l'hospice de la Maternité, en septembre et octobre 1811.

Ne medicina quidem morbos insanabiles vincit : tamen adhibetur aliis in remedium, aliis in levamen.
SÉNEC.

L E 4 septembre, j'ai commencé ma première visite à l'hospice de la Maternité, où j'ai trouvé dix-sept femmes en couche, malades, dont deux à l'agonie, trois dans le danger le plus imminent : des deux premières, l'une est morte le 5, l'autre le 6 ; et des trois autres, deux ont succombé le 7.

Un début aussi tragique me toucha d'abord d'une manière affligeante ; il appela toute mon attention, tout mon intérêt en faveur de ces infortunées ; aussi n'ai-je épargné ni peines ni soins pour diminuer le nombre des victimes ; mais je dois convenir qu'il s'en faut bien que mes efforts aient été aussi fructueux que je l'eusse désiré. Les symptômes les plus graves se succédoient avec la rapidité de l'éclair ; ils se manifestoient souvent tous à la fois d'une manière spontanée ; et cette explosion entraînoit en très peu de tems la perte des malades. J'en ai vu deux, entr'autres, apportées le matin à la salle (à deux époques différentes), et n'y être plus le soir : la mort, de sa main glaciale, les avoit déjà frappées avant d'y être arrivées ; plus de pouls, sans connoissance, sans mouvement, les traits du visage effacés, et les extrémités froides. Pour tracer un tableau fidèle des symptômes de cette affreuse maladie, il faudroit pouvoir les dessiner tous à la fois, d'un seul trait de plume, tant leur apparition étoit simultanée et prompte.

L'invasion de cette cruelle maladie n'étoit précédée d'aucun signe précurseur : elle s'annonçoit brusquement, d'abord par de petits frissons, par des douleurs sourdes dans tout le bas-ventre, mais particulièrement dans la région de l'utérus et à l'épigastre ; douleurs qui alloient toujours croissant en intensité et en étendue : le développement de cette capacité suivoit la même marche pour le météorisme, et avec une rapidité effrayante ; en un mot, tout le bas-ventre devenoit, en très peu de temps, un ballon des plus énormes et des plus sensibles ; en même tems, il se manifestoit une diarrhée fréquente, les déjections étoient abondantes, involontaires, séreuses et fétides ; de petits frissons irréguliers et fréquens étoient suivis de fièvre, mais d'une fièvre qui, en général, n'a jamais été en raison de la gravité des autres symptômes. Le pouls étoit accéléré, petit, concentré, tantôt dur, tantôt déprimé, à raison de l'état d'épuisement dans lequel la diarrhée jetoit les malades ; diarrhée qui souvent précédoit le travail de l'accouchement, et qui en rendoit les suites d'autant plus dangereuses.

Indépendamment du météorisme qui refouloit le diaphragme sur les poumons, et qui empêchoit que la poitrine ne pût s'expliquer d'une manière convenable pour favoriser le jeu de la respiration, ces organes étoient aussi frappés en même tems par le même délétère ; de là, oppression, toux, points de côté, respiration difficile, etc.

Les seins étoient flétris, la secrétion du lait ne se faisoit pas, ou que très rarement ; et encore, dans ce dernier cas, à peine le lait étoit-il monté aux seins, qu'il disparoissoit aussitôt.

Les lochies en général suivoient assez la marche ordinaire ; quelquefois l'excrétion en étoit peu abondante ; souvent elles étoient séreuses et fétides.

Des douleurs de tête se faisoient sentir d'une manière plus ou moins forte vers les sinus frontaux : quelques malades en ont peu éprouvées ; mais, en général, ces douleurs n'étoient point vives.

Les malades se plaignoient d'avoir la bouche mauvaise, amère ; elles avoient la langue humide, sale, chargée d'un limon blanchâtre et assez épais ; elles éprouvoient des nausées ; elles faisoient des efforts pour vomir, et elles vomissoient en effet des matières vertes, bilieuses et tenaces. Beaucoup ont eu des sueurs glutineuses, collantes aux doigts ; quelques unes ont été couvertes d'exanthèmes, d'éruptions miliaires à base rouge ; ces éruptions étoient un épiphénomène qui n'ajoutoit rien à la gravité des autres symptômes, ni rien au traitement déterminé par le génie caractéristique de la maladie essentielle.

Il y a eu des malades qui ont éprouvé des frissons plus ou moins longs, suivis d'une fièvre forte, d'une chaleur brûlante, d'une soif inextinguible ; ayant la langue et les lèvres sèches, âpres et brûlées, le pouls très fréquent et serré ; se plaignant de douleurs aiguës à la tête, à la poitrine, et plus particulièrement à l'abdomen, dont le météorisme étoit porté au plus haut degré, et accompagné d'une diarrhée des plus fatigantes, qui les jetoit dans une prostration totale des forces. Le coma vigil, un délire léger qui les faisoit divaguer sans bruit et sans mouvement violent ; des soubresauts dans les tendons ; une sueur gluante et froide venoient à la suite de cet appareil symptomatique qui finissoit avec la vie.

Voilà en général la marche des symptômes de cette

horrible maladie qui débutoit souvent dans les vingt-quatre heures de l'accouchement, plus souvent encore le deuxième jour, mais rarement le troisième, et plus rarement encore plus tard. Les malades n'éprouvoient pas toutes les mêmes accidens, qui varioient suivant les individus. C'est pourquoi je pense que dans l'énumération de ces symptômes, il faut en distinguer de deux espèces : ceux qui appartiennent à la maladie et ceux qui appartiennent à la malade, parce que chaque individu a une constitution qui lui est propre.

Les symptômes de la maladie, et qui étoient invariables, sont ceux-ci : frissons, fièvre peu forte, pouls petit, irrégulier et concentré ; céphalalgie plus foible que forte ; la bouche amère ; la langue humide, chargée d'une couche limoneuse et blanchâtre ; la racine des dents et les gencives nettes et fraîches, quelquefois aphteuses ; envies de vomir fréquentes, et souvent suivies de vomissemens bilieux ; oppression, toux et gêne dans la respiration ; les seins flétris, point de secrétion de lait ; tension et sensibilité extrêmes de tout l'abdomen ; diarrhée constante et des plus tenaces ; déjections alvines involontaires, abondantes, séreuses et putrides ; lochies coulant bien les premiers jours, diminuant sensiblement ensuite, séreuses et fétides ; prostration totale des forces physiques et morales : voilà les symptômes qui appartenoient en propre à cette épidémie, et qui la caractérisoient.

Les symptômes qui appartiennent à l'individu, à sa constitution particulière, à la diversité des circonstances qui ont précédé, accompagné et suivi le travail de l'accouchement plus ou moins laborieux, plus ou moins long, sont, pour la majeure partie, exposés ci-dessus, et auxquels on peut joindre ceux-ci : une sueur froide et gluante, un pouls serratil, tremblotant, avec des soubresauts des tendons ; infiltrations dans les extrémités inférieures. La physionomie altérée dès le début de la maladie ; chez les unes et chez les autres, elle ne se décomposoit qu'à la fin ; le visage devenoit pâle, les traits s'effaçoient ; ils présentoient un mauvais aspect ; les pupilles étoient dilatées, les yeux sembloient s'enfoncer dans leurs orbites, ils devenoient ternes et s'éteignoient avec la vie. Quelques malades se sont plaintes de douleurs erratiques qui attaquoient tantôt une partie, tantôt une autre ; et les membres extérieurs, tels que l'épaule, la jambe, les cuisses, et très souvent aussi l'épigastre étoient le siége des douleurs aiguës ; d'autres éprouvoient des symptômes péripneumoniques, des maux de cœur (cardialgie) sans vomir.

Il y en a eu beaucoup qui ne se plaignoient de rien, et qui répondoient au contraire qu'elles ne sentoient de mal nulle part ; et en effet aucun signe extérieur n'annonçoit le contraire. J'en ai vu plusieurs demander sans cesse à manger étant même à l'agonie. Les urines qui couloient tantôt avec les évacuations utérines, tantôt avec les déjections alvines, n'ont pu jeter aucune lumière sur l'état des malades. Quand je dis que les urines n'ont pu jeter aucune lumière sur l'état des malades, ce n'est pas que je prétende que de leur inspection il en jaillisse beaucoup (de lumières) ; car, dans des maladies aiguës, j'ai vu des malades qui avoient des urines abondantes, point échauffées ; urines dont le sédiment étoit blanc et uni, et qui succomboient à des accidens affreux. J'en ai vu d'autres dont les urines étoient rares, tantôt crues, tantôt rouges, avec un sédiment briqueté, et qui triomphoient de la maladie et de certains médicastres, dont la présence est souvent pire que la maladie elle-même pour laquelle ils sont appelés.

L'inspection des urines est encore plus douteuse, plus équivoque que celle du sang ; c'est un pur empirisme qui n'appartient qu'au charlatan, et qui n'est point tolérable chez le médecin instruit : celui-ci ne doit avoir recours à

l'inspection des urines que pour en examiner l'abondance, la couleur, l'odeur, la consistance, pour en faire
ensuite la comparaison avec celles que les mêmes personnes rendent en état de santé, et pour s'en servir de
concert avec les autres signes qui concourent à former
un diagnostic certain suivant les phases de la maladie.

Une seule a éprouvé des convulsions qui étoient le résultat d'un travail pénible ; elles n'ont pas été de longue
durée, ni n'ont eu de suites fâcheuses. Deux seulement
ont eu des hémorragies par le nez, et qui ont été plus
avantageuses que nuisibles ; et une seule a eu un dépôt
par congestion dans le pli de l'aine, et que l'on a ouvert.
Quelques unes ont rendu des strongles par haut et par
bas.

Les symptômes les plus graves et les plus funestes qui
commençoient et finissoient avec cette maladie, étoient
la diarrhée, la tension et la sensibilité extrême de tout
l'abdomen ; tension et sensibilité qui ne se bornoient pas
aux tégumens et aux muscles abdominaux ; elles se communiquoient encore à presque tous les viscères contenus
dans le bas-ventre et dans la poitrine. Ceux de cette capacité (ainsi que nous l'avons déjà dit), indépendamment
de la cause morbifique qui les attaquoit essentiellement,
étoient lésés par un météorisme énorme de tout l'abdomen, par le refoulement du diaphragme qui exerçoit
sur les poumons et sur les gros vaisseaux une compression des plus pénibles. Des sueurs abondantes qui, loin
de diminuer l'intensité de la fièvre et des autres symptômes, ne faisoient que les aggraver, et jetoient les malades dans un état d'épuisement des plus dangereux. Ce
pronostic sinistre avoit été observé par Hippocrate (1).

La flétrissure de seins, le défaut de secrétion de l'hu-

---

(1) *Qui unà cum febri incedit sudor, si est acuta, pestiferus.*
Coac. Prænot. , pag. 5o5.

meur laiteuse, l'absence entière du lait, la diminution des lochies, causoient tous ces accidens, portoient le trouble dans toute l'économie animale, et précipitoient en très peu de tems les malades au tombeau. Les causes éloignées et prédisposantes d'une mortalité qu'il étoit très difficile d'empêcher, ne sont point du tout faciles à pénétrer; car, à quelques différences près, elles sont les mêmes chaque année.

ARTICLE PREMIER.

CAUSES.

Nul doute que l'intempérie des saisons, que les transitions subites du chaud au froid, du sec à l'humide, *et vice versâ*, ont en général la plus grande influence sur tous les individus ; qu'elles produisent tous les jours les révolutions les plus funestes à la santé, et particulièrement à celle des femmes en couche. Il n'y a pas de médecin clinique qui n'ait observé que telle température de l'atmosphère, que telle année, que telle saison n'aient rendu les suites des couches plus fâcheuses.

Les qualités et les intempéries de chaque saison ont toujours été des objets de méditations de tous les praticiens, des anciens comme des modernes. Les anciens, à commencer par Hippocrate (Aph. sec. iij, n°. 1.), divisoient les maladies par saisons, et dirigeoient leur plan de conduite curatif d'après ces considérations véritablement importantes. En effet, les intempéries des tems, des saisons et des années ont rendu, suivant leur intensité, leurs combinaisons et leurs variations, les maladies communes ou rares, malignes ou bénignes, simples ou compliquées, les suites de couches heureuses ou meurtrières.

Tout le monde sait qu'en général c'est aux équinoxes que les maladies aiguës se manifestent, qu'elles deviennent épidémiques, qu'elles acquièrent plus d'intensité ; et que, vers les solstices, elles diminuent ou disparoissent même tout à fait. Je dis en général, parce que j'ai vu, dans toutes les saisons, des maladies épidémiques annoncer leur invasion suivant les diverses phases des planètes qui les avoient précédées, et d'après les variations plus ou moins subites de l'atmosphère. (*Mutationes aëris diversos pariunt morbos.* Hipp.) Mais encore ces causes atmosphériques, il faut en convenir, sont-elles fort équivoques ; car il est impossible de calculer tous les produits des diverses températures de l'atmosphère, de déterminer quels sont les effets relatifs à chaque saison sur l'économie animale et sur chaque individu en particulier. Nous savons seulement que plus le froid et le chaud, le sec et l'humide se succèdent rapidement et contrastent d'une manière tranchante, plus les corps même les plus sains et les plus vigoureux éprouvent d'altérations ; *à fortiori*, des corps épuisés par des pertes, par de mauvaises nourritures, par des travaux excessifs, par des maladies, par des chagrins, etc. Je le répète, les influences atmosphériques sont fort équivoques. On a vu des femmes accoucher dans des espèces de cloaques, dans un air humide, dans un air fort impur, et n'être travaillées par aucune espèce de maladie ; tandis que d'autres sont frappées des maladies les plus aiguës dans l'air le plus salubre.

Il ne faut pas croire cependant que je veuille inférer de cette sorte de problème, que l'air pur ne doive pas être préférable à un air insalubre, et qu'il ne faille pas étudier les constitutions de chaque saison. Hippocrate en fait un précepte de rigueur, et avec raison. Toute la conséquence, ce me semble, qu'on en pourroit tirer, c'est qu'il en est de l'homme et des animaux comme des plantes, parmi lesquelles il en est qui se plaisent mieux dans des terrains humides et froids que sur un sol sec et brûlant.

A cette cause, à cette influence atmosphérique, nous en joindrons d'autres physiques et morales. Ces infortunées, pour la plupart, ont été en proie à la misère ; elles se sont nourries de mauvais alimens, abreuvées d'amertume ; elles ont fait de mauvaises digestions pendant huit à neuf mois, époque à laquelle elles viennent à l'hospice. Mariées, ou elles ont perdu leurs époux, ou elles en sont délaissées. Filles, ou elles sont victimes de leur séducteur, ou abandonnées de leurs parens, ou souvent de l'un et des autres à la fois ; elles sont sans appui ; alors, les remords, les chagrins les plus cuisans les poursuivent sans cesse : toutes ces réflexions débilitantes les pénètrent profondément pendant neuf mois, à la fin desquels arrive le travail de l'accouchement, qui est le complément de toutes les peines de corps et d'esprit.

Les efforts plus ou moins considérables qu'elles emploient pour mettre au monde un enfant, concourent à opérer l'épuisement du système nerveux et de toute l'économie animale, ce qui tend encore à rendre ces femmes d'autant plus susceptibles de tous les genres d'impressions morbifiques, parce qu'il n'y a plus chez elles d'énergie vitale suffisante pour leur opposer une résistance efficace. Le chagrin, la peur, et toutes les affections de l'ame, portent le trouble dans toutes les fonctions vitales, naturelles et animales. L'équilibre entre les solides et les fluides est rompu ; de là le plus grand désordre dans les organes, et tout ce qui s'en suit.

Une des principales causes de la mortalité prend sa source chez elles-mêmes, dans leur répugnance invincible à aller dans la salle des malades pour y recevoir promptement les secours convenables à leur maladie ; et mais, pour éviter ce transport et rester dans la salle où elles ont été déposées sitôt leur accouchement fini, elles cachoient autant et aussi long-tems qu'elles le pouvoient leur état ; elles ne vouloient pas être malades, et elles finissoient par devenir victimes de leur entêtement et de leur indocilité.

Je ne sais par quelle fatalité cette antipathie se communiquoit entr'elles, et nous privoit de l'avantage que l'on auroit pu retirer de ce précepte : *principiis obsta*, dont nous ne faisions que très difficilement et très rarement l'application, parce qu'il n'y avoit que l'expression de leurs douleurs qui, malgré elles, révéloit leur funeste discrétion. D'où il résultoit que les moyens propres dans les premières heures de l'invasion n'étoient point administrés ; que l'occasion propice étoit manquée, et que des excrétions, simplement diminuées d'abord et supprimées ensuite tout-à-fait, auroient pu, dès le principe, être rappelées par les moyens les plus simples ; tandis que les plus énergiques devenoient inutiles lorsqu'elles arrivoient dans la salle des malades, et qu'en outre ce transport leur devenoit fatal d'après la manière dont leur imagination étoit frappée, ce qui nuisoit encore infiniment à l'action des remèdes.

En outre, l'indocilité de plusieurs d'entre elles alloit jusqu'à refuser les différens secours qui leur étoient présentes. Il sembloit que le désespoir, le découragement et la terreur s'emparoient de leurs esprits pour accélérer leur perte. Sans doute qu'il n'y a pas de situation plus affligeante que celle d'être réduite à des secours étrangers et dans des hôpitaux : mais la main charitable qui les leur présente avec bonté, même avec prévenance, devroit bien adoucir leur position. Les mères les plus tendres ne se conduisent pas avec plus d'intérêt vis-à-vis de leurs enfans, et avec un intérêt aussi éclairé que celui avec lequel Mad. La Chapelle se conduit à leur égard ; elle porte l'attention jusqu'à deviner, à prévenir leurs besoins ;

en un mot, elle n'est occupée qu'à pratiquer pour elles la plus utile des vertus, la bienfaisance jointe aux talens qui accompagnent tous ses soins assidus. Mais, malgré tous les genres de secours qu'elle leur prodigue pour leur faire oublier le passé et adoucir le présent, elle ne peut rien contre l'avenir, contre le sort qui les attend. Cette perspective affreuse (ne savoir que faire, ne savoir que devenir !) doit nécessairement porter chez elles une profonde impression dont le résultat ne peut que leur être funeste.

ARTICLE II.

Inspection anatomique.

CENT soixante et douze femmes sont accouchées en septembre ; soixante et onze ont été attaquées de l'épidémie, et seize y ont succombé. Cent quatre-vingts sont accouchées en octobre ; soixante-dix-sept sont tombées malades, et vingt ont péri. Je dois ajouter encore que j'en ai laissé trois à quatre à toutes extrémités.

Ainsi donc il y a eu, pendant ces deux mois (septembre et octobre 1811), trois cent cinquante - deux femmes qui sont accouchées à l'hospice de la Maternité ; cent quarante-huit malades, sur le nombre desquelles cent douze ont obtenu guérison, et trente-six ont succombé ; ce qui fait presque le quart qui a péri.

Après avoir esquissé le tableau de la maladie épidémique, après avoir traité des causes physiques et morales qui peuvent avoir contribué à sa naissance, nous allons passer à l'examen cadavérique des malheureuses victimes de cette cruelle maladie, pour y découvrir, s'il est possible, après la mort, les phénomènes que nous avons observés pendant la vie ; et d'après ces phénomènes et les lésions qui en sont résultées, nous essaierons d'en tirer des conséquences utiles à l'humanité ; ensuite nous passerons à la partie thérapeutique, et nous rendrons compte des observations que nous avons été à portée de faire sur les bons ou mauvais effets des moyens curatifs que nous avons cru devoir employer, pour remplir de notre mieux les indications qui se présentoient.

L'inspection anatomique ne nous a rien signalé qui ne s'observe chez tous les cadavres de personnes qui ont succombé à des maladies aiguës, à des fièvres *mali moris*; cependant il y a certains phénomènes qui nous ont semblé appartenir en propre au génie de l'épidémie, et sur lesquels nous ferons quelques remarques. Nous y ajouterons même un tableau comparatif d'autres épidémies parvenues à notre connoissance, depuis Hippo rate jusqu'à nos jours, et qui nous ont paru avoir beaucoup d'analogie avec celle-ci.

Les tégumens, les muscles abdominaux, n'offroient rien de remarquable; quelquefois cependant, mais rarement, leur surface intérieure, qui touchoit immédiatement au péritoine, étoit plus au moins rouge, ainsi que cette membrane, par les différens points de contact qu'il y avoit entre eux; les uns et les autres, ainsi que le péritoine, étoient prodigieusement distendus par la présence de deux fluides qui avoient causé et entretenu un météorisme épouvantable.

_ Le péritoine nous a présenté, quatre à cinq fois, des espèces d'échymoses violacées, des taches d'un rouge rembruni, plus intense, plus fortement prononcé à la portion qui tapisse la surface inférieure du diaphragme, et l'extrémité splénique de l'estomac; alors cette membrane se déchiroit très facilement ; elle cédoit à la plus légère traction des doigts; en un mot, c'étoient autant de taches gangréneuses qu'elles présentoient.

Le péritoine ouvert, il s'échappoit une grande quantité de gaz et d'une liqueur qui remplissoit toute la capacité de l'abdomen : cette liqueur ressembloit assez, par sa limpidité et sa légère teinte jaune, au petit lait naturel ; et sur cette liqueur, il surnageoit des flocons d'une substance albumineuse concrète. La capacité de l'abdomen, une fois débarrassée de cette liqueur, laissoit voir une couche très épaisse de cette même substance albumineuse qui revêtoit, qui couvroit tous les viscères; et quand on l'avoit enlevée (cette couche), on découvroit une fausse membrane qui lioit intimement les viscères et les intestins entre eux, et d'une manière telle que, tous réunis ensemble, ils présentoient une masse informe qu'il étoit même difficile de séparer.

L'épiploon, l'estomac, le pancréas, le foie, la rate, le mésentère, les intestins, les ovaires, les trompes de Fallope, les ligamens longs et larges, l'utérus, tous ces viscères, enfin, ont été attaqués par la maladie, et ont laissé des traces plus ou moins fortes d'inflammation et même de gangrène. Les vaisseaux de l'épiploon ont été le plus souvent trouvés gorgés de sang, ainsi que ceux des ovaires, des trompes de Fallope et de l'utérus.

Quatre cadavres ont présenté l'estomac très volumineux, considérablement distendu par une quantité prodigieuse de gaz et d'eau, et les vaisseaux sanguins fort injectés. Mêmes observations ont été faites sur tous les intestins, mais plus particulièrement sur le colon.

Le cerveau, le foie, les reins, les urétères et la vessie ont été, en général, les moins affectés par le délétère épidémique; la rate en a été souvent frappée, mais une fois entre autres, elle a été trouvée entièrement détruite, entièrement fondue : il n'en restoit aucune trace, si non un foyer de fluide sanieux dans la région et en place de cet organe.

Un cadavre a présenté un phénomène bien extraordinaire : le cœur et l'utérus, dans la putréfaction la plus complète ; l'un et l'autre s'écrasoient et disparoissoient

sous la plus légère pression des doigts ; et tous les autres
organes de la tête, de la poitrine et du bas-ventre
étoient restés intacts. Mais toujours force gaz dans le
tube intestinal ; de l'eau en quantité assez considérable
dans les deux capacités ; beaucoup de flocons de concrétions albumineuses, et la fausse membrane qui ressemble
beaucoup à celle qui se voit aux pansemens des vésicatoires, les jours qui succèdent à celui où l'on a enlevé
l'épiderme.

Le cadavre d'une femme qui étoit morte trente jours
après l'invasion de la maladie qui s'étoit annoncée par
la diarrhée, et qui a fini avec elle, indépendamment des
phénomènes communs aux autres, nous a présenté l'épiploon très enflammé dans la majeure partie, et gangrené
dans l'autre ; et dans le tissu de l'utérus, quatre foyers
purulens dans ses deux parois supérieures latérales. Cependant l'irruption du lait s'étoit faite, mais la disparition en avoit été prompte. L'exploration du pouls de la
malade, et sa foiblesse extrême, ne permirent point qu'on
lui tirât du sang. L'ipécacuanha lui avoit été administré
plusieurs fois et avec succès, car il y a eu plusieurs intervalles où la diarrhée cessoit ; et la malade commençoit
déjà à marcher dans la salle, lorsque, le 30, la mort est
venue l'emporter dans un moment où l'on s'y attendoit
le moins.

Le thorax a présenté les mêmes phénomènes, les
mêmes désordres que ceux de l'abdomen. Beaucoup
d'eau dans les deux cavités de la poitrine, mêmes flocons, même albumen, et même fausse membrane qui
lioit également les organes entr'eux ; les poumons présentoient très souvent un aspect livide tant à l'intérieur
qu'à l'extérieur ; les vaisseaux de leurs parties postérieures et déclives étoient gorgés de sang noir. La membrane muqueuse de la trachée artère a manifesté quelquefois une rougeur assez intense, qui s'étendoit jusqu'aux

bronches. Le cœur a été trouvé plusieurs fois dans un état de macération qui tenoit de près à la putréfaction. Le péricarde a été vu, dans quelques cadavres, beaucoup plus volumineux, le double de son ordinaire, et contenant aussi le double de liqueur. Nous avons observé de nombreuses adhérences de la plèvre costale et de la plèvre pulmonaire des deux côtés, et marquées d'échymoses violacées et quelquefois noires ; les membranes internes des deux veines caves également échymosées, mais simplement rouges. Voilà toutes les altérations qui ont été observées sur trente-six cadavres, altérations plus ou moins profondes, plus ou moins communes, et qui se trouvoient distribuées partiellement sur ce grand nombre, chez les uns d'une manière, chez les autres d'une autre. Mais chez tous, sans en exempter un seul, voici ceux qui ont été constamment observés : 1º. la distension outre mesure du bas-ventre ; 2º. une quantité considérable de gaz et d'eau qui s'échappoit sous la pointe du scalpel qui ouvroit le bas-ventre et la poitrine : 3º. les flocons d'albumen qui surnageoient en quantité, et la couche de cette même substance albumineuse qui couvroit tous les viscères ; 4º. la fausse membrane qui lioit tous les organes entr'eux.

Il est bon de noter que, dans tous les désordres affreux qui sont résultés du délétère de cette épidémie, le péritoine n'a pas été plus maltraité que la plèvre ; je pourrois même ajouter beaucoup moins, et que la plèvre ne l'a pas été plus que les autres organes, j'en excepte toutefois quelques uns qui n'en ont pas été frappés du tout, ou au moins très peu : entr'autres le cerveau et ses annexes qui ne nous ont rien présenté qui fût bien digne de remarque ; aussi n'ai-je considéré les douleurs de tête dont se plaignoient les malades, et qui n'étoient pas vives, que sous le rapport sympathique.

Pour rendre un compte plus exact des lésions et des

viscères lésés, j'ai cru devoir examiner de nouveau, avec la plus scrupuleuse attention, les extraits des procès-verbaux d'ouvertures de cadavres, pour déterminer le nombre de fois que tel ou tel viscère a été altéré par la maladie.

Récapitulation générale des viscères lésés et du nombre de fois que chacun d'eux a subi les diverses altérations ci-dessus mentionnées.

Les méninges, les vaisseaux de la partie extérieure de l'encéphale . . . . 2 fois.
La plèvre. 11
Le péricarde. 8
Le cœur. 1
Le tissu lamineux qui entoure l'intérieur de l'aorte. . . 1
Les veines caves. 8
Les poumons. 6
La membrane muqueuse et les bronches. 1
Le péritoine. 4
L'épiploon. 10
L'estomac. 12
Le foie. 2
La rate. 2
Le mésentère, les intestins, et particulièrement le colon. 9
Le diaphragme. 9
La matrice. 3
Les ovaires. 6
La trompe de Fallope. 3
Les cordons suspubiens. 3

Les deux capacités thorachiques et abdominales ont été également remplies d'un fluide jaunâtre, dont le *minimum* étoit d'environ un demi-litre, et dont le *maximum* n'excédoit pas trois litres.

Dans ce fluide flottoient également, dans les deux capacités, des flocons d'une espèce d'albumen concret: le fluide et les flocons évacués, il restoit encore une couche de la même substance albumineuse qui revêtoit tous les viscères ; et cette couche entièrement enlevée, on trouvoit une fausse membrane d'une consistance plus solide que les deux autres substances albumineuses, et qui lioit tous les viscères entr'eux, de manière à en faire une seule masse.

En outre, les intestins étoient distendus par un volume considérable de gaz : tous ces phénomènes s'observoient constamment chez toutes les malades, à quelques légères différences près que l'effet des remèdes pouvoit apporter.

ARTICLE III.

Conclusion, d'après le résultat des ouvertures cadavériques.

D'APRÈS le tableau des différens phénomènes observés dans cette épidémie, d'après l'exposé des diverses lésions de tous les organes découvertes après la mort, il est évident que cette maladie épidémique étoit compliquée de malignité, de putridité et d'inflammation ; ou, en d'autres termes, que cette maladie, improprement appelée *puerpérale*, *péritonite*, étoit tantôt une fièvre maligne, tantôt une fièvre putride, tantôt une fièvre ou maladie inflammatoire, et que souvent les symptômes de ces trois maladies se trouvoient réunis pour composer le mauvais génie de cette épidémie ; que le défaut de sécrétion de l'humeur laiteuse et son aberration dans des couloirs étrangers ; que la diminution ou même la suppression des lochies les compliquoient, accéléroient la rapidité et la gravité de leurs symptômes, et précipitoient les malades au tombeau : et, en effet, la réunion de ces deux excrétions résorbées produit un délétère d'une septicité perfide, qui ne peut exister nulle part sans annoncer aussitôt sa présence ; il porte le trouble partout ; il dérange toutes les fonctions ; le principe des nerfs, le système vasculaire, les organes des trois capacités en sont frappés ; toute l'économie animale se ressent de ses coups. De là tous les phénomènes, tous les désordres que nous avons observés pendant la maladie et après la mort ; désordres et phénomènes qui s'observent tous les jours dans les cadavres des individus qui ont succombé à des fièvres malignes, putrides, à la petite vérole, à la rougeole, etc. etc., en exceptant toutefois cet épanchement de liqueur qui remplit constamment la poitrine et le bas-ventre de ceux-ci, ainsi que cette énorme quantité d'albumen qui surnage en flocons disséminés çà et là dans ces deux capacités ; et en outre une masse qui couvre en forme de couches les viscères tant de la poitrine que du bas-ventre, et une quantité prodigieuse de gaz qui distendoit le tube intestinal, et par suite toute la capacité abdominale, et à un degré tel, que le ventre d'un ascitique, qui contiendroit vingt-cinq litres d'eau, ne présenteroit pas une surface, un volume aussi considérables que le ventre de quelques unes de ces malades, qui étoit un vrai ballon ; et malgré cette distension si énorme, le *maximum* du liquide épanché n'excédoit pas chez elles trois à quatre litres, au plus.

Quant aux flocons albumineux qui flottoient dans ce fluide épanché, quant aux couches, aux concrétions albumineuses des plus épaisses, et à la fausse membrane, je doute fort qu'on en trouve de cette densité, de cette épaisseur, dans des cadavres autres que ceux de femmes mortes en couche et de maladies analogues à celles qui nous occupent. Walter lui-même, malgré le nombre incroyable de cadavres (cinq mille cinq cents) qu'il dit avoir ouverts, n'en a peut-être jamais rencontré de semblables ; j'en excepte toutefois les cadavres de femmes mortes des suites des métastases laiteuses. Morgagny, sur treize ca davres de personnes mortes d'inflammation aux intestins, n'a trouvé que chez trois de légers épanchemens, encore plutôt sanieux et purulens que séreux. M. Laennec, en parlant des ouvertures de huit cadavres faites par M. Bayle, sous les yeux de M. Dupuytren, et des différens phénomènes qu'ils avoient observés, dit qu'on y trouvoit moins de fausses membranes et de flocons blanchâtres.

Eh bien ! de toutes ces lésions des divers organes que nous avons vues et observées, en sommes-nous plus avancés, en sommes-nous plus fondés à croire, à conclure, que c'étoient autant de maladies particulières ? La tête, la poitrine et le bas-ventre surtout, et constamment les deux dernières capacités étoient également attaquées à la fois et dans le même tems. Après la mort, elles nous présentoient les mêmes phénomènes, les mêmes désordres.

Dans la poitrine, on trouvoit le cœur, le péricarde, les poumons et la plèvre lésés; épanchement d'un fluide, des flocons, des concrétions albumineuses, et une fausse membrane. Dans le bas-ventre, le foie, la rate, le mésentère, les intestins, l'utérus, etc., etc., également lésés. Mêmes épanchemens, mêmes couches, mêmes concrétions albumineuses, mêmes fausses membranes, et en outre, une expansion prodigieuse de toute la capacité du bas-ventre, produite par une quantité énorme de gaz dans tout le tube intestinal, et plus particulièrement dans le colon. De ces diverses lésions qui ne sont autre chose que le produit, que l'effet de la maladie, peut-on et doit-on raisonnablement en faire autant de maladies particulières ? Ce n'est pas plus une péritonite, qu'une hépatite, qu'une splénite, qu'une métrite, qu'une pleurésie, qu'une péripneumonie.

Si, dans cette maladie des femmes en couche, un seul organe étoit attaqué, s'il étoit le siége principal de la maladie, il n'y auroit pas à hésiter à lui donner un de ces noms précités, et c'est ce qui arrive quelquefois. Mais ici ils sont tous attaqués simultanément ; et , après la mort, l'on voit qu'ils sont tous lésés en même tems et par la même cause. D'où il est évident , encore une fois, que ces diverses lésions ne sont point la maladie, mais qu'elles sont produites par une complication , par une combinaison , par une réunion de maladies qui concourent à en former une . qui, de toutes, est la plus meurtrière.

Si cette affreuse maladie étoit une fièvre puerpérale , ou une péritonite, enfin une maladie spécifique essen-tielle, *sui generis*, elle auroit des symptômes qui lui seroient propres; elle affecteroit primitivement et essentiellement le péritoine à l'exclusion de tous autres organes ; et les moyens curatifs, au lieu d'être multipliés et variés à l'infini, comme ils le sont dans les maladies aiguës des femmes en couche, seroient, sauf quelques légères différences , souvent les mêmes, ou à peu près.

Loin d'avoir des symptômes particuliers qui lui appartiennent en propre, cette maladie présente un appareil formidable de symptômes qui appartiennent et qui peuvent appartenir à toutes les maladies aiguës , prises isolément. Les malades se plaignent de douleurs de tête, de poitrine , de bas – ventre à la fois , et généralement de tous les membres ; tous les organes semblent désorganisés. Une maladie qui a un siége particulier, une maladie locale , produit bien des douleurs dans diverses parties , même éloignées de sa résidence, par la sympathie des nerfs ; mais le désordre n'est point général ; et, après la mort, on ne trouve pas le plus grand nombre des viscères altérés plus ou moins profondément; la lésion est locale, elle atteste le siége de la maladie.

Le péritoine donc n'est presque jamais attaqué primitivement ; il ne l'est que secondairement, comme les autres viscères sur lesquels la maladie distribue son poison.

Si le péritoine étoit le siége principal de cette maladie,

il offriroit des signes pathognomoniques qui annonceroient clairement et d'une manière infaillible, l'état morbide, l'état contre nature où se trouve cette enveloppe membraneuse.

La pleurésie et la péripneumonie présentent des symptômes invariables, et tels qu'aucun médecin, pour peu qu'il soit exercé, ne s'y méprend jamais, qu'il discerne même l'espèce de lésion, si elle est sanguine ou humorale.

L'hépatite offre également des phénomènes qui lui sont propres, et qui décèlent la lésion du foie; il en est de même de la néphrite, de la métrite, et des autres maladies précitées, dont on connoît le siége, du vivant des malades et après leur mort. L'inspection anatomique confirme le jugement qu'on avoit porté sur le siége exclusif de la maladie. Peut-on, de bonne foi, en porter de pareils (jugemens) sur la prétendue péritonite, sur son siége, pendant la vie des malades, et après leur mort? Nous venons de faire voir le contraire. Pendant la maladie, le péritoine offre-t-il à l'œil le plus attentif quelque chose qui lui appartienne en propre, comme la plèvre, les poumons, le foie, la rate, les reins, l'estomac, etc., etc.? Ceux-ci se plaignent, si je puis m'exprimer ainsi, de l'attaque de l'ennemi; ils réclament contre son incursion; ils sollicitent vivement de prompts secours pour repousser l'ennemi dès sa première invasion; et si ces secours ont été trop lents, trop tardifs à arriver, ou insuffisans, ou mal dirigés, et si l'ennemi triomphe, enfin, on voit dans les cadavres des vaincus, qu'on avoit bien jugé sur lequel des organes les coups mortels avoient été portés.

Dans la prétendue péritonite, c'est une attaque générale. La tête, la poitrine et le bas-ventre, sont assaillis à la fois en même tems; et cela est si vrai, qu'il y a un bouleversement général; que toutes les fonctions, que toutes les facultés sont anéanties et souvent détruites

en vingt-quatre ou trente-six heures , et que les phénomènes observés avant et après la mort sont absolument
les mêmes ; en un mot , que le péritoine ne présente rien
de plus remarquable que les autres organes , et souvent
beaucoup moins. Voilà l'exacte vérité.

Si je m'appesantis autant sur ce point de doctrine, c'est
que je le considère de la plus haute importance pour la thérapeutique, et qu'il s'agit de combattre les opinions d'hommes
justement célèbres , et dont l'autorité fait le plus grand
poids ; mais ces hommes célèbres le sont aussi par leur
loyauté autant que par leurs lumières ; et j'ai du plaisir
à croire, qu'en amis sincères de l'humanité et de la science,
ils changeront d'opinions , si toutefois je suis assez heureux
pour les convaincre, sinon par des raisonnemens , tout
appuyés qu'ils soient sur l'expérience , du moins par
des faits irrécusables. *Non post rationem inventa est medicina ; sed post inventam medicinam, ratio quæsita est.* CELS.

J'ajouterai, en outre , que ce précis historique est un
extrait de cent quarante-huit observations cliniques faites
sous mes yeux , par de jeunes élèves de la Maternité ,
instruites par MM. Dubois, Chaussier , et Mad. La
Chapelle, maîtresse sage-femme ; qu'elles font deux et
trois visites par jour aux malades ; qu'ensuite elles ré-
digent leurs observations, qu'elles présentent tous les
matins à la première visite du médecin , et dans lesquelles
elles lui rendent compte de tout ce qui s'est passé depuis
sa dernière. J'ajouterai de plus que ces observations ne
sont jamais présentées au médecin , qu'elles n'aient
été au préalable soumises à l'examen de Mad. La Chapelle ; qu'elles sont d'autant plus exactes, plus fidèles,
qu'elles ne sont dirigées par aucun esprit de système,
par aucun esprit de parti, et qu'elles contiennent la
vérité la plus entière des faits qui se sont passés sous mes
yeux, et qui y sont déposés par des élèves dignes de toute
confiance.

Je ne connais point d'institution aussi belle et aussi bonne, sous tous les rapports, que celle de la Maternité : les étudians en médecine, en chirurgie, en pharmacie, ne peuvent point (chacun dans sa partie) recevoir une éducation plus soignée que ces élèves dans l'art des accouchemens : sans sortir de la maison, elles y apprennent tout ce qu'il est possible d'apprendre ; la théorie et la pratique de leur art leur sont également enseignées.

Madame La Chapelle leur fait, toute l'année, des leçons, et à l'amphithéâtre et aux lits des femmes en couche ; elle pratique, en leur présence, les accouchemens, et en fait faire devant elle à celles de ses élèves qu'elle juge suffisamment instruites ; elle les dirige dans les soins utiles à donner depuis l'accouchement jusqu'à la fin des couches.

M. Chaussier reçoit tous les matins, à sa première visite, les observations que chacune d'elles fait sur les malades qui lui sont confiées ; il les lit avec attention ; il leur fait part de ses observations ; il rectifie leurs erreurs, en un mot, c'est un cours complet de clinique qu'il leur fait. Elles assistent aux ouvertures des cadavres, où il leur explique, d'une manière claire et concise, les désordres qu'il observe, et les divers phénomènes qu'il est essentiel de leur faire connoître.

M. Dubois, accoucheur de l'Impératrice, leur enseigne les grands principes de l'art des accouchemens ; il leur apprend à bien connoître les diverses positions de l'enfant, à distinguer celles qui exigent les secours de l'art, et dans ces circonstances, la méthode la plus convenable et la moins dangereuse de se servir des instrumens. Ce professeur ne se borne pas à de simples leçons ; il veut s'assurer par lui-même si elles savent en profiter, et les interroge. J'ai assisté, en l'absence de M. Chaussier, à un jury pour l'examen d'une jeune élève, que son mauvais état de santé nous força, M. Leroux, doyen, M. Dubois et moi, de renvoyer avant son tems fini chez ses parens pour y respirer l'air natal. Cette jeune personne, malgré son état de douleur et de foiblesse, répondit pendant plus d'une heure à toutes les questions qui lui furent faites, avec une précision, une netteté qui fit le plus grand plaisir à tout l'auditoire, et en particulier, au professeur Dubois qui, dans ce long examen, nous a bien fait voir (ce dont nous ne doutions pas) qu'il étoit plein de sa matière, et qu'il possédoit eminemment l'art de transmettre ce dont il est pénétré.

D'après ce court exposé, que je n'ai pas cru déplacé ici, il est facile de juger, si, après une pareille instruction, il doit sortir de cette maison des sage-femmes capables de porter des secours utiles dans leurs départemens. Je ne puis quitter cet hospice sans y ajouter que toutes les branches d'administration y sont dans la plus parfaite harmonie ; que le plus grand ordre y règne ; que tout concourt à la propreté, à la salubrité, et que toutes ces accouchées sont infiniment mieux soignées qu'elles ne le seroient chez elles mêmes : nul doute à ce sujet.

Si je n'avois craint d'abuser encore de la patience et du tems du lecteur, je lui aurois transmis au moins les observations des trente-six femmes mortes, avec un extrait du procès-verbal de chaque cadavre ; ce qui auroit été beaucoup mieux sans doute, et d'autant plus facile, que j'ai entre les mains ces pièces, et qui toutes prouvent qu'il n'y a pas plus de péritonite que de fièvre puerpérale. Mais j'ai cru devoir donner plutôt la substance de ces observations et des ouvertures de cadavres par de simples extraits, pour éviter des répétitions qui ne sont déjà que trop multipliées dans cet ouvrage, les unes, à la vérité, par mon fait et par ma faute, et les autres par la nature de la matière que je traite, et que j'ai été forcé d'examiner sous tous ces rapports ; puis, ainsi qu'il a été facile d'en juger par le détail dans lequel je suis entré, ces observations faites avant et après la mort, présentent presque toujours les mêmes phénomènes, conséquemment mêmes redites.

Si les observations des maladies méritent toute confiance, les procès-verbaux d'ouvertures de cadavres en méritent au moins autant : d'abord, en ce que ces ouvertures de cadavres ont été faites sous mes yeux, et les procès-verbaux rédigés par un jeune docteur en médecine (M. Maroux), ancien prévôt d'accouchemens de M. Gardien, chirurgien interne des hôpitaux civils, et suivant M. Chaussier à ses visites à la Maternité. Des extraits de procès-verbaux d'ouvertures de cadavres, rédigés par un homme également instruit en anatomie et en clinique, et par deux maîtres bien connus, et qui adoptent la péritonite, ne peuvent pas être suspects, parce que le rédacteur seroit plutôt présumé naturellement porté à voir la péritonite où elle n'est pas, qu'à ne la point voir où elle existe ; et sur trente-six cadavres, nous n'avons observé le péritoine lésé que quatre fois, quantité d'autres organes lésés en même tems, beaucoup plus fortement et beaucoup plus souvent que cette membrane. Les lumières et l'impartialité de ce jeune médecin sont mises en évidence par l'exposé fidèle des faits qu'il rapporte et que j'ai vus. Finissons ces épisodes, qui cependant étoient nécessaires, et revenons au fait principal qui nous occupe.

ARTICLE IV.

Des Moyens thérapeutiques.

Pour procéder avec méthode, ou plutôt avec le plus de sûreté possible dans le traitement des maladies aiguës des femmes en couche, il faut avoir recours aux signes commémoratifs, se rappeler tous les signes qui ont annoncé la conception, tous les symptômes qui ont accompagné l'état de grossesse; en un mot, prendre tous les renseignemens sur l'état de santé ou de maladie qui a eu lieu pendant les neuf mois de la gestation.

Il faut s'informer si la femme est d'une constitution sanguine, bilieuse ou lymphatique; si elle a eu plus de tendance, plus de disposition à la pléthore; si, au contraire, elle étoit cacochyme; parce qu'à coup sûr, l'une de ces diathèses, qui aura prédominé pendant la grossesse, n'aura fait qu'augmenter en intensité après l'accouchement. Les signes consécutifs, la nature des symptômes, décèlent le vrai génie de la maladie, et l'exploration du pouls vient éclairer et confirmer notre jugement.

Dans le cours de la maladie, ou même avant qu'elle soit déclarée, le médecin doit surveiller toutes les excrétions, si elles s'exécutent dans l'ordre; et au moindre dérangement, porter son attention sur les organes qui peuvent être menacés : car chez certaines femmes, c'est la matrice qui peut être affectée, et l'être diversement; chez les unes, c'est pléthore sanguine, c'est congestion inflammatoire; chez d'autres, c'est une pléthore humorale, une congestion muqueuse; et celle-ci est la plus commune.

Chez quelques unes, c'est une perte de sang produite par irruption, par surabondance de ce fluide ou par irritation ou spasme, ou par un fragment du placenta, ou par un caillot de sang qui aura plus ou moins séjourné dans la matrice, ou, enfin, par l'atonie des vaisseaux utérins. Ainsi, voilà donc un seul organe qui, étant affecté de la même maladie, en apparence, exige différens moyens qui doivent varier suivant la diversité des causes.

Chez d'autres femmes, ce sont le cerveau ou ses annexes, la plèvre, les poumons, le péricarde, qui sont diversement affectés.

13

Dans le plus grand nombre, ce sont les viscères du bas-ventre, le foie, la rate, l'estomac, le conduit intestinal, le mésentère, les reins, et surtout le tissu cellulaire qui parcourt et qui lie, en quelque sorte, tous les viscères entre eux, surtout celui dans lequel la vessie, la matrice et le rectum semblent flotter, et qui présente le plus de surface aux dépôts laiteux qui viennent y établir leur siége par préférence à toute autre partie; ce qui se voit après la mort par la présence des épanchemens et des infiltrations qu'on y découvre.

J'ai cru devoir donner cet aperçu de la conduite qu'il faut tenir dans le traitement de ces maladies, qui exigent beaucoup d'attention et de prudence, avant de passer à l'examen des moyens curatifs, d'indiquer leur mode d'administration, et de préciser, autant que possible, les cas où ils sont avantageux et ceux où ils sont nuisibles. Je crois bien que cette conduite n'est pas toujours facile à tenir, et même praticable dans les hôpitaux : aussi, est-ce avec raison que Johnson, médecin anglais, en parlant de la fièvre puerpérale, a dit une grande vérité en s'exprimant ainsi : « J'observe que cette fièvre se rencontre plus souvent dans les hôpitaux que dans les maisons particulières. » En effet, quelques précautions, quelques soins attentifs que l'on prenne dans les hôpitaux (et celui de la Maternité peut être cité, sous tous les rapports, comme un modèle), l'air doit toujours y être plus ou moins imprégné des effluves qui s'échappent de tous les genres d'excrétions de femmes en couche réunies en nombre plus ou moins grand dans une ou plusieurs salles. Qu'est-ce qui, en entrant dans la chambre d'une femme en couche, n'a pas été frappé d'une odeur désagréable tirant sur l'aigre? à plus forte raison quand il y en a un certain nombre réuni dans une salle.

Les moyens mécaniques, pharmaceutiques et diététiques ont été employés et variés suivant la nature des

symptômes de la maladie, suivant la nature et l'importance des organes qui en étoient le siége, et relativement
à l'état des forces ou d'épuisement des malades, que l'exploration du pouls manifestoit; en un mot, tous les remèdes qu'on administre dans les maladies aiguës, dans
les fièvres *mali moris*, ont été mis en usage et variés suivant leurs diverses complications.

Un remède empirique ne peut jamais convenir à toutes
les femmes nouvellement accouchées, fussent elles toutes
attaquées de symptômes en apparence les mêmes de la
prétendue *fièvre puerpérale*; elles doivent être traitées
suivant leur constitution individuelle, plus ou moins
sanguine, plus ou moins bilieuse, plus ou moins lymphatique, suivant que les femmes sont plus ou moins
âgées, qu'elles font plus ou moins d'exercice, qu'elles
sont actives ou sédentaires, vives ou indolentes, grasses
ou maigres, riches ou pauvres : cette dernière distinction
n'est pas indifférente; elle apporte une très grande différence relativement à la propreté, à la nourriture, aux
vêtemens, aux habitations, etc., etc., et conséquemment à l'administration des moyens curatifs et à leur résultat.

Tant que les hommes ne seront pas organisés de la
même manière, tant que leurs fonctions ne s'exécuteront
pas uniformément, tant que les passions ne produiront
pas chez tous le même effet; tant que la constitution physique, l'influence du climat, du sexe, de l'éducation, de
la manière de vivre; tant que ces circonstances et beaucoup d'autres ne seront pas exactement semblables chez
tous les individus, et, pour dire quelque chose de plus
encore, tant que le même individu qui habite le même
pays, qui mène une vie sédentaire, régulière et constamment la même, éprouvera des différences sensibles,
mais incalculables, produites par l'âge, par l'influence
des variations de l'atmosphère, des passions, et par une

foule de causes physiques et morales, causes qui varient elles-mêmes à l'infini, et qui font varier la disposition particulière d'un jour, d'une heure à l'autre ; on peut conclure qu'il n'y aura pas une seule maladie qui soit absolument et exactement la même ; que par conséquent il n'y aura jamais un remède, une méthode même qui convienne à tous les individus dans toutes les maladies en apparence les mêmes, mais seulement des remèdes, des méthodes variées suivant les circonstances, et justement appliquées à la nature des symptômes, au génie caractéristique de la maladie essentielle. Voilà ce qui distingue l'homme véritablement instruit de l'ignorant, l'homme de bien du charlatan ; en un mot, ce qui constitue le vrai médecin ; et je donnerai pour preuve de mon assertion, ou plutôt je tirerai la preuve de mon assertion, des maladies qui nous occupent dans ce moment-ci, ainsi que des moyens propres à les combattre. Et je dirai qu'on avoit employé en Allemagne, en France, en Angleterre, toutes les méthodes, et qu'aucune n'avoit réussi jusqu'à l'époque de la découverte de M. Doulcet, qui, grâces à son bon génie, à son esprit observateur, a sauvé un grand nombre de victimes que l'épidémie alloit sacrifier. Eh bien ! cette méthode tant vantée est tombée en désuétude, et presqu'entièrement abandonnée par son défaut de succès ; et elle ne réussit plus, parce qu'on a voulu faire de l'ipécacuanha une espèce de spécifique dont les circonstances d'alors avoient favorisé l'effet ; mais ces circonstances n'existant pas toujours, et changeant très souvent, ce moyen a dû nécessairement faillir et même devenir nuisible. Stoll les ayant rencontrées (ces mêmes circonstances), il en a obtenu, à Vienne, des succès pareils à ceux que Doulcet obtenoit à Paris ; et ces mêmes succès auront lieu quand les mêmes circonstances se présenteront de nouveau.

J'ai débuté, quand je l'ai pu, par cet émétique végétal (l'ipécacuanha), qui a réussi chez quelques femmes ; mais j'ai observé que, chez plusieurs, son effet leur avoit été plus contraire que favorable, surtout chez celles à qui je n'avois pas pu l'administrer dans les premiers instans de l'invasion ; j'ai observé chez celles-ci, que, par ses secousses, il provoquoit ou renouveloit les douleurs du bas-ventre ; et je crois pouvoir même assurer que ce moyen empirique ne peut pas convenir à toutes les femmes, même administré en tems opportun.

Je viens de dire plus haut que d'après les heureux succès obtenus par M. Doulcet de l'usage de l'ipécacuanha, on avoit voulu faire de cet émétique une sorte de spécifique, qu'on y avoit échoué, et que cela devoit être ainsi, parce que M. Doulcet et tous ceux qui ont adopté son opinion, ne voyoient réellement qu'une maladie unique *sui generis*, qu'ils appeloient fièvre puerpérale. Voilà l'origine de cette erreur, d'où il est résulté les plus grands inconvéniens, qui sont et qui seront toujours les suites nécessaires et inévitables des méthodes exclusives, que Celse avoit bien jugées de son tems, lorsqu'il dit : *nulla perpetua precepta recipit ars medicinalis.*

Cependant, comme chez toutes, la diarrhée étoit symptomatique, que la langue étoit humide, chargée d'un limon épais et blanchâtre ; que les nausées et les vomissemens étoient alternativement continuels, ce qui annonçoit que les premières voies étoient farcies de matières saburrables, j'ai donné l'ipécacuanha jusqu'à trois fois, et avec succès. Mais souvent aussi j'ai été embarrassé, même arrêté dans son emploi par des douleurs aiguës qui se faisoient sentir à l'épigastre, à l'hypogastre en même tems, et qui étoient précédées et accompagnées d'une diarrhée fréquente et involontaire, c'est-à-dire, que les malades évacuoient abondamment sans s'en apercevoir : dans ce cas je faisois précéder l'ipécacuanha par une déplétion sanguine plus ou moins considérable, d'après

l'exploration du pouls, soit par des saignées du pied,
du bras, soit par l'application des sangsues, suivant les
circonstances, l'intensité des douleurs, leur siége et
l'état du pouls.

Je ne puis dissimuler que ces circonstances étoient
difficiles à juger, et souvent périlleuses, et qu'il faut
une grande habitude pour ne point confondre la dépression du pouls (*vires exaustæ*), avec la compression,
(*vires oppressæ*), et que malgré toute mon attention à
saisir ces différences, et à satisfaire à leurs indications
respectives, j'ai été bien loin d'en obtenir tout le succès que j'avois le droit d'en attendre.

La saignée est un remède héroïque dans les symptômes
inflammatoires qui se manifestoient dès l'invasion de cette
maladie; mais une fois manquée, il n'y avoit plus à y revenir. Une saburre putride, qui cherchoit à s'échapper
par haut et par bas, s'y opposoit (1).

Les nausées, les vomissemens fréquens, la diarrhée
charioient à la fois une grande quantité d'humeurs bilieuses de toutes couleurs, jaunes, vertes, noires, etc.
Les déjections alvines étoient abondantes, d'une odeur
infecte ; elles devenoient bientôt séreuses, et jetoient les
malades dans l'affaissement, dans un état de foiblesse,
tel qu'il en résultoit des syncopes, du délire, des soubresauts dans les tendons, des sueurs froides, et la
mort.

J'ai employé plusieurs fois la saignée, d'après les indications les plus impérieuses, comme moyen essentiel
à la maladie, pour en prévenir des progrès ultérieurs.
Mais aussi je l'ai conseillée comme moyen accessoire,
lorsque l'indication d'évacuer étoit fortement prononcée,
et qu'une contre-indication s'y opposoit ; dans ce cas je

---

(1) *Sanguis enim est qui in hac febre putrefactionem suscipit.*
Ætius, pag. 251.

faisois tirer du sang, suivant les forces des malades. Dès que la déplétion sanguine avoit produit une détente marquée, je saisissois les premiers instans de bonace pour évacuer d'abord par le haut, ce que je répétois plusieurs fois, suivant l'exigence des cas ; puis j'appuyois l'action des évacuans par de légers minoratifs, des délayans, de légers diaphorétiques, surtout lorsque la moiteur vouloit s'annoncer. C'est surtout dans les maladies des femmes en couche que je m'écartois le moins possible de ce précepte : *eò ducere oportet quò vergit natura*. Ce plan de conduite, varié suivant les phases de la maladie et les diverses circonstances qui l'avoient précédée et accompagnée, n'a pas toujours été aussi heureux que je le désirois; car plusieurs femmes n'en ont retiré aucun avantage. C'est bien ici le cas de l'application de ces deux vers d'Ovide :

Non est in medico semper relevetur ut æger,
Interdum doctâ plus valet arte malum.

L'application des sangsues n'a pas été suivie de grands succès ; elle ne procuroit qu'un soulagement momentané, une simple suspension de douleurs qui, après un court intervalle, revenoient avec plus de force : peut-être eût-il fallu en appliquer un plus grand nombre, et que dix à douze ne suffisoient pas pour produire une déplétion sanguine capable de déterminer une détente générale. En un mot, elles ne résolvoient pas l'inflammation, et je crois pouvoir assurer que dans ces maladies, où il y a urgence de vider les vaisseaux, les sangsues n'agissent pas avec assez de célérité, ni d'une manière convenable et propre aux accidens dont la marche est rapide.

Les vésicatoires ont été également employés dans des circonstances où leur application sembloit être le mieux indiquée, lorsque de petits frissons fréquens, irréguliers, annonçoient que l'humeur laiteuse cherchoit à se déposer ailleurs qu'aux organes destinés à la recevoir ; qu'elle se fourvoyoit déjà dans des couloirs étrangers ; que les lochies se supprimoient, et que le pouls, par sa petitesse, son exiguité, sa dépression enfin, appeloit les secours les plus énergiques pour empêcher ces humeurs d'aller s'asseoir sur des organes qu'elles menaçoient, et pour favoriser leurs excrétions.

Ces moyens ont souvent réussi ; mais, souvent aussi ils ont échoué, même en agissant fortement sur la peau sans qu'il en résultât rien d'avantageux pour les malades dont le pouls ne se relevoit pas ; ni pour la maladie, puisque le déplacement des humeurs laiteuse et lochiale restoit *in statu quo*, et qu'elles n'étoient point rappelées à leur propre domicile. Dans toutes les maladies quelconques, surtout les aiguës, toutes les fois que les vésicatoires auront produit de fortes ampoules, et qu'il n'en sera résulté aucun changement dans le pouls, qu'il n'aura pas acquis une nouvelle énergie, qu'il sera resté dans le même état où il étoit avant leur application, le pronostic ne peut être que fâcheux.

Si l'application des vésicatoires est d'une très grande ressource pour le médecin instruit qui sait apprécier les cas ci-dessus désignés, elle devient un instrument de mort dans les mains d'un ignorant qui fait usage des cantharides, *ab hoc et ab hac*, dans tous les cas indistinctement, sans savoir préciser ceux où elles deviennent très nuisibles et souvent mortelles (1).

Les lavemens méritent aussi d'occuper une place ici, par l'avantage qu'on retire de leur usage lorsqu'ils sont administrés à propos : ce sont des bains locaux qui produisent les meilleurs effets, non seulement aux intestins

---

(1) *Harum muscarum salia simili ferè ratione, ut salia alkalina volatilia vim exerunt et profecto dissolutionem, indeque sanguinis putredinem promovent.* Huxam, *de malig. febr.*, pag. 115.

qu'ils debarrassent, mais à la vessie, à la matrice et aux viscères voisins; et pour qu'ils produisent plus sûrement ces bons effets, il ne faut donner que des demi-lavemens, parce qu'ils séjournent plus long-tems : on les rend anodins, calmans, émolliens, laxatifs, purgatifs, etc., suivant l'effet qu'on veut en obtenir.

Médicamens simples , officinaux et magistraux.

Les racines de chiendent, de réglisse, de gentiane, de persil, de bardane, d'ipécacuanha; les feuilles de bourrache, de chicorée sauvage, de petite sauge de Provence; le kina, le miel, les sirops de miel, tartareux, de noirprun, la thériaque, le diascordium, les sels neutres, le nitre, l'acétite de potasse, le sel d'absinte, le tartrite de potasse antimonié, l'oxide d'antimoine sulfuré rouge, le petit lait, l'eau de veau, l'eau de riz, la décoction blanche de Sydenham, la tisane vineuse.

Nous voyons que la thérapeutique elle-même nous fournit de forts argumens contre l'existence de la péritonite, comme tenant lieu de toutes les maladies aiguës qui sont rapportées à elle seule, en nous présentant une grande quantité de remèdes différens, que les praticiens sont forcés de varier à l'infini, et qu'ils emploient habituellement dans toutes les maladies graves, dans toutes les fièvres *mali moris :* les uns administrent les émétiques, les purgatifs, les minoratifs; les autres prescrivent la déplétion sanguine par le moyen des sangsues, de la lancette; ceux-ci le kina, les vésicatoires; ceux-là les boissons délayantes, des potions tempérantes; ainsi des autres. J'ai souvent employé ces potions avec succès.

Si la péritonite étoit une maladie particulière, douée d'un génie caractéristique qui lui appartînt en propre, on n'administreroit pas aux malades qui en seroient attaquées tous les moyens que l'art peut suggérer, et varier, comme il est d'usage, dans toutes les maladies aiguës.

Je ne dois point terminer cet article sans prévenir le lecteur que si, dans le cours de cet ouvrage, en parlant des différens moyens thérapeutiques, j'emploie les mots consacrés par l'usage de tems immémorial, tels que les apéritifs, les fondans, les diurétiques, les diaphorétiques, etc., sans le prévenir, dis-je, que je croie à toutes ces propriétés, pour la plupart imaginaires, et entièrement subordonnées aux circonstances individuelles; je me suis fortement élevé sur ce point de doctrine de matière médicale, dans mon petit ouvrage sur les Spécifiques (imprimé en 1783); j'y dis (pag. 13) : « A l'égard des substances que nous fournissent les trois règnes de la nature pour combattre les maladies, il ne faut pas s'en rapporter à l'analyse chimique pour acquérir la connoissance des vertus de ces différentes substances qui peuvent servir de médicament : ce moyen est très infidèle; il développe souvent des principes qui n'existent pas, quoique cependant il nous en fasse connoître de vraiment constitutifs.

» Mais cette connoissance acquise nous autorise-t-elle à conclure que tel mixte a telle vertu? non, sans doute..... Je suis bien éloigné de croire que la chimie, malgré son état de splendeur actuel (1) puisse jamais servir à porter un jugement décisif sur les vertus des médicamens.... Il seroit impossible, avec ces connoissances, d'assigner au kina une vertu fébrifuge, au raisin d'ours une vertu anti-néphrétique, à l'ellébore une vertu sternutatoire, au norprun la qualité purgative, à l'arnica une

---

(1) Depuis plus de quarante ans que je tiens ce langage, la chimie a très certainement fait de grands progrès; je souhaite qu'ils tournent entièrement à l'avantage de l'art de guérir, et qu'ils en reculent les limites.

efficacité particulière dans les contusions, à l'opium l'effet soporifique, aux bois de salsepareille et de gayac les effets sudorifiques, etc. etc. » Ensuite, il faut remarquer que les remèdes introduits dans l'estomac, dans le duodénum, subissent nécessairement des altérations, des décompositions, de même que les alimens, par le mélange du suc gastrique, de la bile, etc., puis dans les secondes voies avec les autres humeurs qu'ils altèrent, et par lesquels ils sont altérés eux-mêmes. Malgré toutes ces réflexions, que j'ai faites depuis très-long-tems, je m'en tiens à l'observation clinique pour me déterminer sur le choix des médicamens, relativement à leurs propriétés, dont j'ai cru ne devoir point changer le nom jusqu'à ce qu'un bon code médical m'en ait imposé la loi.

ARTICLE V.

Parallèle des épidémies anciennes et modernes qui ont attaqué les femmes en couche.

LA maladie épidémique qui fait le sujet de ce mémoire, a été connue et traitée par les anciens médecins comme par les modernes, mais sous des dénominations différentes.

Hippocrate, dans ses Aphorismes et dans ses Prédictions connues sous le nom de *Coaques*, parle de cette maladie en ces termes : « Les maladies aiguës sont mortelles aux femmes enceintes (Aph. 30, sect. 3) ; les » lochies qui s'arrêtent chez les femmes accouchées, annoncent une mort prochaine, etc. (Mal des femmes, » n°. 66). Les frissons qui surviennent après les fausses » couches sont pernicieux (Coac. sect. 3, pag. 433, » n°. 159). La diarrhée est pernicieuse aux femmes » nouvellement accouchées, soit à terme ou autrement » (*Ibid.* n°. 154). » Je pense qu'on peut tirer le même pronostic des frissons ; que l'accouchement soit prématuré ou nón, ils sont également daugereux.

Dans ses Epidémies, Hippocrate donne les observations de huit femmes en couche, attaquées de cette maladie à laquelle cinq succombèrent, et dont les symptômes prédominans étoient les mêmes, surtout la diarrhée qui, de tous, étoit le plus constant et le plus fâcheux. Il donne dans ses maladies des femmes (lib. 2) une description positivement la même que celle qui nous occupe dans ce moment-ci, à quelques légères différences près ; différences qui peuvent dépendre de la constitution individuelle, de la variété du climat, etc. Mais ce qu'il y a de vrai, c'est que tous les médecins grecs, romains, arabes et autres n'ont presque rien ajouté de nouveau à tout ce qu'avoit dit l'oracle de la médecine sur cette matière. Paul d'Egine est, parmi les anciens, celui qui a le plus et le mieux écrit sur les accouchemens et sur les maladies des femmes en couche.

En 1664, pareille épidémie avoit attaqué les femmes en couche de l'Hôtel-Dieu de Paris : c'étoit la première fois qu'elle s'étoit manifestée, mais de la manière la plus meurtrière. Peu, chirurgien en·chef de cet hôpital, avance que la diarrhée étoit dégénérée en dyssenterie. Le célèbre M. Doublet élève un doute sur ce fait, et qu'il exprime ainsi : « Peut-être prit-on à cette époque pour un flux de sang des déjections noirâtres et putrides, semblables à celles que nous avons vues. » Je partagerois volontiers l'opinion de ce savant médecin, d'après l'inspection de ces déjections qui, comme je l'ai dit plus haut, étoient de toute espèce de couleurs. D'ailleurs, que ce fût une dyssenterie ou une diarrhée symptomatique, le danger étoit le même.

OBSERVATIONS

*Sur les maladies épidémiques qui ont régné à Paris,
depuis 1707 jusqu'en 1747, par un ancien médecin de
la Faculté de Paris.*

Année 1746.

. . . .

« Au mois de janvier, tous les médecins de l'Hôtel-
Dieu (car on n'observa pas la même chose dans la ville)
virent périr beaucoup de femmes en couche, dont les
enfans étoient venus à terme, quoiqu'elles n'eussent
point été incommodées dans les derniers mois de leur
grossesse, et que rien ne parût devoir annoncer quelque
chose de sinistre.

» A peine étoient-elles accouchées, quoique le travail n'eût point été laborieux, qu'elles étoient prises
d'une fièvre ardente, leurs vuidanges couloient peu ; elles
ressentoient de vives douleurs de colique, et surtout
dans la région de la matrice ; le lait ne se portoit point,
ou très peu aux mamelles, et elles périssoient, quelques
unes dès le quatrième jour de leurs couches, d'autres,
mais en plus petit nombre, alloient jusqu'au dixième.

» Par l'ouverture des cadavres on trouvoit presque
toujours l'épiploon gangréné, la matrice très gonflée et
enflammée, les ovaires remplis de pus ; la vessie, l'intestin rectum et toutes les parties voisines de la matrice
dans un état d'inflammation plus ou moins grand. Chez
quelques unes, surtout chez celles qui avoient souffert
plus long-tems, la poitrine étoit enflammée, et quelquefois on y trouvoit du pus ; chez toutes, les mamelles
étoient flasques, elles ne contenoient point de lait : on
trouvoit plus ou moins de lait épanché dans le ventre et
dans la poitrine. On ouvrit la tête de quelques unes, et

il y en eut chez qui l'on trouva un peu d'inflammation dans les membranes du cerveau.

» On employa avec succès les saignées tant du bras que du pied, mais principalement celles du bras qu'on répétoit plusieurs fois : une boisson délayante, des lavemens fréquens, des relâchans de toute espèce, quelquefois des calmans ; une diète très exacte, du bouillon léger pour toute nourriture. Par ce traitement, la matrice, qu'une trop forte extension avoit, pour ainsi dire, forcée, reprenoit son ressort : les vuidanges couloient, le lait se portoit aux mamelles, et tout rentroit dans l'ordre naturel.

» Pour prévenir cette maladie, saigner et purger plusieurs fois le dernier mois de la grossesse.

» Une chose digne de remarque, c'est qu'en février, on vit, par préférence, attaquées de cette maladie les femmes qui étoient déjà précédemment accouchées, tandis que celles qui accouchoient pour la première fois, en étoient au moins la plupart exemptes. (Journ. de Médecine, avril 1765, pag. 361.) »

Cet extrait d'observations faites par un ancien médecin de la Faculté de Paris, ne fait nulle mention particulière du péritoine, non plus que cellés de la même année, consignées dans les Mémoires de l'Académie des sciences. Ce médecin dit bien *que la vessie, l'intestin rectum, et toutes les parties voisines de la matrice* étoient dans un état d'inflammation plus ou moins grand ; mais quoique dans les parties voisines, le péritoine puisse y être compris implicitement, cela ne suffit pas pour caractériser et pour nommer cette maladie peritonite, pas plus que les autres viscères et les autres parties voisines de la matrice, qui étoient lésés d'une manière plus tranchante ; et presque tous les auteurs et tous les médecins qui ont vu et traité ces diverses lésions, gardent le plus profond silence sur le péritoine. Et dans cette maladie-ci, comme dans celle de l'hospice de la Maternité, on y a observé la *poitrine enflammée*, et *du pus dans cette capacité*, à la vérité *chez quelques unes*, dit le rédacteur de cet article ; tandis qu'à la Maternité, ces phénomènes existoient chez toutes ; mais n'importe le nombre, il n'est pas moins vrai que chez quelques unes la poitrine étoit aussi profondément affectée que le bas–ventre, et qu'on n'avoit point pensé à appeler cette maladie plutôt *péritonite* que *pleurésie*, ou *péripneumonie*, et qu'on ne lui donnoit aucune de ces dénominations, malgré que les organes de ces deux capacités fussent également lésés. Qu'est-ce qui ignore que la plupart des maladies aiguës qui ont une issue tragique, se terminent par une fluxion de poitrine ou par une inflammation de bas–ventre, sans que ni l'un ni l'autre ne soit la maladie essentielle, la maladie primitive ?

Lamothe rapporte qu'au commencement de 1713, cette épidémie régna à Rouen, à Caen, et que quantité de femmes, même de celles dont l'accouchement avoit été des plus heureux, furent attaquées de cette terrible maladie, et qu'elles y succombèrent. Le cours du ventre survenoit avec tension et douleur dans cette partie ; une petite fièvre s'y joignoit ; elle augmentoit en peu de temps ; les lochies étoient supprimées ; le délire arrivoit ; les remèdes étoient d'un foible secours. (Chap. XIX, pag. 719, 720.)

Au printemps de 1735 et en 1736, la même épidémie régna à l'Hôtel–Dieu de Paris, et pareil résultat a eu lieu. Les symptômes de ces épidémies étoient absolument les mêmes que ceux dont nous avons fait l'exposé ci–dessus. De petits frissons, la diarrhée, le météorisme le plus énorme, des douleurs aiguës de toute la capacité du bas-ventre, ouvroient la scène tragique. (Journal de Médecine, tom. 21, pag. 356.)

Les Mémoires de l'Académie royale des sciences (1746) contiennent des observations faites, dans la ville, par

Antoine de Jussieu (nom connu et respecté en médecine),
à l'Hôtel-Dieu, par Cél de Villars et par Fontaine, médecins de ce même hôpital, sur cette maladie et sur la
mortalité qui en résulta. De vingt femmes, à peine en
pouvoit-on sauver une.

La diarrhée étoit le premier symptôme par lequel elle
se déclaroit ; le ventre étoit tendu et douloureux ; la tête
se prenoit ; les seins étoient flasques, et les femmes périssoient du quatrième au septième jour. On trouvoit,
après l'ouverture des cadavres, les intestins couverts d'une
croûte gélatineuse, et une sérosité blanchâtre épanchée
dans le bas-ventre et ailleurs.

Lamothe rapporte la même chose, d'après l'inspection du cadavre d'une femme morte de la même maladie. Cette croûte, répandue sur la surface des viscères,
s'observe fréquemment après leurs excrétions supprimées ;
et comme la mort n'arrivoit qu'après le tems où l'humeur laiteuse auroit dû se porter au sein, on la trouvoit
épanchée dans les cavités, et même extravasée dans le
tissu des viscères. (Journ. de Méd., 1769, tom. xxx,
pag. 118.)

Pouteau rapporte qu'en 1750, une épidémie attaquoit,
à l'Hôtel-Dieu de Lyon, un grand nombre de femmes
en couche, et que la maladie se déclaroit trois ou quatre
jours après l'accouchement, et même plus tard, par des
douleurs de colique, et par la tension de l'abdomen.

Leake a observé la même épidémie dans la ville de
Londres et dans l'hôpital de Westminster, pendant les
années 1769, 1770, 1771. L'inspection anatomique lui
a fait voir l'épiploon constamment altéré, en partie enflammé, en partie en suppuration. Le péritoine présentoit des traces d'inflammation et de gangrène, mais
bien moins souvent que l'épiploon ; et la cavité abdominale contenoit une quantité plus ou moins considérable d'une matière semblable à du petit lait.

Selle fait mention de pareilles épidémies qui régnèrent à Berlin en 1778 et 1780. La première année, sur vingt malades, il en périt huit; et la deuxième, sept.

A l'assemblée de la Faculté de médecine de Paris, dite *prima mensis*, du 1er juin 1782, M. le Doyen, médecin de l'Hôtel-Dieu, a annoncé que M. Doublet feroit hommage à la Faculté de son travail sur la maladie des femmes nouvellement accouchées à l'Hôtel-Dieu. M. le Doyen a observé que, « dans le commencement, les lochies coulent » abondamment; que ce n'est que le troisième jour qu'il » survient tension, tumeur et douleur dans la partie » supérieure et moyenne de l'abdomen; qu'ensuite les » douleurs deviennent très vives, et que leur cessation » annonce la gangrène.

» A l'ouverture des cadavres, la matrice a paru in- » tacté et sans aucune espèce d'engorgement; mais dans » le bas-ventre on a trouvé une matière vraiment caseuse » (que nous appelons aujourd'hui albumineuse), la- » quelle matière, examinée chimiquement par feu M. Bu- » quet, a donné tous les produits d'un vrai fromage de lait » de vache. M. le Doyen remarque que depuis long-tems » on employoit l'ipécacuanha dans cette maladie; mais » que, comme on ne le donnoit pas dans le même tems, » ni de la même manière que M. Doulcet, il n'avoit pas » le même succès. M. Majault a ajouté à ces réflexions » qu'il n'avoit vu périr avec la nouvelle méthode que » deux malades, dans l'une desquelles la matrice étoit » déjà gangrénée et épaisse de trois doigts, et que le lait » avoit formé un coagulum insoluble, et avoit fait épan- » chement dans le bas-ventre. » (Journal de Méd., juillet 1782, pag. 55.)

Clarke fait aussi mention d'une épidémie semblable, et bien plus meurtrière qui, à la fin de 1787 et au commencement de 1788, enleva à Londres plus de la moitié des femmes qui en furent attaquées. Voici son début sur cette maladie :

« On la distinguoit des maladies ordinaires des femmes
en couche par une multitude de symptômes, et surtout
par la marche particulière qu'elle affectoit; quoique,
sous certains rapports, elle présentât une sorte d'analogie avec la fièvre puerpérale, elle en différoit si essentiellement dans son invasion, son cours et sa terminaison,
que je crois très important de ne les pas confondre l'une
avec l'autre. »

Cette épidémie, décrite avec la plus scrupuleuse exactitude dans le *Journal de Médecine*, *janvier* 1791, est une
de celles qui approchent le plus des maladies aiguës des
femmes en couche que j'ai observées sous l'influence
épidémique à l'hospice de la Maternité, quoique cependant il y ait quelques différences fort remarquables; par
exemple, celle-ci : M. Clarke a observé des cas où le météorisme étoit énorme, et la douleur peu sensible; d'autres où il n'y avoit ni météorisme ni douleurs, ou très
peu. Chez presque toutes les malades de la Maternité,
le météorisme et les douleurs étoient extrêmes.

Dans l'épidémie de M. Clarke, *le cerveau et le système
nerveux étoient essentiellement affectés*. Dans l'épidémie de
la Maternité, le cerveau n'étoit affecté que sympathique-
ment; la poitrine et le bas-ventre étoient essentiellement
attaqués à la fois, et de la manière la plus énergique; les
signes sensibles et rationnels manifestoient de la manière la
plus évidente quels étoient les organes lésés; et l'intensité
des lésions, à l'ouverture des cadavres, confirmoit les jugemens qu'on portoit sur la nature et sur le siége de ces
lésions.

Par l'inspection anatomique, M. Clarke a découvert
à peu près les mêmes désordres dans les capacités thorachiques et abdominales, que ceux dont j'ai rendu
compte plus haut ; mêmes phénomènes, mêmes altérations organiques, mêmes épanchemens d'un fluide de
même couleur, et dans lequel surnageoient *de petits*

flocons d'une substance solide , semblable à de la lymphe coagulée. Lorsque l'épanchement étoit fort considérable , on trouvoit , dit M. Clarke , *la surface extérieure des entrailles enduite d'une peau glutineuse ; mais les parties que couvroit cette peau n'étoient point enflammées ; on trouvoit aussi que les espaces qu'il y a entre les différens viscères du bas-ventre , étoient remplis par de grandes masses d'un gluten analogue à cette peau , lequel s'étoit modelé sur les organes adjacens ; la quantité de fluide épanché et celle de cette substance plus compacte ne paroissoit être en nulle proportion avec le degré d'inflammation ; car souvent la rougeur des parties étoit très peu remarquable , ou même imperceptible ; tandis que la sérosité épanchée et les flocons qui nageoient dans son sein , se trouvoient en très grande quantité.* (Journ. de méd. 1791 , pag. 174 et suiv.) Tout cela existoit chez les malades de la Maternité. Mais, dans la revue qu'il fait de tous les viscères qui ont été altérés par la maladie, il ne dit pas un mot du péritoine ; ce silence annonce que cette membrane n'a point été affectée, ou qu'elle l'a été si peu ou si rarement, qu'elle ne méritoit pas qu'on en fît la moindre mention. Voilà la seule interprétation que l'on puisse donner à son silence.

Je dois faire observer au lecteur que le médecin anglais a fait des omissions remarquables et importantes ; il ne dit qu'un mot, et encore comme *per transennam,* de l'écoulement des lochies , et ne fait aucune mention de l'humeur laiteuse, si non qu'en général elle n'avoit pas lieu, ou que si le lait montoit aux seins, c'étoit pour en disparoître aussitôt ; et sur cette disparition, il n'en tire aucune conséquence pour le diagnostic, pour le pronostic, non plus que pour le traitement. Son silence sur la suppression de ces excrétions , ainsi que sur leur résultat, me semble bien extraordinaire ; aussi ne parle-t-il point de dépôts laiteux , ni de métastases ; il ne dit pas un mot sur la nature du fluide épanché dans les capacités ; son silence sur des phénomènes aussi importans, nous laisse ignorer son opinion.

Une observation également intéressante à faire, c'est celle-ci (pag. 44) : « Cette maladie, qui affectoit le cerveau » et le système nerveux, en affoiblissoit notablement l'é- » nergie ; et c'est la raison pour laquelle la force muscu- » laire diminuoit si excessivement dès les premiers jours » et pendant toute la durée de la maladie, etc., etc. » (pag. 172). J'eus toujours la précaution de faire ou- » vrir le crâne ; mais j'ai constamment trouvé le cerveau » dans un état sain et naturel. » De même, à la Mater- nité, cet organe étoit intact. Il est vrai de dire aussi que des malades se plaignoient légèrement de douleurs de tête ; ce qui m'a fait présumer que ces douleurs n'étoient que sympathiques.

M. Clarke semble croire que l'épidémie dont il donne l'histoire, étoit contagieuse ; pour moi, je ne partage point du tout son opinion à cet égard, au moins pour ce qui est relatif à l'épidémie de la Maternité ; et voici ma raison : trois cent cinquante-deux femmes sont ac- couchées en septembre et octobre ; et, sitôt accouchées, elles sont déposées dans des salles où il n'y a point de malades. C'est dans ces salles même que la maladie les prend ; et aussitôt attaquées, on les transporte dans l'infirmerie ; ainsi, avant d'arriver dans celle-ci, elles sortent malades d'une salle où il n'y en a pas. Il y a eu, à la vérité, cent quarante-huit malades sur trois cent cinquante-deux accouchées, mais qui, sans être frap- pées de contagion qui n'existoit pas, se sont probablement trouvées toutes les cent quarante-huit à peu près dans les mêmes circonstances et dans des dispositions phy- siques et morales propres au développement des prin- cipes délétères de cette maladie.

Si je me suis aussi étendu sur l'histoire de cette épidémie du docteur Clarke, par le parallèle que je fais de cette maladie avec celle de l'hospice de la Maternité, c'est que j'y trouve beaucoup de ressemblance, beaucoup d'analogie, et que les phénomènes pathologiques observés avant et après la mort étoient à peu près les mêmes.

Extrait des registres de la Société médicale d'Amiens, de la séance du 3 décembre 1811.

M. Lemerhcier, après avoir donné lecture de l'exposé de la maladie des six femmes qui avoient succombé à la suite de leurs couches, termine ainsi :

« Or, il est démontré par les ouvertures cadavériques, 1°. que dans le nombre, deux sont mortes des suites d'une inflammation gangréneuse de l'utérus, déterminée, dans l'une, par une cause mécanique ; 2°. que deux autres ont été les victimes de la gangrène et de la suppuration des ovaires, causées, dans l'une, par l'impression subite d'un froid violent, et dans l'autre, par une affection morale triste ; 3°. que les deux dernières ont éprouvé une véritable fièvre puerpérale ou entérite, compliquée de pleurésie ; et que l'une d'elles étoit déjà très dangereusement malade avant son accouchement. »

Cet extrait, qui est signé, pour copie conforme, ne laisse aucun doute sur la nature de la maladie de ces six femmes accouchées, d'après le désordre qui a été observé sur les six cadavres, et dans lesquels il n'est fait nulle mention du péritoine. Ainsi donc la lésion de cette membrane n'est pas aussi commune qu'on l'imagine, et pas assez, pour qu'indistinctement on donne le nom de péritonite à toutes les maladies aiguës des femmes en couche.

Cet extrait a été rendu public dans la ville d'Amiens, pour porter le calme dans les esprits qui étoient déjà fort agités, sur le faux bruit qu'il y avoit une épidémie meur-

trière qui attaquoit les femmes en couche ; et le rapport
très bien fait de notre confrère M. Lemerhcier a produit tout l'effet qu'on avoit le droit d'en attendre.

————

Nous venons de voir en Grèce, en France, en Prusse,
en Allemagne, en Hollande , en Angleterre , en Italie,
les mêmes maladies aiguës, en apparence, attaquer épidémiquement les femmes en couche , avoir en quelque
sorte la même physionomie et le même résultat. De là ,
sans doute, les partisans de la péritonite vont conclure
en faveur de leur opinion favorite.

Mais n'a-t-on pas vu et ne voit-on pas tous les jours,
dans ces mêmes parages, des fièvres malignes , putrides,
inflammatoires, régner épidémiquement, assaillir à la fois
tous les individus des deux sexes, et manifester les mêmes
symptômes qu'ici? Les dyssenteries, par exemple, sont
des dyssenteries partout, qui portent le même masque ,
qui déployent le même appareil symptomatique , et qui
cependant rejettent les mêmes méthodes, les mêmes
moyens. Il s'en faut bien que tous les médecins soient
d'accord entre eux sur la nature de ces maladies, ainsi que
sur les moyens propres à les combattre. En Angleterre
partout, et parmi les plus grands médecins , il y a une
divergence prodigieuse d'opinions sur la nature des dyssenteries épidémiques qui ont régné dans ce pays, à
différentes époques, ainsi que sur les diverses manières
de les traiter.

Dans les épidémies des femmes en couche , je ne vois
de différence avec les autres épidémies , que celles qu'y
apportent les suites de couches ; les excrétions laiteuses et
lochiales, lesquelles n'en sont point pour les péritonistes
(si je puis m'exprimer ainsi), puisqu'ils ne veulent point
admettre de métastase, et qu'ils considèrent même la

suppression de ces excrétions comme le produit de la fièvre, de la maladie quelconque qui vient attaquer les mères après leur accouchement. Cette assertion de leur part est un des plus forts argumens en faveur de la thèse que je soutiens; c'est reconnoître, c'est déclarer d'une manière explicite qu'une maladie aiguë quelconque vient attaquer les femmes en couche; que la suppression des lochies et de l'humeur laiteuse est le produit et le résultat de cette même fièvre, ce qui ajoute de nouveaux accidens à la maladie principale; ce qui augmente le désordre et détermine une attaque générale; ce qui donne enfin un génie particulier que la réunion des symptômes caractérise ensuite.

Ils laissent toujours une grande difficulté à résoudre, et qui consiste à savoir si les humeurs lochiales et laiteuses supprimées sont cause ou effet de la maladie. Il me semble qu'en admettant le premier cas, ils favoriseroient davantage leur opinion, ils donneroient une plus grande force à leur manière de voir, même à leur nomenclature ; car, en disant que ce sont les humeurs lochiales et laiteuses qui sont cause de cette maladie, ils pourroient lui conserver même le nom de *puerpérale*, et avec plus de fondement, au moins en apparence. J'ajoute en apparence, parce que moi, qui admets les métastases laiteuses et lochiales, je rejette la puerpérale et la péritonite. J'admets ces métastases, sinon toujours comme cause de la maladie, mais comme y jouant un rôle principal, qui ajoute beaucoup d'intensité aux autres accidens.

Après avoir jeté un coup d'œil rapide sur les épidémies qui ont régné dans diverses contrées fort éloignées les unes des autres, et à des époques plus éloignées encore, voyons maintenant à consulter aussi les écrits des médecins de tous les pays qui se sont distingués dans toutes les parties de l'art de guérir, et spécialement dans celle des accouchemens.

, Quoique ce Mémoire soit le résultat d'une pratique longue et multipliée , qui m'a mis à même de faire un grand nombre d'observations sur une infinité de maladies , plus particulièrement sur celles des femmes en couche , j'ai cru devoir en borner ici le nombre, qui , d'ailleurs , ne seroit jamais suffisant ni assez imposant pour conclure quelque chose d'avantageux pour la science. Alors je me suis décidé à recourir aux ouvrages de ceux dont la probité égale les lumières; et j'ose espérer qu'à l'aide de ces secours étrangers , je pourrai rendre mon travail plus intéressant, et, sur ce point, j'ai suivi le conseil d'Hippocrate , qui dit : *Singuli siquidem hominis experientia non sufficit , tunc observatores ex omni œvo in auxilium vocari debent* Hipp. prœnot.

QUATRIÈME PARTIE.

EXTRAIT

Des observations de différens ouvrages, et particulièrement du Journal de Médecine.

OBSERVATION

Sur un lait répandu , et autres suites fâcheuses d'un
accouchement.

La dame qui fait le sujet de cette observation fut, le
cinquième jour de son accouchement, fort agitée par la
suppression des lochies et du lait. Il résulta de cette suppression des accidens sans nombre , pour lesquels il fut
administré beaucoup trop de remèdes : saignées du bras,
du pied, les émétiques, les purgatifs, des eaux minérales
de toute espèce, etc., etc.; d'où il est résulté une maladie
fort longue qui a duré près de deux ans , et enfin la malade fut guérie. Beaucoup de médecins furent consultés ,
entre autres l'illustre Boerhaave , dont la consultation
est bien extraordinaire par la quantité prodigieuse de
remèdes qu'il prescrit, et en cela se conduisant bien différemment de Baglivi, qui dit : *paucis remediis curantur*
morbi, etc. ; c'étoient aussi la conduite et les principes

d'Hippocrate et de tous les grands praticiens qui lui ont succédé. (*Journal de Médecine*, ann. 1754, tom. I, p. 101.)

OBSERVATION *sur le danger de la répercussion du lait des nourrices ;* par M. Marteau de Grandvillers.

Cette observation présente les accidens les plus graves qui se sont succédés dans le cours de la maladie d'une dame, chez laquelle on avoit répercuté le lait par l'application de l'argile détrempée dans du vinaigre, et qui succomba le vingt-quatrième jour. (Ann. 1758, tom. IX, pag. 500 et suiv.)

M. LEVRET, à une séance publique de l'Académie royale de chirurgie, tenue le 26 avril, lut un Mémoire fort intéressant et très instructif, sur les infiltrations laiteuses qui surviennent dans les suites de couches. Il décrit avec exactitude les signes qui distinguent ces infiltrations laiteuses dont le siége s'établit dans les environs de la matrice, d'où elles se continuent aux cuisses, de là aux jambes et aux pieds.

M. Levret met au nombre des causes les plus ordinaires des infiltrations laiteuses, le froid que les femmes en couche ont souffert, de quelque manière qu'il ait été occasionné. Les femmes qui ne veulent, ou qui ne peuvent pas nourrir, sont tenues aux plus grandes précautions pour éviter cet accident, auquel elles sont plus sujettes que les nourrices.

Cet habile et savant accoucheur trace le plan de conduite curatif pour guérir ces sortes d'infiltrations, dont le traitement est toujours long, plan de conduite qui consiste dans la sage combinaison des remèdes administrés intérieurement et extérieurement. (Ann. 1759, tom. XI, pag. 79.)

(153)

Vues *de pratique et Observations sur les maladies des nouvelles accouchées*; par M. le Nicolais du Saulsay.

D'après ces observations, qui sont fort instructives, il paroît que cet excellent praticien a eu des occasions fréquentes de voir des maladies inflammatoires, causées par la suppression des lochies, d'après ce qu'il en dit, et les moyens qu'il propose pour les résoudre. « L'expérience, dit-il, m'a confirmé que les vues curatives, dans cet état, répondent à celles qu'on doit avoir dans le traitement de toute autre inflammation ; diminuer la quantité du sang et la force qui le fait aborder à la partie enflammée; procurer de la souplesse dans les nerfs et du relâchement dans le tissu fibreux. » Pour remplir ces indications, il faisoit pratiquer des saignées les trois premiers jours. (Ann. 1760, tom. XIII, pag. 19.)

* * *

Observation *sur une fièvre de lait survenue à la suite d'un dépôt laiteux sur le bas-ventre, six semaines après la couche*; par M. Planchon, qui dit :

« Parmi les observations que j'ai faites sur cette mala-
» die, il en est une assez rare, dont je n'ai rien vu de
» semblable dans aucun auteur; je vais en donner le
» détail : on y verra qu'il n'y a point à douter de l'exis-
» tence de la cause que j'accuse, et que la personne qui
» fait le sujet de cette observation, n'entra en convales-
» cence qu'après que la nature eut reproduit dans les
» organes destinés à la sécrétion du lait, ce même lait
» qui s'étoit dévoyé six semaines avant, comme on va le
» voir ci-après. » Cette manière d'annoncer l'observation de M. Planchon doit inviter les gens de l'art à la lire pour se convaincre par eux-mêmes de la vérité de l'exposé du fait qui est très intéressant. (Ann. 1764, tom. XXI, pag. 112.)

L'histoire (ou plutôt le Précis) *de l'épidémie de* 1746, où il n'est question, ni de fièvre puerpérale, ni de péritonite. Nous en avons fait mention dans le parallèle des épidémies. (Ann. 1765. Tom. XXII, p. 363.)

Observations *sur un épanchement de lait sur le bas-ventre;* par M. Planchon, qui a suivi et combattu tous les accidens les plus fâcheux qui l'accompagnoient, avec d'autant plus d'intérêt, que c'étoit son épouse qui en étoit le sujet, et qui avoit été vivement frappée par cette cruelle maladie dès les premiers jours de ses couches. Cette observation est fort intéressante à lire, sous le double rapport de la théorie et de la pratique. (Ann. 1766, tom. XXIV.)

Observations *sur les suites de couche*, par M. Renard. Elles contiennent des vues pratiques excellentes. (Année 1766, tom. XXV, p. 144.

Mémoires *et Observations sur les fièvres aiguës;* par M. Leroy, professeur au Ludovicée de Médecine de Montpellier.

« Outre la fièvre de lait éphémère ou bénigne, dit ce
» médecin, les femmes en couche sont encore sujettes à
» une fièvre aiguë simple, dans laquelle les purgatifs
» sont de la plus grande efficacité ; à une fièvre aiguë
» symptomatique, accompagnée dès son commencement
» des signes d'une inflammation produite, selon notre
» auteur, par le lait retenu dans la masse du sang, ce
» qui lui a fait donner le nom de dépôt laiteux ; enfin,
» elles sont aussi exposées à une fièvre maligne qu'il
» appelle *fièvre de lait maligne.*

» S'il arrive, soit par erreur de la nature, soit par les
» efforts imprudens de l'art, que la sécrétion du lait soit
» troublée, l'accouchée éprouve de grandes incommodi-
» tés, souventmême des maladies cruelles, et qu'il n'est
» pas rare de voir se terminer par la mort. » D'où il
conclut que la fièvre de lait maligne est excitée par le
lait retenu dans la masse du sang, et qui, par une erreur
de la nature, ne se porte pas aux seins, comme il le devroit. (Ann. 1767, tom. XXVI, pag. 307.)

MÉMOIRE *sur la diarrhée des femmes nouvellement accouchées*, par M. Bonté. Mémoire qui contient des vues
pratiques excellentes, et très bon à consulter. (Ann.
1769, tom. XXX, pag. 27.)

OBSERVATIONS *sur un épanchement considérable de
matière laiteuse dans la capacité du bas-ventre, guéri par la
ponction ;* par M. Bossu, qui débute ainsi :

« L'expérience n'a que trop souvent fait connoître les
» ravages que peut produire le lait chez les femmes
» grosses, les nouvelles accouchées et même les nour-
» rices . . . . » Il est question ici d'une femme qui,
quoiqu'allaitant, avoit les seins extrêmement pleins de
lait, et qui l'incommodoit au point qu'elle écouta une
bonne femme de son voisinage, qui lui conseilla d'appliquer sur les parties malades de l'argile bouillie dans
du vinaigre. . . . . « Huit jours après la première application du répercussif, je fus appelé, dit M. Bossu :
je ne balançai pas d'imputer à une métastase de lait sur
l'abdomen, les désordres qui se manifestoient ; après
avoir tenté infructueusement tous les moyens que l'art
m'avoit suggérés pour guérir la malade, je la déterminai à la ponction, et je tirai, dit ce médecin, au

moyen de cette opération , environ quinze livres de matière laiteuse , chargée de grumeaux qui bouchoient de tems en tems la canule du trois – quart , et dont je favorisois la sortie avec un stylet boutonné. . . . . Il ne se fit pas d'épanchement davantage , et le lait reparut aux mamelles en quantité suffisante pour l'allaitement de son enfant qu'elle reprit et qu'elle continua de nourrir. . . . . Elle a eu depuis ce tems-là plusieurs enfans qu'elle a allaités, sans qu'aucuns des accidens qui avoient suivi la première couche, se soient renouvelés. » (Ann. 1770 , tom. XXXI , p. 283.)

* * *

OBSERVATION *sur un lait répandu et des dépôts avec infiltrations sur les cuisses et les jambes;* par M. Beaussier.

Le sujet de cette observation est une jeune femme de vingt-un ans , qui, quinze jours après son accouchement, et se croyant en parfaite santé , les lochies coulant encore abondamment , descendit dans une chambre basse ouverte à tous les vents : le froid la saisit, il étoit vif ; de là des frissons, de la fièvre, des douleurs aux jambes, aux cuisses , et une série d'accidens qui se succèdent dans une maladie chronique de cette nature , et pour lesquels ont été employés quantité de remèdes, dont les derniers ont été couronnés de succès. (Ann. 1770, tom. XXXI, pag. 315.)

* * *

OBSERVATION *sur une hydropisie laiteuse;* par M. Martin. Le résultat de cette observation est que M. Martin a tiré, par le moyen de la ponction , deux pintes d'une liqueur qui ressembloit à du petit lait. (Ann. 1770, tom. XXXI, pag. 555.)

Observation *sur un dépôt laiteux, accompagné d'une fièvre miliaire de même nature, survenu les premiers jours des couches;* par M. Planchon, qui commence ainsi :

« La matière laiteuse, retenue dans la masse du sang, est toujours à charge à la nature. Semblable aux humeurs excrémentielles qui n'ont pu être évacuées, elle ne tarde pas à troubler l'harmonie des fonctions naturelles : elle les gêne ou par son abondance ou par la qualité viciée. Dans le premier cas, on l'a vue plus d'une fois déposée sur des viscères essentiels à la vie, sur le bas-ventre ou aux extrémités, où, prenant le caractère d'une vraie inflammation, on a dû l'attaquer par les moyens curatifs propres à ces désordres : dans l'autre, elle a acquis un degré de septicité qui a fait naître des maladies malignes, dont l'issue est souvent funeste, etc... Alors je reconnus, dit M. Planchon, la suppuration prochaine : je l'aidai par des cataplasmes maturatifs, tellement, qu'en quatre jours la tumeur du genou fut en état d'être ouverte : il en sortit beaucoup de pus laiteux, sans être dégénéré. » (Ann. 1771, tom. XXXVI, pag. 411.)

Observation *sur un épanchement laiteux;* par Milleret, qui rapporte que l'ombilic s'étant ouvert, il en étoit sorti par cette ouverture, à différentes fois, six à sept pintes d'une matière blanche, grumelée, et de la consistance d'une bouillie claire; quelques jours après il en vit environ deux pintes de cette nature qui en étoit sortie ce jour là, et qui annonçoit un lait gâté; il sentoit l'aigre. La femme qui fait le sujet de cette observation a guéri, et M. Milleret a parfaitement secondé les efforts de la nature pour obtenir cette guérison, si difficile, dans une maladie aussi compliquée. (Ann. 1774, tom. XLII, pag. 231.)

W HITE, médecin anglais, a donné en 1774 un ouvrage ayant pour titre : *Avis aux femmes enceintes et en
couche*, ou *Traité des moyens de prévenir, de guérir les maladies qui les affligent dans ces deux états.*

La fièvre des femmes en couche, qui fait la matière
du second article de la troisième section, est, selon ce
médecin, une vraie fièvre putride, dont les causes ne
sont que trop évidentes, et qui doit le plus souvent son
existence à la conduite déraisonnable que la plupart des
femmes des villes tiennent pendant leur grossesse, et
à la manière dont on les traite les premiers jours de
leurs couches.

La base de son traitement consiste à faire vomir les
malades à différentes reprises, pour nétoyer l'estomac;
ensuite il employe comme *anti-septiques*, l'esprit de min-
dérérus, le sel d'absynthe neutralisé avec le suc de ci-
tron. Il rejette la saignée, les vésicatoires et l'usage du
nitre, comme nuisibles. (Ann. 1775, tom. XLIII, p. 115.)

***

O BSERVATION *sur un dépôt laiteux chronique.* . . . . .

« . . . .

» Dès le septième mois de sa grossesse, ses mamelles
» s'étoient remplies de lait, et leur engorgement qui
» s'étoit soutenu lui avoit été très incommode. » Je ne
copie ce passage que pour ceux des lecteurs qui croient
que la filtration du lait ne doit se faire et ne se fait réellement qu'après l'accouchement ; c'est sans doute la
marche ordinaire de la nature, mais tous les jours nous
voyons, à diverses époques de la grossesse, le lait se
porter aux seins.

L'auteur de ce Mémoire, qui n'est pas nommé, en
termine ainsi l'historique : « Cette histoire me paroît
offrir deux vérités pratiques bien importantes :

» La première, qu'une portion du lait extravasé peut

» rester plusieurs années comme assoupie ; entretenir
» par sa présence un spasme dont on méconnoît assez
» souvent la cause ; et donner lieu, par son acrimonie,
» par son transport sur quelque autre partie, à des acci-
» dens très graves.

» La seconde, que dans les maladies dépendantes de
» cette cause, un usage soutenu des eccoprotiques ap-
» propriés aux circonstances, modifiés par les délayans
» et par les édulcorans, associés aux eaux chargées
» d'air fixe, données comme apéritives, favorise l'éva-
» cuation de la matière laiteuse, rétablit les fonctions
» de tous les organes, et opère la dépuration de la
» masse humorale. »

Je ne crois pas du tout à cette première vérité pratique,
à ces dépôts chroniques, à ces laits répandus dont l'existence dure des vingtaines d'années après l'accouchement :
ce sont des mines qu'il faut laisser exploiter aux ignorans
et aux charlatans.

Comme la seconde vérité découle, ainsi que la première, des mêmes principes, je n'adopte pas plus celle-
ci que l'autre ; non pas que je croie l'auteur capable de
vouloir nous tromper, mais nous pensons qu'il y a erreur
de fait. (Ann. 1780, tom. LIV, pag. 317.)

*Extrait des prima mensis de la Faculté de Médecine
de Paris, tenues les 15 mai et 1er juin 1782.*

« M. LE DOYEN, médecin de l'Hôtel-Dieu, a annoncé
» que M. Doulcet feroit hommage de son travail sur les
» *Maladies de femmes nouvellement accouchées à l'Hôtel-*
» *Dieu :* il donne de suite les signes diagnostics et pro-
» nostics, les phénomènes qu'on observe après la mort,
» et qu'il termine par celui-ci : « Mais dans le bas-
» ventre on a trouvé une matière vraiment caseuse, la-

» quelle matière, examinée chimiquement par feu M. Bu-
» quet, a donné tous les produits d'un vrai fromage de
» lait de vache. » M. Le Doyen remarque que, depuis long-
» tems, on employoit l'ipécacuanha dans cette maladie ;
» mais que, comme on ne le donnoit pas dans le même
» tems ni de la même manière que M. Doulcet, il n'a-
» voit pas le même succès.

» M. Le Doyen a fait cette remarque pour répondre à
» M. Sigault, qui a réclamé quelques observations sem-
» blables qu'il a communiquées à la Faculté, et qui pré-
» tendoit que cette maladie est due à l'atonie de la matrice.»
M. Doublet, médecin de l'hospice de Saint-Sulpice, a
promis de soumettre au jugement de la Faculté plusieurs
observations qu'il a faites sur la même maladie à l'hospice
de Vaugirard, dont il est aussi le médecin. (Ann. 1782,
tom. LVIII, pag. 55.)

Voilà donc la première fois que, dans ce Journal, il
est question de la maladie des femmes en couche, sans
détermination d'un nom propre et particulier à cette
maladie.

Cinq ans avant cette époque, j'avois donné mon
ouvrage sur la prétendue fièvre miliaire des femmes en
couche, dans lequel j'ai donné plusieurs observations
de maladies qui étoient absolument celles qui nous occupent aujourd'hui, et auxquelles je me suis bien donné de
garde de donner aucun nom nouveau ; je me suis borné
à les décrire avec exactitude, et je les ai traitées suivant
la nature des symptômes qui me sembloit les caractériser
telles ou telles maladies.

*Extrait des prima mensis de la Faculté de Médecine
de Paris, tenues les 16 septembre et 1er octobre 1782.*

« Après que MM. les médecins de l'Hôtel-Dieu
eurent fait la lecture sur la maladie des femmes en
couche, M. Doublet, médecin de l'hospice de santé à

Vaugirard, a, le même jour, fait hommage à la Faculté de ses observations sur une maladie laiteuse qui avoit été funeste à plusieurs femmes accouchées dans cet hôpital de Vaugirard. Ces observations, très importantes par elles-mêmes, et devenues encore plus intéressantes par la circonstance dans laquelle elles ont été communiquées, ont pour titre : *Mémoire sur la fièvre à laquelle on donne le nom de fièvre puerpérale*, ou *Observations faites à l'hospice de Vaugirard, sur les maladies produites par les métastases et les dépôts laiteux dans la cavité abdominale.* » (Ann. 1782, tom. LVIII, p. 445.)

MÉMOIRE *sur la maladie qui a attaqué en différens tems les femmes en couche à l'Hôtel-Dieu de Paris*, lu à l'une des assemblées de la Faculté de médecine, dites *prima mensis*, tenues les 16 septembre et 1ᵉʳ octobre 1782.

Dans ce Mémoire est tracé le tableau de cette maladie terrible, à qui, disent les rédacteurs de cet ouvrage, les Anglais ont donné le nom de fièvre puerpérale.

Ce Mémoire contient aussi le traitement indiqué par M. Doulcet, et qui a été suivi du plus heureux succès : il faut le lire en entier pour juger de la nature de la maladie, de son siége, de ses symptômes, des moyens propres à les combattre, et des connoissances acquises avant et après la mort pour expliquer les phénomènes. Le résultat est que l'humeur épanchée dans le bas-ventre est visiblement laiteuse ; qu'on la compare à du petit lait non clarifié ; que l'on voit constamment flotter de gros morceaux de lait caillé ; qu'on en trouve un grand nombre collés à la face externe des intestins. (Année 1782, tom. LVIII, pag. 445.)

15.

MÉMOIRE *sur la fièvre à laquelle on donne le nom de fièvre puerpérale*, ou *Observations faites à l'hospice de Vaugirard, sur les maladies produites par les métastases et les dépôts laiteux, dans la cavité abdominale;* par M. Doublet. Mémoire excellent, fort bien fait, et qui appuye le plan de conduite de M. Doulcet. (Ann. 1782, tom. LVIII, pag. 502.)

REMARQUES (par M. Doublet) *sur la fièvre puerpérale,* et particulièrement sur un ouvrage qui a pour titre: *Recherches sur la nature et le traitement de la fièvre puerpérale ou inflammation d'entrailles des femmes en couche;* par M. Delaroche. Les remarques de M. Doublet sur l'ouvrage de M. Delaroche, sont fort intéressantes : ces deux médecins également célèbres ont traité à fond cette matière, ils ont fait preuve de connoissances et d'érudition; ils ont appuyé l'un et l'autre leur théorie systématique d'autorités également respectables; il leur est échappé un peu d'exagération dans leurs opinions qui, quoique très lumineuses, ne portent pas la conviction dans tous les esprits; et c'est ce que je crois avoir démontré plus haut. (Ann. 1783, tom. LX, pag. 513.)

SUITE *des Remarques de M. Doublet sur l'ouvrage de M. Delaroche*, également intéressantes, surtout les parties prophilactiques et curatives. (Ann. 1784, tom. LXI, p. 1.)

DEUX *Observations sur la fièvre puerpérale;* par M. Archier. Des deux femmes qui sont les sujets de ces observations, l'une est morte et l'autre a guéri; toutes les deux ont été traitées suivant la méthode de MM. Doulcet et Doublet. (Ann. 1784, tom. LXI, pag. 372.)

(163)

Lettre *de M. Delaroche à l'Editeur*, par laquelle
il donne de nouveaux développemens à sa manière
de voir sur la *fièvre puerpérale*; développemens fort ins-
tructifs, et en réponse aux observations critiques de
M. Doublet.

De suite (p. 579), une autre lettre de M. Tissot, qui
réclame contre une opinion qu'on lui avoit prêtée sur
la *fièvre puerpérale*, en la lui faisant regarder comme
inflammatoire, tandis que dans ses leçons il caractérisoit
cette maladie de *fièvre putride*, et qu'il considéroit l'ipécacuanha comme un des meilleurs remèdes dans cette
maladie...... De suite, une note de M. Doublet,
relative à l'opinion de M. de Bordeu sur la *fièvre puerpérale* et sur ses phénomènes. C'est M. de Bordeu qui
va parler (p. 581) :

« Peut-être le laconisme d'Hippocrate, à l'égard des
» maladies des femmes en couche, a-t-il conduit bien
» des médecins à ne point faire mention du reflux du
» lait dans le tissu spongieux des parties et dans le
» sang, non plus que des effets qu'il y produit. J'en ai
» connu qui nioient l'existence de ce reflux ; mais le
» hasard m'a fait voir plusieurs fois des amas de fromage
» véritable et de lait aigri sous l'épiderme des femmes
» en couche. J'ai vu des dépôts extérieurs et intérieurs
» qui n'étoient que du lait ramassé et figé. *J'en ai vu*
» *comme du caillé, comme du petit lait,* et en telle quan-
» tité, et une fois surtout, que le chirurgien qui ouvroit
» le corps ramassoit à pleines mains le lait caillé, et qui
» sembloit à peine dénaturé. *La femme étoit morte en*
» *couche, les vidanges et le lait avoient été dérangés dans*
» *leur cours ;* tout ce lait, et il y en avoit une énorme
» quantité, s'étoit ramassé dans les entrailles, collé à
» elles et à la partie extérieure de la matrice, par où
» il sembloit avoir suinté : la face extérieure de ce viscère
» étoit saine. En un mot, je n'ai jamais douté, depuis

» que je vois des malades, de l'existence du reflux et
» des dépôts laiteux ; j'en ai observé jusqu'à la dure-
» mère. » (Ann. 1784, tom. LXI, p. 562).

OBSERVATION *sur un épanchement laiteux, dans la cavité abdominale, guéri par la paracenthèse ;* par M Lepelletier, médecin à l'île Jourdain, en Poitou. Voici la note du rédacteur, pag. 501 :

- « Cette observation intéressante et curieuse ne se
» borne pas à nous faire connoître une ressource hardie
» et nouvelle pour le traitement de la *fièvre puerpérale ;*
» elle nous présente encore la démonstration la plus
» complète de la doctrine que nous avons adoptée sur
» les causes et sur les effets de cette maladie. On y voit
» que la *fièvre puerpérale* peut naître à une distance plus
» ou moins grande de l'accouchement, et se récidiver
» plusieurs fois ; qu'elle est caractérisée dès les pre-
» miers instans par l'affaissement des seins et la dispari-
» tion du lait, etc. etc. »

Voici une opinion bien différente du D. Walter, extraite du Journal de médecine, année 1785, tom. LXV, p. 668, consignée dans un Mémoire sur les maladies du péri-toine. Dans ce Mémoire, il donne la description du pé-ritoine et l'énumération des parties qu'il contient ou qui l'avoisinent. « S'il étoit possible, dit l'auteur, d'é-
» tendre le péritoine et toutes ses productions de ma-
» nière à n'en faire qu'une seule surface, on verroit que,
» si cette surface n'est pas plus grande que celle du corps
» humain, elle l'égale au moins en grandeur. »

Voici ce que M. Walter dit au sujet de l'opinion de ceux qui prétendent que la fièvre puerpérale est due à l'inflammation des intestins et de l'omentum. « Plusieurs
» observations et expériences que j'ai faites à ce sujet,
» m'ont convaincu que la vraie inflammation des intestins

» est une chose extrêmement rare, et le résultat en a été
» que cette inflammation ne pouvoit arriver que de deux
» manières. La première est celle où le siége de l'inflam-
» mation est dans la membrane veloutée des intestins ;
» c'est le cas de la dyssenterie, qui est le plus fréquent. La
» deuxième manière dont peut arriver l'inflammation des
» intestins, est des plus rares. Parmi près de six mille ca-
» davres qui ont passé par mes mains, je ne l'ai remarqué
» que cinq fois. . . . . Ces deux sortes d'inflamma-
» tions des intestins ne se trouvent jamais dans les fièvres
» des accouchées ; au contraire, les vaisseaux du péritoine
» et toutes ses productions sont tendues et enflammées ;
» ce qui fait que, dans ces cas, on trouve toujours un
» vrai pus exhalé par ces vaisseaux, qu'on a pris pour
» un dépôt de lait. Un grand nombre de dissections et
» d'expériences coûteuses et pénibles, aussi bien que
» d'injections, m'ont convaincu de ce que j'avance ; si
» l'on se rappelle ce que j'ai dit, §. 36, de la poitrine et
» de son hydropisie, c'est-à-dire, qu'on trouve souvent
» dans cette maladie, sans différence d'âge ni de sexe,
» une semblable matière puante, épaisse, semblable à
» du pus, on comprendra sans doute comment on a pu
» avoir l'idée singulière que c'étoit un dépôt qui se for-
» moit dans les fièvres des accouchées, et comment les
» graves allemands ont pu prendre pour une vérité ce
» badinage français. »

Il n'est pas étonnant que Walter qui, après Johnson,
a soutenu le premier que toutes les maladies des femmes
en couche étoient une inflammation du péritoine, confirme son opinion par de nouvelles assertions qui, cependant, semblent se contrarier d'après toute la latitude qu'il
donne au péritoine, et avec raison ; car si l'on veut faire
attention à tous les plis, replis et duplicatures de cette
membrane, qui sert d'enveloppe à tous les viscères du
bas-ventre, on jugera facilement qu'avant que tout cela

soit déroulé, le péritoine ne peut être exposé à une tension extraordinaire, quelque volume de gaz et d'eau que la capacité du bas-ventre puisse contenir, à moins de cas vraiment extraordinaires.

. Je n'ai pas calculé les cadavres des hommes que j'ai vus et examinés tant à l'Hôtel-Dieu de Paris qu'à la Charité, lorsque je me livrois à l'étude de l'anatomie et de la médecine clinique ; et depuis quarante-huit ans que je pratique, certainement je n'en ai pas vu près de six mille comme **W**alter ; mais j'en ai vu un assez grand nombre ; je n'ai pas observé dans tous ces cadavres une substance albumineuse aussi compacte, que j'ai rencontrée constamment chez toutes les femmes mortes en couche, et sous trois formes différentes : en une liqueur jaunâtre et bourbeuse ; en flocons assez épais qui flottoient dans ce fluide ; en couches beaucoup plus épaisses encore et qui couvroient tous les viscères ; enfin en une fausse membrane qui lioit tous ces organes abdominaux ensemble. **W**alter dit qu'il a vu souvent (et moi j'assure n'avoir jamais rien vu de semblable, au moins pour l'intensité et la densité de ces substances), un fluide épanché dans une ou plusieurs capacités. Mais j'ai vu constamment, chez toutes les femmes nouvellement accouchées, cette substance albumineuse occuper les deux capacités thorachique et abdominale, et notamment dans la dernière épidémie de la Maternité. Employé pendant quarante-neuf ans au traitement des maladies épidémiques, et médecin des hôpitaux et des prisons de Montargis, j'ai été à portée de vérifier ces faits contradictoires. Mais j'observerai qu'en matière aussi grave et aussi importante, le docteur prussien n'auroit pas dû se permettre luimême de prendre pour un badinage français des observations transmises par des savans les plus respectables dans l'art de guérir. D'ailleurs, **W**alter dit bien qu'on trouve souvent une semblable matière purulente, épaisse, semblable à du pus ; mais sa matière purulente n'est pas de l'épaisseur, de la consistance ferme et dure des concrétions albumineuses, de la fausse membrane dont nous parlons, et que nous avons vues à la Maternité et ailleurs. (Ann. 1785, tom. LXIII, p. 497.)

DIVERSES *Observations sur la fièvre puerpérale.*

Première Observation. Fièvre laiteuse extraordinaire, suivie d'anasarque et d'autres accidens qui ont causé la mort au bout de plusieurs mois ; par M. Lapeyre, médecin d'Auch.

Deuxième Observation. Fièvre puerpérale jugée par un dépôt laiteux considérable à la marge de l'anus ; par M. Brisorgueil, médecin des hôpitaux de Melun.

Troisième Observation. Fièvre puerpérale accompagnée de symptômes inflammatoires, dans laquelle les secours furent trop tardifs ; par M. Dufau, médecin de l'hôpital de Dax.

A la suite de ces trois observations, le rédacteur y a ajouté ces réflexions, dont nous allons extraire, de la manière la plus concise, quelques passages :

« L'observation de M. Lapeyre nous offre l'exemple
» d'une fièvre puerpérale jugée par une anasarque laiteuse.
» Le lait ne se porte point aux mamelles, dit-il, et la
» fièvre saisit bientôt cette malade : voilà l'origine de la
» maladie par la déviation de l'humeur laiteuse.

» La malade de M. Brisorgueil, douée d'une force
» tonique, vive et debarrassée d'une partie des sucs
» laiteux hétérogènes, soit par l'effet des vomitifs, soit
» par les excrétions que les remèdes avoient procurées,
» n'a cependant dû sa guérison qu'au dépôt laiteux qui
» s'est formé près de l'anus au bout de quatre semaines.
» Il y a lieu de présumer que la maladie auroit été ter-
» minée très promptement et sans autre crise que les

»ᵗ vidanges et les sueurs, si le médecin eût été appelé
» plus tôt, etc. etc.

. » La troisième observation présente une fièvre puer-
» pérale compliquée d'inflammation de matrice.......
» Dans ce cas, les symptômes inflammatoires ne sont
» pas équivoques ; et en considérant l'état où ils étoient
» le quatrième jour dans la malade de M. Dufau, on
» doit voir qu'ils avoient dû être très violens à l'invasion
» de la maladie ; la saignée, qui n'a été d'aucune utilité
» à l'époque reculée de la maladie, auroit pu sauver la
» malade, si elle eût été pratiquée dès les premiers
» instans, soit parce qu'elle auroit combattu la cause
» qui a déterminé l'épanchement laiteux, soit parce
» qu'elle auroit permis d'employer avec plus de succès
» l'ipécacuanha et les autres moyens propres à la pré-
» venir. . . . .

» L'ouverture du cadavre a confirmé l'opinion que
» M. Dufau avoit conçue de la maladie pour laquelle il
» a été consulté trop tard : il a trouvé la matrice en-
» flammée à l'extérieur, et gangrénée à l'intérieur, ce
» qui prouve que l'affection de cet organe avoit été la
» première cause de la maladie.

» L'inflammation des intestins, beaucoup moins avan-
» cée que celle de la matrice, étoit due à la liqueur
» acrimonieuse qui avoit séjourné sur leur surface exté-
» rieure. La matière blanchâtre, épaisse de deux ou
» trois lignes, étoit abondante et collée sur les différens
» viscères. M. Dufau donne à juste titre le nom de bandes
» laiteuses à cette matière blanchâtre....... »

Cette observation intéressante (abstraction faite d'une
fièvre puerpérale), présente bien clairement une inflammation de la matrice à laquelle on porte des secours
trop tardifs ; c'est absolument le même cas qui se trouve
dans ma huitième observation, qui offre également
l'inflammation de la matrice pour laquelle j'ai fait faire

trois amples saignées en quatre heures , et qui ont agi
comme par enchantement; l'inflammation de la matrice
et tous les symptômes qui l'accompagnoient ont disparu
aussi vîte qu'ils étoient venus ; et si M. Dufau eût été
appelé comme moi dans les premières vingt-quatre
heures de l'invasion , il eût obtenu le même succès ,
parce qu'il avoit parfaitement jugé la maladie ; mais c'est
à tort qu'il considéroit cette maladie comme une fièvre
puerpérale compliquée d'inflammation de la matrice ,
parce que c'étoit cette inflammation qui étoit la maladie
même et la maladie principale.

Il a paru , en 1786, une dissertation de M. Hirsch-
mann , qui avoit pour titre : *De lactis metastasi ad uterum
artusque* , etc.

L'auteur fait l'histoire de trois nourrices qui , ayant
perdu leurs enfans , ont essuyé des dépôts laiteux. Chez
la première , le lait s'est amassé dans la cavité de l'uterus,
et a , parmi d'autres symptômes , causé une rétention
d'urine , une tuméfaction considérable du ventre , des
angoisses , etc. etc. L'usage des remèdes appropriés a
rétabli le cours des urines , et lui a fait rendre par le
vagin deux quarts d'un lait décoloré..... Les deux autres
ont succombé , l'une à une métastase sur l'avant-bras,
et l'autre , à un dépôt à la cuisse. (Ann. 1786, tom.
LXVI , p. 224 et suiv.)

OBSERVATION *sur une métastase de lait sur la jambe ,
chez une nourrice ;* par A. Balthasar.

Cette nourrice avoit plus de lait que l'enfant ne pouvoit en consommer , et le dépôt ouvert à la jambe four-
nissoit par intervalles une matière laiteuse: on fit sevrer
l'enfant , et dès que la sécrétion du lait fut tarie , l'ulcère
commença à prendre une meilleure tournure : il fut soli-

dement cicatrisé deux mois après. (Ann. 1787, t. LXXV, pag. 44.)

OBSERVATION *sur une fièvre puerpérale, suivie d'un épanchement dans l'abdomen, et d'un dépôt énorme;* par M. Pujol, médecin à Castres.

Cette observation est fort intéressante à lire; l'auteur considère cet épanchement comme le produit d'une humeur laiteuse, qu'on évacua par le moyen de la paracenthèse.

« Au premier aspect, dit M. Pujol, il fut aisé de se » convaincre que ce liquide n'étoit autre chose qu'un suc » laiteux, privé de la plus grande partie de sa sérosité; » il se trouva si fétide, qu'en sortant il infectoit les » assistans et la malade elle-même. Pendant l'opération, » des grumeaux caseux sortirent en quantité par la ca- » nule; souvent ils en obstruoient le canal, etc. » (Année 1789, tom. LXXVIII, pag. 44.)

CINQ *Observations sur la fièvre puerpérale;* par M. Archier. Ce médecin a suivi la méthode de MM. Doulcet et Doublet, pour les moyens thérapeutiques; et des cinq malades, une a succombé. . . . . Dans ce même journal (pag. 441), se trouve l'extrait d'un ouvrage de M. Clarke, médecin anglais, et qui a pour titre : *Essai sur les maladies des femmes en couche pendant les années 1787 et 1788.*

« La maladie que M. Clarke décrit ici, étoit évidem- » ment la fièvre épidémique de la saison, modifiée par » les circonstances particulières aux femmes en couche. » Dès son invasion, la grande foiblesse, portée jusqu'à » l'insensibilité, étoit alarmante. L'inflammation atta- » quoit différens viscères du bas-ventre, et étoit cons-

» tamment accompagnée d'un degré d'exsudation à pro-
» portion plus grande que la violence de l'inflammation
» ne paroissoit l'indiquer.

» L'auteur n'a pu découvrir aucune autre cause parti-
» culière à cette espèce de fièvre puerpérale, que la
» misère, les peines d'esprit et le chagrin.

» Les vomitifs ont été nuisibles, à cause des douleurs
» et de l'irritabilité de l'estomac qu'ils ont excitées. Les
» vésicatoires, appliqués de bonne heure pour prévenir
» le dépôt, de fortes doses de quinquina, les cordiaux,
» et l'usage modéré de l'opium, afin d'éveiller l'énergie
» de l'organe extérieur, ont paru réussir. »

Il y a dans cette épidémie beaucoup de points de ressemblance avec celle de l'hospice de la Maternité, tant
pour le génie de la maladie que pour les phénomènes observés après la mort, ainsi que pour le résultat de l'administration de l'ipécacuanha et des autres remèdes. (Ann.
1789, tom. LXXX, pag. 170.)

———

NOUVELLES *Recherches sur la fièvre puerpérale*, ou
*Mémoire sur les moyens de connoître le caractère de cette
méthode et les principes sur lesquels on doit se fonder dans
son traitement;* par M. Doublet.

« L'objet de ce Mémoire est de jeter un nouveau jour
» sur cette question, en démontrant que, sous quelque
» rapport que l'on considère la *fièvre puerpérale*, on trouve
» qu'elle diffère essentiellement des autres fièvres aiguës
» ou inflammatoires, et qu'elle a pour caractère d'être
» produite par la métastase laiteuse qui a lieu le plus
» souvent dans la cavité abdominale. » (Ann. 1789,
tom. LXXX, pag. 170.

Histoire *de la Constitution médicale de l'automne de 1786 et de l'année 1788;* par M. Lamarque, médecin à Poitiers.

Fièvre puerpérale. — « La personne qui fait le sujet de
» cette observation étoit une femme extrêmement déli-
» cate, rachitique, qui, après avoir mis au monde deux
» enfans, dont l'un mort et l'autre n'ayant survécu que
» quatre jours, fut en proie à une fièvre ardente et à tous
» les symptômes qui l'accompagnent. Point de lochies,
» point de lait, chaleur à la peau, agitation, soif, langue
» sale et sèche, le bas-ventre météorisé et doulou-
» reux, etc.

» Malgré les complications de cette maladie, il étoit
» aisé de voir que le lait en étoit la source, et que c'étoit
» là, vraiment, une espèce de fièvre puerpérale. »

. . . . . Après avoir administré l'ipécacuanha, la potion huileuse incisive indiquée par M. Doulcet, après avoir répété ces moyens et en avoir prescrit d'autres, et le tout en vain, les accidens allant toujours en croissant, M. Lamarque se décida à conseiller l'allaitement, « comme devant
» détourner du côté des mamelles l'humeur laiteuse qui
» engorgeoit le système vasculaire. » La succion opérée par un petit chien rappela le lait aux mamelles ; appuyée par un bon régime et par l'usage de quelques minoratifs, elle procura à la malade une parfaite guérison.

Je ne présente un extrait de cette observation que sous le rapport du lait rappelé à sa vraie destination, aux mamelles, et dont la guérison de la malade a été l'heureux résultat. (*Journal de Médecine*, avril 1790, p. 190 et suiv.)

Dissertation *sur les métastases de lait et sur la fièvre puerpérale;* par le docteur Huffland.

« L'auteur adopte en entier le sentiment de Selle sur la nature de cette fièvre. Cependant, comme le caractère essentiel que Selle lui donne manque quelquefois, Starke a établi, dans une remarque jointe à cet article, que les épanchemens dans la cavité de l'abdomen ne se rencontrent pas toujours, et que la fièvre puerpérale n'est autre chose qu'une fièvre rémittente ordinaire, qui est modifiée par les principales causes occasionnelles en activité, et qui, par conséquent, tire sa principale modification de l'état dans lequel se trouvent les parties de la génération. »

Dans un autre ouvrage, M. Starke parle d'une fièvre de lait suivie d'une sécrétion de cette liqueur, qui s'est soutenue plusieurs années, et a, de tems en tems, occasionné des métastases laiteuses. (Ann. 1790, t. LXXXI, p. 457.)

Ce Mémoire est supérieurement fait par M. Clarke ; j'en ai fait mention à la suite des épidémies des femmes en couche : c'est l'histoire d'une épidémie qui, en 1787 et 1788, enleva beaucoup de femmes en couche à Londres. Cette maladie a beaucoup d'analogie avec celle qui a régné à l'hospice de la Maternité. Ce Mémoire, divisé en deux parties, occupe une quarantaine de pages dans le même journal. Quoique fort intéressant, il laisse cependant beaucoup de choses à désirer. Voyez ce que j'en dis, p. 143 et suiv. (Ann. 1791, tom. LXXXVI, p. 31. Suite du même Mémoire, p. 186 et suiv.)

FIÈVRE *hectique laiteuse, pendant laquelle furent rendues des hydatides par les selles et par le vomissement;* par M. Balmes, médecin au Puy.

Cette observation, très intéressante sous tous les rapports, est d'un médecin connu fort avantageusement, et sur la véracité duquel on peut compter autant que sur ses lumières ; mais comme elle est fort longue, je n'en extrairai que ce qu'il y aura de plus saillant et de relatif à l'objet principal qui nous occupe.

» . . . .

» Madame ***, âgée de trente-cinq ans, d'un tempérament bilieux, d'une stature maigre et délicate, après plusieurs accouchemens laborieux, eut ce dernier facile et heureux. La fièvre de lait fut marquée, quoique le lait ne se portât point aux seins, ainsi que cela lui étoit ordinaire ; les autres évacuations eurent lieu en quantité et en qualité convenables.

» Quinze jours après l'accouchement elle eut une vivacité, presqu'un emportement, qui dura quelques instans, et dont le sentiment se renouvella dans la journée. Les lochies furent supprimées, ainsi que toute autre évacuation analogue.

» Le jour suivant, elle fut prise d'un frisson, de fièvre, de dégoût, de chaleur, d'envies de vomir, etc. etc.

» On lui administra tous les remèdesdictés par les circonstances : les vomitifs, les émético-cathartiques, les purgatifs, les laxatifs, les apéritifs, les diurétiques, les légers sudorifiques, les toniques, en un mot tout ce que l'art pouvoit suggérer pour améliorer son état.

» . . . . . Les selles laiteuses furent fréquentes : on en espéroit du bien ; on les favorisa par de doux laxatifs, mais vainement. Dans une de ces selles, la malade rendit un kiste des plus gros, rempli d'une matière laiteuse, sans aucune altération apparente ; le fluide contenu étoit blanc et bien lié. » Enfin, la malade, quatre mois après son accouchement, succomba, et le médecin ne put jamais obtenir l'examen des organes lésés. M. Balme ajoute à son observation des réflexions lumineuses dont nous croyons devoir transmettre une partie qui, très certainement, sera lue avec intérêt.

« La suppression de toute évacuation laiteuse, dit M. Balme, est suivie des accidens les plus graves et les plus variés. Les affections qui en sont le produit, se montrent dans toutes sortes de formes ; les médecins y ont

été long-tems trompés ; ce n'est que dans ces derniers
tems que l'on a fait des découvertes précieuses sur cet
objet important. Puzos fixa l'attention sur les dépôts
laiteux ; ceux qui sont venus après lui, en multipliant
les observations, ont donné des préceptes de la plus
grande utilité sur la déviation du lait et ses suites dangereuses. Nous voyons dans ce moment (M. Balme écrit
en 1790) des discussions très utiles, non seulement sur
le caractère de la fièvre puerpérale, mais encore sur sa
cause et sur le choix des moyens curatifs. Ce procès,
bien loin d'être jugé, n'est peut-être pas encore assez
instruit ; les observations produites de part et d'autre
ont un mode isolé qui empêche l'application. Chacun
croit avoir raison d'après les faits dont il a été témoin ;
le tems seul, c'est-à-dire, une longue suite d'expériences
et d'observations bien faites résoudront le problème. »

Cette observation, et les réflexions qui la suivent,
nous offrent plusieurs choses importantes et dignes de
fixer notre attention. 1°. Les mouvemens de colère auxquels cette femme se livra quinze jours après son accouchement, époque à laquelle tout se passoit bien et dans
l'ordre voulu par la nature, produisirent subitement la
suppression.

2°. Le jour suivant elle fut prise de la fièvre, de chaleur, d'agitation, etc. ; alors ceux qui prétendent que
c'est la fièvre qui supprime toujours les évacuations
lochiales et laiteuses, ne pourront point alléguer ici pour
raison que la maladie et la mort ont été déterminées par
la fièvre, par une fièvre forte, qui a supprimé toutes les
évacuations ; puisque cette femme se portoit bien à
l'époque où elle fut livrée à ses mouvemens de colère,
et que la fièvre et ses suites ne sont arrivées que vingt-
quatre heures après.

3°. Nous voyons qu'il y a vingt-deux ans, M. Balme se
plaignoit, comme nous nous plaignons aujourd'hui, que

le procès est encore loin d'être jugé, et qu'il n'est pas encore assez instruit. Eh bien! nous ne sommes pas plus avancés en 1812 que M. Balme l'étoit en 1790, et assurément ce n'est pas faute que nous ne cherchions à nous instruire; car il n'y a peut-être pas de matière sur laquelle on ait autant écrit, surtout depuis quelques années; il nous arrive des productions sur ce sujet de toutes parts, de tous les pays, et à cet égard, les Allemands ne sont pas en reste : tous les jours il paroît dans notre France, particulièrement depuis un an, une foule de dissertations, de thèses sur la fièvre puerpérale ; mais en sommes-nous plus éclairés?

4°. *Le tems seul*, dit M. Balme, *une longue suite d'expériences et d'observations bien faites résoudront ce problème.* Ce sont ces mêmes réflexions, profondément senties, qui m'ont déterminé à oser entreprendre de fournir de nouvelles pièces au procès, peut-être non pour éclairer nos juges, mais au moins pour les mettre sur la voie. *Tantùm quæ mihi meliora visa sunt, obtuli.*

Sans doute il n'y a que le tems et de bonnes observations qui puissent résoudre ce problème, et bien d'autres qui sont encore restés insolubles; Sydenham préfère, aux particulières, les observations générales ; Freind préfère aux générales les observations particulières, qu'il regarde même comme les seules essentielles ; et Zimmermann prétend et conclut que les unes et les autres sont également nécessaires. Dans le plan de conduite de ce petit ouvrage, j'ai suivi les conseils de ces trois illustres médecins.

OBSERVATIONS *sur la fièvre puerpérale et sur les engorgemens laiteux*; par le citoyen Assolant, médecin à la Vallade, arrondissement d'Aubusson.

La première est fort intéressante par la nature et la marche des accidens produits d'abord par la déviation du lait, ensuite par son entière disparition, des seins; ainsi que par la suppression des lochies : accidens qui commencèrent à s'annoncer le troisième jour des couches, par une douleur des plus aiguës dans la région hypo-gastrique du côté droit, avec la fièvre, la soif, une peau sèche et brûlante, la respiration gênée, le ventre serré, tendu et douloureux. Cette infortunée se livra aux soins des commères et de toutes les sorcières du canton, qui, après avoir épuisé leur magie, l'abandon-nèrent à son mauvais sort. Enfin, après un certain laps de tems, dont M. Assolant n'exprime pas la durée, ce médecin est appelé, et trouva la malade dans un état presqu'entièrement désespéré, tant elle étoit foible, exténuée, maigre ; et l'intensité de tous les symptômes à son dernier période. Enfin il découvroit en outre dans son examen, *une tumeur très volumineuse, dure, inégale, sensible au toucher, sans changement de couleur à la peau, s'étendant depuis le bassin jusqu'au dessus du nombril, et occupant plus particulièrement le côté droit.* Ce médecin, en homme habile, traça un plan de conduite curatif qui opéra, au bout de six mois, la guérison de sa malade, dont il annonce le terme de cette manière-ci : *De légers purgatifs, qui terminèrent la cure, opérèrent l'évacuation d'une quantité considéra ble de matières laiteuses ou plutôt caseuses ; les urines en charièrent long-tems.*

Le sujet de la deuxième observation, est une femme délicate qui, à huit mois de grossesse, avoit les seins parvenus à leur dernier degré de développement, et d'où il suintoit déjà une humeur laiteuse, lorsqu'elle fut saisie subitement d'une frayeur extrêmement vive, qui porta le trouble dans cette fonction que la nature avoit déjà si bien disposée. Les seins se flétrirent aussitôt, et la liqueur qui les distendoit disparut pour toujours. En ce moment elle éprouva une perte blanche jusqu'à terme de l'accouchement qui ne fut pas prématuré, ni le travail

plus fâcheux; « mais dès le lendemain de l'accouchement,
» la scène fut changée, la fièvre puerpérale se déclara
» avec son appareil ordinaire : le pouls petit et fréquent,
» la peau sèche, le visage pâle, les traits altérés, l'œil
» triste, sans vie, la tête embarrassée, la langue blanche,
» la respiration gênée, les seins affaissés, le ventre tendu,
» douloureux ; il y avoit une douleur fixe dans la région
» hypogastrique du côté droit; beaucoup d'anxiétés,
» d'accablement, et un dévoiement séreux ; les lochies
» couloient assez abondamment. » La cure fut terminée
par quelques minoratifs et par des bouillons amers.

La troisième observation ne présente rien de bien
saillant ; mais elle est suivie de réflexions lumineuses de
l'auteur, qui, admettant la fièvre puerpérale, ainsi que
MM. Doulcet et Doublet, se conduisit d'après leur
méthode, qui, comme nous l'avons démontré plusieurs
fois, et par le raisonnement et par les faits, n'est point
admissible chez toutes les femmes, et indistinctement
pour toutes les suites de couches. (An x, tom. iv,
p.228.)

Cours *élémentaire des maladies des femmes en couche;*
par M. Vigaroux.

En parlant de la fièvre de lait, l'auteur dit : « Elle
dégénère quelquefois en fièvre continue rémittente ; elle
peut dès lors devenir dangereuse, sur tout si elle n'est
pas convenablement traitée ; et parmi les diverses ter-
minaisons dont elle est susceptible, une des plus fâcheuses
est sans contredit le transport de la matière laiteuse sur
une partie du corps quelconque. Cette métastase, d'après
l'opinion de Grimaud et de Vandesbook, devenant
une occasion de céder aux causes épidémiques, et,
suivant l'auteur, à toutes les causes morbifiques,
donne lieu à la fièvre puerpérale, maladie qui ne peut

être considérée comme ayant un caractère *sui generis* que sous le rapport de la congestion laiteuse établie sur une ou plusieurs parties du corps, et qui, d'après Selle, joue le rôle de cause matérielle. » Cette opinion de M. Vigaroux se rapporte entièrement à ce que nous avons dit un peu plus haut sur ce même sujet. (Journal de Médecine, germinal an X, p. 51.)

EXTRAIT *d'une dissertation sur la maladie des femmes en couche, connue sous le nom de fièvre puerpérale* ; par M. Gasc.

Ce médecin se propose d'abord ces quatre questions à résoudre : 1°. La maladie connue sous le nom de fièvre puerpérale est-elle une fièvre essentielle ? 2°. Est-elle une inflammation de matrice ? 3°. Est-elle une inflammation des viscères du bas-ventre ? 4°. Est-elle une inflammation du péritoine ? Il adopte la négative pour les trois premières questions, et l'affirmative pour la fièvre puerpérale, qu'il considère comme une inflammation locale du péritoine, accompagnée et compliquée d'une fièvre d'un ordre quelconque, et nous, nous adoptons aussi la négative pour la quatrième, et l'affirmative pour la fièvre d'un ordre quelconque, qui est la maladie essentielle, dont la péritonite n'est que l'effet secondaire. (Année XI, tom. V, *Voy.* pag. 274 et suiv.)

HISTOIRES *d'inflammations du péritoine, recueillies à la clinique interne de l'hospice de la Charité de Paris* ; par R. T. H. Laennec, docteur en médecine.

HISTOIRE PREMIÈRE.

JE ne vois, dans le malade qui fait le sujet de cette histoire, qu'un homme usé de débauches en tout genre ; usé par un vice syphilitique qui a manifesté sa pré-

sence à plusieurs époques, à diverses reprises et en différens endroits ; usé peut-être plus encore par tous les
remèdes qn'on a été forcé de lui administrer.

Arrivé, le 15 ventôse au matin, dans une des salles de
la clinique, il y périt le 16 à sept heures du soir, avec
tous les signes pathognomoniques de l'épuisement le plus
complet.

« Le pouls étoit fréquent, très petit, débile le matin ;
» le soir du même jour à six heures, il y avoit un mou-
» vement fébrile un peu plus marqué.

» Le 16 au matin, à sept heures, le pouls enfoncé, très
» obscur se faisoit à peine sentir de loin en loin par quel-
» ques battemens capillaires. »

Je demande maintenant si, d'après la simple exploration du pouls, on a besoin de recourir à d'autres signes,
soit sensibles, soit rationnels, pour prononcer que ce
malade a succombé à un épuisement général, à une dé-
sorganisation la plus complète de toute la machine, et
point du tout à une inflammation du péritoine.

L'ouverture du cadavre vient confirmer notre jugement ; il ne présente rien qui puisse lui être contraire.

. « A l'ouverture de l'abdomen, il s'échappa une petite
» quantité d'un gaz qui ne fut point recueilli : la cavité
» péritoniale conténoit une pinte et demie d'un liquide
» séro-purulent d'un jaune verdâtre, demi-transparent,
» et troublé par des flocons jaunâtres abondans. »

Le péritoine et l'épiploon ont été lésés sans doute,
mais non d'une manière assez marquante pour nous y
arrêter. « Il y avoit au bord tranchant de la rate *un ul-*
» *cère en apparence ancien*, de forme conique, à fond
» blanchâtre et à rebords lardacés ; on remarquoit à côté
» une *adhérence ancienne* et solide de l'épiploon. Le
» mésentère renfermoit aussi *trois ulcères* qui sembloient
» *également anciens*. L'un d'eux étoit entouré d'une rou-
» geur légère et peu étendue : le plus grand avoit des

» bords d'une couleur verdâtre, très sale. Ces ulcères
» avoient, dans la duplicature du mésentère, des foyers
» assez peu étendus. Le péritoine ne paroissoit nulle-
» ment affecté sur le foie, qui présentoit dans la portion
» de sa surface convexe, recouverte par les fausses côtes
» et leurs cartilages, une couleur noire extrêmement
» circonscrite, et qui pénétroit d'environ deux lignes
» dans sa substance : du reste sa consistance ne parois-
» soit nullement altérée. »

Et d'après cela, comment se fait-il qu'un médecin aussi instruit demande *si les douleurs que le malade avoit commencé à éprouver près d'un an avant sa mort, étoient dues à la formation des dépôts qui ont donné naissance à ces ulcères ?*

DEUXIÈME HISTOIRE.

Fièvre bilieuse (Men. Gast.), *terminée par une péritonite, avec passion iliaque.*

Le début de l'invasion de cette maladie présente des symptômes généraux et communs aux maladies aiguës produites par la saburre des premières voies ; les moyens curatifs qui ont été successivement employés avec succès, en sont une preuve sans réplique ; la nature et la quantité des déjections bilieuses en fournissent le complément ; elles viennent à l'appui de notre assertion.

« Le trente-unième jour de la maladie, la convales-
» cence étoit très marquée..... Le trente-deuxième,
» l'appétit étoit très vif.

» Le trente-troisième, le malade retomba dans l'abat-
» tement ; la cardialgie reparut un peu ; l'appétit cessa.
» Il y eut cinq selles liquides ; la nuit fut agitée. » Ceci ressemble beaucoup à une rechute produite parquelques indiscrétions commises secrètement dans le régime par le malade, qui aura trop écouté et satisfait son appétit.

Ce qui précéde (convalescence très marquée et appétit très vif) et ce qu'on va lire, fortifient ma présomption. « Le malaise, les douleurs de lassitude et les selles » liquides continuèrent les jours suivans jusqu'au trente- » huitième que le malade eut l'indiscrétion de *manger* » *des pommes vertes et de mauvaise qualité.* Il n'y eut » point de selles.

» Vers le milieu de la nuit, il fut tout à coup attaqué » d'une douleur de ventre extrêmement violente, et qui » lui fit jeter les hauts cris. Une heure après l'invasion » de cette douleur, il commença à *vomir des matières* » *vertes et abondantes.* La douleur, les cris et les vomis— » semens continuèrent pendant le reste de la nuit. » Je ne vois dans ce dernier accident qu'une forte indigestion, à laquelle le malade a succombé deux jours après, et cela devoit être ainsi, et je n'y trouve point du tout de passion iliaque. Je n'ai rien vu non plus, du commencement jusqu'à la fin de la maladie, qui ressemblât à une inflammation du péritoine ; aussi l'ouverture du cadavre ne nous a-t-il rien offert qui fût digne de remarque à ce sujet, et qui pût même en faire soupçonner le moindre indice.

TROISIÈME HISTOIRE.

Je ne vois pas plus de péritonite dans celle-ci que dans les deux précédentes. Je vois tout simplement un individu qui, « à l'âge de trente—quatre ans, fit une » chute sur le dos, qui fut tellement violente, qu'il » cracha le sang pendant quelques jours. Cet accident » ne fut pas de longue durée, et n'eut pas de suites » fâcheuses. »

« Dans le mois de ventose an X, il tomba contre une borne, et fut atteint au côté gauche de la poitrine, vers la cinquième côte. Une douleur assez forte subsista pen— dant plusieurs jours en cet endroit ; mais elle augmentoit la nuit, et l'expectoration étoit abondante, quoique difficile. »

« Le 30 germinal, vers midi, il éprouva un frisson général, qui dura plus de deux heures, et fut suivi d'une chaleur considérable. Pendant la nuit il y eut une grande agitation, une toux plus fréquente que les jours précédens, et des selles aqueuses, jaunâtres et abondantes. »

« Le deuxième jour, plusieurs redoublemens de fièvre dans la journée. Vers midi une douleur vive se fit sentir sous le sein droit. Il y eut oppression, propension au sommeil, avec de légères rêvasseries. »

« Le troisième jour, la fièvre et la douleur de sein droit continuant avec violence, un vésicatoire sur le siége de la douleur. »

« Le quatrième, le malade commença à cracher du sang ; des hoquets presque continuels pendant la nuit. »

« Le cinquième, même état ; il lui sembloit que sa douleur de côté étoit moindre ; mais la gêne de la respiration étoit la même ; le pouls étoit foible, mou, inégal, petit, d'une fréquence médiocre. »

« Le sixième, de petits redoublemens ; du reste, même état que la veille. »

« Le septième, tous les symptômes augmentèrent d'intensité ; le pouls étoit petit, foible, peu fréquent, assez régulier. La poitrine résonnoit bien des deux côtés supérieurement ; mais à sa partie inférieure et antérieure, elle ne rendoit qu'un son obscur ; *le ventre un peu gonflé, mais assez souple ; de légères pressions sur l'abdomen ne parurent point faire souffrir le malade.* »

« L'intensité des symptômes allant toujours en croissant, le râle devint plus fort, et le malade mourut sur les huit heures du soir. »

Quoique M. Laennec ait oublié de nous instruire des époques des deux chutes du malade, et conséquemment

de l'espace de temps qui les séparoit ; nous n'avons
aucun doute qu'elles n'aient contribué pour beaucoup à
la cause de la maladie et de la perte du malade , dans
lesquelles nous ne voyons rien qui ressemble à une inflammation du péritoine , et nous ne croyons pas que le
lecteur le plus prévenu en faveur de cette nouvelle doctrine , y voie plus que nous une péritonite. Le siége principal est à la poitrine, c'est là que les symptômes se sont
constamment manifestés.

L'ouverture du cadavre fortifie notre manière de voir :
« la partie antérieure du poumon droit étoit crépitante,
» et avoit une apparence naturelle ; ses parties latérales et
» postérieures étoient adhérentes en haut par des brides
» d'ancienne date , en bas par une fausse membrane ré-
» cente à la plèvre qui étoit rouge et finement injectée dans
» presque toute son étendue ; toutes les portions adhé-
» rentes du poumon étoient violettes à l'extérieur , dures
» et compactes au toucher. La portion du lobe inférieur
» ayant été incisée en divers endroits , étoit rouge et pré-
» sentoit une apparence assez semblable au tissu d'un foie
» sain. Il suintoit, de la surface de ces incisions, un pus
» d'une matière séreuse sanguinolente ; la portion durcie
» du lobe supérieur offroit dans sa section une couleur
» grisâtre , et laissoit subsister une matière grisâtre, li-
» quide , légèrement pultacée. Ce lobe fut regardé par
» le cit. Corvisart, comme dans un état maladif, plus
» avancé que l'inférieur.

» Le péritoine présentoit une injection fine et une
» rougeur remarquables dans plusieurs des endroits où
» il étoit ainsi recouvert (d'une exudation membrani-
» forme) ; cependant cette rougeur étoit en général peu
» considérable , par rapport à la densité et à la quantité
» de l'exudation albumineuse qui le recouvroit. »

D'après l'exposé et de l'aveu même de M. Laennec,
nous voyons que le péritoine étoit peu ou point lésé par

comparaison des autres organes , et que le foyer principal , que le centre des lésions étoit entièrement dans la
capacité thorachique : c'est pourquoi nous pourrions demander la raison qui a pu déterminer ce médecin à placer
cette maladie dans la série des péritonites dont il nous
fait des histoires. Au surplus , comme les précédentes
ne sont pas plus péritonites que cette maladie , celle-ci
ne se trouve point déplacée parmi elles.

QUATRIÈME HISTOIRE.

Gangrène du péritoine chez un enfant attaqué de phthisie.

UN enfant de sept ans fait le sujet de cette histoire.
« Il fut pris dans le mois de messidor an IX , d'un flux
» de sang , qui dura deux jours , avec quelques dou-
» leurs abdominales , mais sans fièvre et même sans
» diminution de l'appétit.

» En vendémiaire suivant il tomba malade. On ne
» sait quelle fut la maladie ; mais de cette époque com-
» mença un état de langueur qui ne fit qu'augmenter
» de jour en jour.

» En nivose , il fut attaqué d'une petite vérole con-
» fluente très grave : loin de recouvrer la santé en
» guérissant de cette maladie , il devint au contraire plus
» foible et plus languissant qu'auparavant. Bientôt se
» manifesta une petite fièvre irrégulière , avec toux
» sèche , douleurs dans la poitrine , et surtout à l'épi-
» gastre ; enfin on vit l'enflure se déclarer , en com-
» mençant par les extrémités inférieures , et gagner
» ensuite successivement le ventre , la poitrine , les bras
» et la tête. »

Le 15 ventose , il entra à la clinique au moment même
où les progrès de la maladie croissoient avec une rapidité
étonnante. « Infiltration générale , la respiration courte ,

» fréquente, élevée, difficile ; une petite toux sèche,
» accompagnée par momens de douleurs dans la poitrine ;
» une douleur habituelle à l'épigastre ; peu d'appétit ;
» le ventre très gonflé, avec une fluctuation manifeste. »

Tous les symptômes allèrent toujours en augmentant
d'intensité jusqu'au 16 germinal, qu'après avoir mangé
des gâteaux qu'il vomit de suite, il expira sans agitation
sur les quatre heures du soir.

« L'ouverture du cadavre présenta la plèvre gauche
» légèrement phlogosée, et contenant un demi-verre
» de sérosité légèrement sanguinolente ; un assez grand
» nombre de tubercules durs et grisâtres aux deux pou-
» mons : les plus gros avoient le volume d'une petite
» aveline.

» Dans le bas-ventre, l'estomac, les intestins, l'épi-
» ploon et plusieurs parties du péritoine qui revet les
» parois de l'abdomen étoient légèrement phlogosés, et
» d'une couleur d'un rouge un peu brun. Le bord libre
» des intestins étoit principalement affecté.

» Un ulcère gangréneux, long de deux pouces et
» large d'un demi-pouce, étendu sur le rectum, et suivant
» la largeur de cet intestin ; la portion du péritoine qui
» recouvre le fond de la vessie, le cæcum à son extrémité
» iliaque présentoient des ulcères semblables, et dans
» tous ces ulcères il y avoit des escarres gangréneuses. »

Le résultat de cet examen nous fait voir, 1°. que les
poumons et la plèvre ont été primitivement attaqués (et
les symptômes de la maladie l'avoient décelé de reste) ;
2°. que les viscères du bas-ventre n'ont été lésés que
secondairement, et que leurs lésions ne peuvent être
placées qu'en seconde ligne ; 3°. que, de tous ces viscères,
le péritoine a été le moins frappé ; d'où il est impossible
de considérer cette maladie comme étant une péritonite,
à moins d'y joindre la gastrite, l'émentite, l'entérite,
qui auroient encore le pas sur la péritonite.

CINQUIÈME HISTOIRE.

Pleurésie et péritonite chroniques. Squirrhe de l'estomac.

Vers le milieu de l'an IX , l'individu qui fait le sujet de cette histoire , « perdit l'appetit , éprouva de fré-
» quentes nausées, ensuite des douleurs d'estomac, sur-
» tout après avoir mangé : ces symptômes durèrent six
» mois ; mais au bout de ce temps se manifesta un dé-
» voiement qui dura trois mois , et affoiblit le malade
» au point de lui faire garder le lit pendant quelque
» temps. A ce dévoiement succéda une constipation opi-
» niâtre; et la continuation des douleurs et des nausées
» après les repas avoit toujours lieu, mais sans vomisse-
» mens. Indépendamment de ses douleurs habituelles,
» il en éprouvoit une qui s'étendoit transversalement et
» profondément d'un côté à l'autre de la région épi-
» gastrique , douleur que la moindre secousse en mar-
» chant augmentoit beaucoup.

» Après plusieurs semaines de constipation , le dé-
» voiement reparut et dura un mois : enfin, les accidens
» allant en croissant , il se rendit à l'hospice de la Cha-
» rité ; alors, entr'autres symptômes , les plus saillans
» étoient ceux-ci : la respiration gênée, courte et fré-
» quente , des douleurs vives par moment dans la
» poitrine , inappétence de goût pour les alimens ;
» ventre tendu , douloureux , surtout dans la région
» lombaire droite, avec fluctuation manifeste ; les urines
» rares avec constipation ; œdématie des jambes ; une
» légère teinte d'un jaune sale sur toute l'habitude du
» corps ; amaigrissement voisin de l'émaciation ; pouls
» très petit, foible , inégal , irrégulier. Le malade alla
» de mal en pis surtout depuis le 5 floréal qu'il se plai-
« gnoit beaucoup d'une douleur de côté droit de la poi-

» trine , qui remontoit jusqu'entre les épaules ; les
» douleurs de ventre moindres , mais le dévoiement
» plus considérable et la respiration plus gênée. Cet
» état affreux finit le 14 même mois par une agonie
» longue et pénible.

» Les plèvres renfermoient chacune environ une pinte
» de sérosité sanguinolente : elles étoient légèrement
» épaissies et parsemées de granulations de la grosseur
» d'un grain de chenevis dans leurs portions costales ,
» médiastines et diaphragmatiques ; celle du côté droit,
» d'une couleur d'un rouge violet, surtout vers sa partie
» inférieure.

» Dans la cavité abdominale , même quantité d'un
» liquide sanguinolent, même granulation au péritoine
» qu'aux deux plèvres. Les épiploons durs et ratatinés,
» des adhérences intimes de l'estomac avec la rate : ses
» parois présentèrent un aspect lardacé et une épais-
» seur d'un pouce et demi vers la petite courbure, et
» de deux lignes dans presque toute leur étendue. Vers
» le milieu de la grande courbure, une ulcération à fond
» livide, à bord comme calleux, peu profonde et de
» la grandeur d'une pièce de cinq francs ; le mésentère
» contenoit quelques glandes dures et de la grosseur
» d'une aveline : toutes ces parties exhaloient une odeur
» particulière, à la fois fade et fétide. »

D'après cet exposé des lésions des différens viscères
contenus dans les deux capacités thorachique et abdominale , nous voyons que les deux plèvres, les épiploons, le mésentère et surtout l'estomac ont été profondément attaqués par la maladie, et que le péritoine
ne l'a été que secondairement d'une manière fort super-
ficielle , et pas assez , par comparaison avec les autres ,
pour être signalé d'une manière particulière , être considéré comme le siége d'une maladie essentielle , et être
désigné sous la dénomination de péritonite.

Bien que je ne nie point l'existence de la péritonite chez tous les individus indistinctement, comme chez les femmes en couche ; cependant je suis forcé de confesser que ce ne sont pas les histoires dont je viens de présenter un extrait, qui me persuaderont ; car je ne trouve dans aucune des cinq aucuns signes sensibles, pas même rationnels, qui me conduisent à cette croyance. Si la sixième histoire, qui traite particulièrement de la péritonite des femmes en couche, n'est pas plus concluante, j'avoue qu'elles serviront plus à me fortifier dans mon incrédulité, qu'à m'amener à la persuasion.

SIXIÈME ET DERNIÈRE HISTOIRE.

Péritonite à la suite d'un accouchement. (1)

LA malade dont suit l'histoire, « est une femme qui, trois jours avant l'époque de son accouchement, est foudroyée par un billet qu'elle reçoit de son mari, qui lui annonce qu'il la quitte pour toujours : aussitôt elle s'évanouit ; revenue à elle, des vomissemens, des douleurs dans les reins, et un hoquet continuel s'annonce et dure environ vingt-quatre heures ; après deux jours de calme, elle accoucha heureusement d'un enfant qu'elle ne put allaiter. »

« Un léger écoulement séreux sanguinolent suivit de
» près l'accouchement, et tint lieu de lochies qui coulè-
» rent mal : des douleurs vives du ventre, des vomisse-
» mens fréquens se manifestèrent ; une fièvre assez forte
» s'établit avec des exacerbations irrégulières ; » et sur
ce simple exposé, M. Laennec porte en note « que ces
» symptômes sont suffisans pour qu'on puisse y recon-

______

(1) Vendémiair, an XI, tom. 5, pag. 2 et suiv.

» noître facilement la maladie des nouvelles accouchées,
» connue sous le nom de *fièvre puerpérale*. » Je confesse
et je déclare de bonne foi que je ne conçois pas comment il est possible de décider et de trancher une difficulté de cette nature d'une manière aussi prompte, et d'après des apparences aussi équivoques; car ces symptômes annoncent bien l'invasion d'une maladie aiguë quelconque, mais de prononcer avec autant d'assurance que de précision sur le génie caractéristique de cette maladie, me paroît chose fort extraordinaire. Eh! qui peut se garantir ensuite de la prévention en faveur de son jugement? M. Laennec est un jeune médecin fort instruit dont la véracité et l'extrême délicatesse sont parfaitement connues; mais la prévention se glisse, pour ainsi parler, dans nos veines sans nous en apercevoir : et qui peut assurer qne M. Laennec soit exempt de cette prévention en faveur de sa doctrine favorite, et que ce ne soit pas avec cet esprit qu'il ait examiné ensuite les diverses lésions des différens viscères ; et moi-même, tout en faisant cette réflexion, puis-je bien assurer que je n'outrepasse point les bornes où j'aurois dû m'arrêter :

> . . . . *Sunt certi denique fines,*
> *Quos ultrà citràque nequit consistere rectum.*

C'est ce juste milieu qu'il est fort difficile d'atteindre ; et en attendant qu'on m'y ramène, si toutefois je m'en suis écarté, continuons notre examen, et ajoutons en outre que la malade est accouchée le 1ᵉʳ floréal an X, qu'elle est entrée dans l'une des salles de la clinique le 14 prairial suivant, et qu'elle est morte le 30 même mois ; que pendant les six semaines qui ont précédé son entrée à l'hôpital, M. Laennec a ignoré la marche de cette maladie sur laquelle il convient lui-même n'avoir pu obtenir d'autres renseignemens que ceux d'après lesquels il a jugé que c'étoit une *fièvre puerpérale.* Cependant il dit « que

les mêmes symptômes persistèrent tout le mois de floréal, mais à un degré plus supportable que les premiers jours ; et depuis l'époque de son entrée à la clinique jusqu'à celle de sa mort, ce qui forme un intervalle de seize jours. » Voici les symptômes les plus marquans que M. Laennec expose : « Les lèvres pâles, la langue humide et jau-
» nâtre, l haleine fétide, la respiration gênée, embar-
» rassée ; le pouls petit, foible, concentré, accéléré ;
» — anorexie ; soif très vive, nausées, vomissemens fré-
» quens d'une matière verdâtre, amère ; toux fréquente
» avec expectoration pituiteuse ; — le ventre singulière-
» ment tendu et rénitent, gonflé et formant une sorte
» de tumeur de la grosseur de la tête de la malade. — Il
» y avoit une sorte de fièvre continue qui avoit des exa-
» cerbations à différentes époques de la journée... Enfin,
» le 30, elle expira sans aucun phénomène remarquable. »

D'après une partie de l'appareil symptomatique que nous avons pu recueillir, il semble évident que cette maladie étoit une fièvre putride, autrement dite adyna-mique. L'inspection anatomique nous a présenté :

« Les vaisseaux de la dure mère gorgés de sang, un épanchement séreux assez abondant entre l'arachnoïde et la pie-mère. »

« Le poumon droit adhérent de tous côtés à la plèvre ; la gauche ayant aussi des adhérences vers le médiastin et le diaphragme ; la plèvre gauche contenant environ un demi-verre d'une sérosité roussâtre. »

« Le conduit intestinal singulièrement aggloméré, et ne formant qu'une seule masse recouverte en partie par l'épiploon épaissi qui y étoit adhérent, de même qu'aux parois de l'abdomen. Le jéjunum, l'iléum, les gros intestins, le mésentère et le mésocolon contribuoient à la formation de cette tumeur, et étoient repliés sur eux-mêmes, contournés de différentes manières, comme entrelacés et adhérens les uns aux autres, tantôt d'une manière intime et sans intermédiaire ; dans d'autres endroits par le moyen d'un tissu cellulaire plus ou moins doux, et qui, dans quelques points, avoit encore presqu'entièrement l'aspect et la consistance d'une *fausse membrane*. »

« Un épanchement dans le petit bassin et dans plusieurs autres endroits, de matière grise, de consistance et d'apparence d'une purée plus ou moins liquide. »

« Toutes les portions épaisses du péritoine étoient ou adhérentes, ou couvertes de la matière *puriforme*. »

« L'estomac adhéroit au foie, à la rate et à l'arc du colon. »

« Le foie, d'un volume considérable, refouloit en haut le diaphragme ; son parenchyme se déchiroit très facilement ; il graissoit facilement le scalpel, etc. »

« La matrice étoit couverte de la matière puriforme ci-dessus mentionnée ; sa tunique péritoniale épaissie, noirâtre à l'extérieur, et blanchâtre dans son tissu. »

Voilà donc les phénomènes observés avant et après la mort, d'après lesquels M. Laennec conclut dans leur historique, qu'ils constituent la maladie des femmes en couche, dite ci-devant *puerpérale*, et aujourd'hui *péritonite*. Et moi, je ne vois dans tout l'appareil symptomatique de cette maladie, aucun symptôme que je n'aie vu et observé chez les hommes et chez les femmes qui n'accouchent pas, comme chez celle-ci qui vient d'accoucher ; et en effet, je n'y vois que cette seule différence, que cette femme venoit de faire un enfant ; car du reste, on ne parle pas du tout des suites de sa couche, de la monte ou de l'absence du lait : cependant ces excrétions ont dû jouer un rôle principal pendant deux mois de maladie. Maintenant suivons M. Laennec dans les réflexions sur les six histoires qu'il nous a faites des inflammations du péritoine.

» . . . . . . Aux symptômes précités, dit M. Laennec,

(193)

» se joignoit, chez cinq de ces malades (hist. 1, 2, 3,
» 4, 6), un mouvement fébrile plus ou moins marqué,
» mais qui ne présentoit les caractères d'aucune fièvre
» essentielle. » Comment concilier le titre de la 2ᵉ histoire : *fièvre bilieuse* (mén. Gast.), *terminée par une péritonite avec passion iliaque,* avec l'assertion de ce médecin,
que dans les cinq histoires précitées, il n'y avoit point
de *fièvre essentielle?* Voilà, ce me semble, une contradiction trop palpable pour y insister long-tems. Néan-
moins, indépendamment du titre qui suffit seul pour
la signaler, il est bon d'en tirer de nouvelles preuves de
la plume de l'historien lui-même, qui ne laisse aucun
doute à cet égard, par sa manière de s'en expliquer en
différens endroits. « Les jours suivans la fièvre continue
» sans trop d'intensité. . . . Il y eut chaque soir un re-
» doublement de chaleur, sans frisson précurseur.
» (p. 512.) »

« Vers le soir il y eut une exacerbation de la chaleur
» qui se prolongea dans la nuit, et fut suivie de moiteur.
» Un peu avant l'exacerbation du soir, il y eut, etc.
» (pag. 513.) ».

« Les 20, 21 et 23ᵉˢ jours, le mieux continua ; il y
» eut chaque jour une exacerbation au soir. (*Ibid.*) »

« Les 24 et 25ᵉˢ jours, il n'y avoit plus d'exacerba-
» tions marquées. » Voilà, si je ne me trompe, la marche, le type d'une fièvre essentielle quelconque ; bilieuse,
soit, puisque l'auteur la caractérise telle ; mais *l'histoire
d'une fièvre bilieuse, terminée par une péritonite, avec passion
iliaque,* n'est plus l'histoire d'une inflammation du péritoine ; elle ne peut ni ne doit être placée, sous ce rapport,
dans le cadre nosologique ; c'est la fièvre bilieuse qui
seule mérite d'y occuper une place, comme s'étant annoncée franchement avec ce génie caractéristique ; puis,
en supposant même que la péritonite soit venue après
(ce que je ne présume pas du tout), son arrivée tardive

17.

même la met hors de rang ; elle est le produit de la première maladie ; donc elle n'est que consécutive , que secondaire ; elle ne peut pas être considérée comme étant de la classe des péritonites. Quant à la passion iliaque , il est évident que c'est une forte indigestion, qu'elle en a présenté tous les symptômes les moins équivoques, et que ses effets ont été d'autant plus prompts, d'autant plus énergiques, qu'ils avoient lieu chez un individu épuisé par maladie.

M. Laennec veut écarter les faits pour céder leur place à l'analyse ; cependant la vraie médecine n'est qu'une science de faits ; les observations qui les transmettent, doivent l'emporter sur toutes les analyses , sur toutes les synthèses imaginables; et ce n'est pas de cette manière que M. Laennec veut procéder , si l'on fait attention à ce qui suit.

« Trois d'entr'eux (hist. 3, 4 et 5) ont offert en » outre des *symptômes dus aux maladies qui existoient* » *chez eux en même tems que l'inflammation du péritoine :* » *écartant par l'analyse ces complications, ainsi que les lé-* » *sions* qui les ont déterminées , nous verrons que chez » nos six malades , le péritoine étoit l'organe principa- » lement affecté. » Je crois bien que, si on fait abstraction de la maladie essentielle , des symptômes qui la caractérisent, et des diverses lésions qui en sont le résultat, le péritoine restant seul , l'existence de la péritonite est indubitable.

D'abord, je dirai à M. Laennec, que je viens de lui faire observer que le titre , que l'intitulé de sa seconde histoire : *fièvre bilieuse* , ne peut pas être considéré comme le titre d'une complication, parce que très certainement ce n'a pas pu être l'intention de M. Laennec, qui intitule ses six histoires : *Histoires d'inflammations du péritoine.* Si ce médecin a mis à la tête de sa deuxième histoire : *Fièvre bilieuse terminée par une péritonite avec passion iliaque ;*

c'est qu'emporté par la force de la vérité, il a transmis avec une scrupuleuse exactitude ce qu'il avoit vu et observé avec attention. Ainsi donc cette fièvre bilieuse est la maladie principale, elle est la maladie essentielle ; et la péritonite, si toutefois elle a existé (ce que je n'admets point), la péritonite, dis-je, seroit la complication, puisqu'elle est arrivée long-tems après la bilieuse, dont, suivant M. Laennec, elle n'a été que la terminaison.

La proposition de ce médecin, d'écarter par l'analyse *ces complications et leurs lésions*, est véritablement illusoire, et conséquemment inadmissible : cela est fort bon à dire et à écrire dans le cabinet ; mais aux lits des malades, c'est toute autre chose ; c'est là, et là seulement que se pratique la vraie médecine, et qu'elle nous apprend que nous ne sommes pas libres d'écarter, de faire abstraction de telles ou telles maladies ; que nous ne sommes pas maîtres non plus d'appeler complications, une maladie essentielle, et qui peuvent à la vérité la rendre d'autant plus dangereuse : *medicus naturæ minister, sed non magister*, dit Baglivi. Si dans les six histoires que nous a données M. Laennec, on en retranchoit ce qu'il lui plaît d'appeller *complications et leurs lésions*, il resteroit très peu de choses ; car, d'après l'extrait fidèle que nous avons fait de ces histoires, nous avons démontré que, de tous les organes lésés, le péritoine étoit celui qui l'avoit été le moins.

Je ne comprends pas comment, d'après son propre exposé, M. Laennec veut porter toutes les lésions des differens viscères sur le seul péritoine, et pourquoi il ne veut point que l'on décrive, sous les noms de *gastrite*, d'*omentite*, d'*entérite*, de *mésentérite*, de *cystique*, lorsque l'inflammation viendra frapper un ou plusieurs de ces organes, et qu'après la mort on aura jugé, par tous les désordres qui y seront observés, qu'ils avoient été le siége de la maladie.

Pourquoi, dans la poitrine, distingue-t-on bien les lésions de chaque organe qu'elle contient, et que la plèvre
n'est pas comprise pour tous ceux qu'elle revêt, comme
le péritoine avec lequel on veut établir identité ?

Il n'y a point parité de ressemblance parfaitement
exacte entre ces deux membranes : le péritoine est
beaucoup plus mince et beaucoup plus extensible que la
plèvre.

Le péritoine est, comme tout le monde sait, une
membrane fort mince, très unie, qui sert d'enveloppe
à presque tous les viscères du bas-ventre ; mais ses artères et ses veines qui viennent des épigastriques, des
mammaires, des lombaires et des diaphragmatiques,
sont si exiguës, qu'à peine sont-elles perceptibles ; elles
ne peuvent pas se comparer avec les artères hépatiques,
la veine-porte, les artères mésentériques, etc. Elle est
si mince, si ténue (cette membrane), qu'elle ne peut
offrir de prise, de siége primitif, essentiel à aucune
humeur ; ce ne peut être qu'accidentellement et secondairement, comme dans la pleurésie, dans la péripneumonie, et dans d'autres cas d'inflammation, dont un
organe peut être affecté. Voici comment je vois la
chose : deux parties molles, deux membranes enfin
qui se touchent immédiatement sans l'interruption d'aucun fluide ; de contiguës qu'elles étoient, elles deviennent bientôt continues par tous les points de contact
qui deviennent autant de points d'adhérence, parce
qu'il se fait une transsudation continuelle, une transpiration intérieure, une espèce de rosée qui frappe les
sens de tous ceux qui ouvrent une capacité quelconque,
ou la poitrine, ou le bas-ventre.

C'est cette harmonie entre les vaisseaux exhalans et
inhalans, cette espèce d'échange qui se fait d'un fluide
destiné à lubréfier les organes contenus et les membranes
qui les renferment, qui empêche les points de contact,

et de suite les points d'adhérence dont la naissance s'établit sitôt que cette réciprocité d'action , de recette et de dépense est interrompue ; qu'une seule partie verse son fluide sans être repompé, sans être absorbé , il doit nécessairement en résulter un épanchement.

C'est ainsi que je vois l'inflammation de la plèvre , qui le plus souvent n'est affectée , comme le péritoine, que secondairement, par différens points de contact avec l'organe malade. Un médecin clinique ne s'amuse point à distinguer une pleurésie d'avec une péripneumonie, ou avec une pleuro-péripneumonie , quoique ces maladies ayent des signes distinctifs qui les différencient, parce que ces signes diagnostics ne font rien quant au plan curatif : c'est toujours une inflammation qu'il faut traiter, et, dans ce cas, le pouls seul détermine le mode de la déplétion sanguine , et la quantité de sang qu'il faut tirer.

Ainsi donc, d'après le tissu serré des membranes , où à peine le sang peut aborder; d'après la contexture molle spongieuse des viscères qu'elles revêtent, et chez lesquels le sang aborde facilement et en quantité , il est hors de doute que les métastases, les inflammations , les dépôts doivent s'y établir par préférence et très facilement : d'où M. Laennec a reproché fort à tort au professeur Pinel, d'avoir donné un nom particulier aux lésions de chaque organe, et également tort de vouloir rapporter ces diverses lésions au péritoine seul, parce que cette membrane les revêt tous ; ce médecin a voulu faire une figure de rhétorique, prendre une partie pour le tout, ou le contenant pour le contenu ; mais les synecdoques ne sont pas encore admises dans les écoles de médecine.

Je vais terminer ici mes réflexions et observations critiques qui auroient été bien moins longues , si M. Laennec eût été un médecin ordinaire ; mais la réputation prématurée dont il jouit à juste titre, m'a imposé le devoir d'examiner attentivement ses histoires d'inflammations du péritoine, et avec d'autant plus de raison, qu'elles sont citées comme contenant des faits faisant autorité ; ce qui est infiniment honorable pour M. Laennec, qui étoit jeune alors, et élève de la clinique de la Charité, lorsqu'il nous a transmis ces faits. (Journ. de Méd. fructidor an **X**, tom. **IV**, pag. 5oo et suiv. La suite, vendémiaire an **XI**, tom. **v**, p. 3 et suiv.)

M. Pelissot a donné (en août 18o7) une dissertation sur les laits répandus, et dans laquelle il semble vouloir confondre les médecins, les chirurgiens, les charlatans et le peuple sur le fait *des laits répandus :* je ne sais lequel de ces titres lui appartient, car il n'en prend aucun ; mais voici comment il s'exprime à ce sujet dans son début (pag 4) : « Il est encore des médecins » et des chirurgiens qui, comme le vulgaire, croient » aux laits répandus. »

Cette assertion de M. Pelissot exigeoit de sa part des distinctions et des modifications pour sa juste application, pour ne point confondre le praticien honnête, éclairé (comme sont ceux dont nous venons d'examiner les observations), qui croit et qui demontre qu'il y a des maladies aiguës ; voire même des chroniques produites par l'aberration de l'humeur laiteuse, pour ne point, dis-je, confondre le vrai médecin avec de vils charlatans, avec ces ignorans qui voient partout et dans tous les tems, quelqu'éloignée que soit l'époque de l'accouchement, des laits répandus, et qui ont le plus grand intérêt de le persuader à des femmes vaporeuses, et à des maris idiots auxquels ils vendent leur élixir, leur baume, leur spécifique enfin ; c'est bien ici le cas de dire avec Boerhaave : *Mundus amat decipi, divitesque sæpe cupiunt vacui dimitti.* Boerh. élément. medic.

Je ne suivrai point M. Pelissot jusqu'à la fin de sa dissertation, quoiqu'elle ne soit pas longue (elle est de 56 pages in-8°.). Cet auteur nie tout ; il ne veut point de fièvre de lait ; il ne veut pas que l'humeur laiteuse produise aucune maladie chez les femmes en couche ; il ne croit pas aux laits répandus, aux apoplexies, aux péripneumonies laiteuses, pas même aux dépôts laiteux ; si ce n'est cependant aux seins, dont il fait un article séparé, ainsi que de l'œdème laiteux qu'il appelle *gonflement blanc* des extrémités inférieures, parce qu'encore une fois il ne veut reconnoître l'existence de l'humeur laiteuse nulle part qu'aux seins.

Quoi qu'il en soit des opinions de M. Pelissot, et de tous ceux qui, comme lui, nient l'existence des métastases de l'humeur laiteuse, et de tous les ravages qu'elle produit, sitôt qu'elle est sortie de ses propres couloirs pour en traverser d'étrangers, nous ne changerons point les nôtres qui sont fondées sur des faits, sur notre propre expérience, et encore mieux sur celle d'hommes bien connus par leur célébrité justement méritée.

Je vais terminer par ce passage-ci qui, de toute la dissertation, m'a paru le meilleur : « ainsi que Clarke, » dit M. Pélissot, ne donnons point de nom à la ma- » ladie dont est atteinte une nouvelle accouchée, atta- » chons-nous à découvrir ses symptômes à mesure qu'ils » se présentent, sans nous laisser aller à un système » ou à l'autre. Cette méthode peut éclairer les observa- » tions qu'on a faites, et les ranger dans la classe où elles » doivent être (pag. 23). » Rien de plus raisonnable et de plus juste.

Il n'y a peut-être pas de maladies sur lesquelles on ait autant écrit en médecine que sur les maladies des femmes en couche depuis Astruc (1760) jusqu'à nos jours, mais surtout depuis une dixaine d'années et dans

tous les pays. Dans ces derniers tems-ci plus particulièrement encore , il semble que chaque jour nous voyons
éclore de nouvelles productions sur la *puerpérale* , sur
la *péritonite* ; des dissertations , des thèses qui ne présentent rien de nouveau que le nom de leurs auteurs
qui répètent les mêmes choses , les mêmes principes et
les mêmes conséquences à un degré d'exactitude , tel
qu'il y a des alinéas entiers qui sont littéralement semblables.

Dans ce mois-ci même , il vient de paroître deux dissertations : la première sur la péritonite puerpérale ,
présentée et soutenue à la Faculté de Paris , le 5 juin
1812 , par M. Culmet , de Thoisy-la-Berchère , département de la Côte-d'Or.

L'autre, sur l'inflammation du péritoine , présentée et
soutenue à la même Faculté de médecine, le 11 juin ,
par M. Joseph Caillaux , de Soucheville , département
d'Eure et Loir.

Dans celle-ci , l'auteur ne voit que le péritoine seul ,
et à l'exclusion de tous les autres organes , frappé primitivement et essentiellement d'inflammation , et que mal
à propos on a donné les noms de gastrite et d'entérite , etc. etc. En un mot , c'est l'opinion en entier de
M. Laennec , et de tous ceux qui ont pensé et qui pensent comme ce médecin : ainsi je me dispenserai d'ajouter
de nouvelles observations à celles que je viens de faire sur
le même sujet.

La deuxième observation est beaucoup plus étendue :
le tableau des symptômes de la maladie que M. Caillaux
appelle inflammation du péritoine, est bien développé ;
mais il fait beaucoup de distinctions , il les multiplie
sous différens rapports ; il établit des variétés relatives
au siége de la maladie , relatives aux complications.

Variétés relatives au siége.

« *Péritonite diaphragmatique.... l'épiploïtis.... péritonite*
» *gastrique.... péritonite intestinale , entérite.... péritonite*
» *hépatique.. splénique.... mésentérique... ainsi des autres.* »

Variétés relatives aux complications.

« *Péritonite avec fièvre inflammatoire.... péritonite avec*
» *fièvre bilieuse.... péritonite avec fièvre muqueuse.... périto-*
» *nite avec fièvre adynamique.... péritonite avec fièvre*
» *ataxique.* Enfin l'auteur ajoute encore que chacune de
» ces fièvres qui compliquent la péritonite , peut affecter
» les types divers de continue rémittente , intermittente ,
» et que différentes phlegmasies peuvent coïncider avec
» celle du péritoine : telles sont la pleurésie , la phré-
» nésie , la péripneumonie , etc. »
Ce seul exposé suffiroit pour dessiller des yeux non
prévenus ; et il n'y a pas un homme de l'art qui ne puisse
voir que ces maladies , que l'auteur et tous ceux qui ,
avant lui , avoient adopté cette doctrine , appellent
complication , sont les véritables maladies , les maladies
essentielles , et que la prétendue péritonite n'en est
qu'une suite, que le résultat ; ce que nous avons déjà
répété plus d'une fois.
Les conclusions de l'auteur sont aussi contre les métastases laiteuses et contre la nature du liquide épanché ,
que mal à propos on avoit pris pour du lait décomposé.
Ici finissent nos extraits , car s'il falloit passer en revue
tous les ouvrages qui paroissent sur cette matière , on
feroit des volumes énormes, qui l'emporteroient sur ceux
qui composent la Somme de Saint-Thomas. Nous allons
nous résumer de la manière la plus brième possible , et
terminer par conclure définitivement.

Résumé général et conclusion.

LES variantes infinies sur le nom, sur la nature, sur le siége des maladies des femmes en couche, ainsi que sur les moyens propres à les combattre, forment un contraste d'opinions flottantes, incertaines, versatiles, qui seules suffiroient pour prouver, pour démontrer jusqu'à l'évidence presque géométrique, que les maladies des femmes en couche sont toutes différentes les unes des autres, quoique se présentant avec les traits, la physionomie, en apparence les mêmes ; et qu'il est aussi impossible de les désigner, de les comprendre, de les réunir toutes sous la dénomination d'une seule maladie.

Il est également démontré qu'il seroit dangereux, même mortel, de les traiter toutes comme si elles n'étoient qu'une, comme si elles composoient une maladie unique, *sui generis.*

L'origine de cette erreur qui a été commise à ce sujet, et qui se propage encore tous les jours, ne provient que de là, de ce qu'on a voulu ne voir qu'une maladie accompagnée de diverses complications : tandis que ce sont précisément ces complications qui constituent la véritable maladie, la maladie essentielle. Voilà la vérité, et une vérité pathologique dont presque tous les médecins conviennent, et qui ne les empêche pas de rapporter toutes les maladies des femmes en couche à une seule qu'ils appeloient naguères *puerpérale*, et qu'ils appellent aujourd'hui péritonite. Mais cependant, lorsqu'il y a une maladie essentielle, qu'on la reconnoît et qu'on la déclare telle, il me semble que les autres phénomènes, que les autres accidens qui l'accompagnent, ne sont plus que de simples accessoires, que des résultats de la maladie primitive, de la maladie prédominante ; en un mot de la maladie essentielle, et que c'est sur elle seule (maladie essentielle), qu'il faut diriger ses vues thérapeutiques , parce qu'en le traitant avec succès , on fait disparoître aussitôt la prétendue péritonite comme le produit de la véritable maladie , de la maladie essentielle. C'est bien ici le cas de l'application de cet apophtegme : *sublatâ causâ tollitur effectus.*

Je ne résumerai pas ici toutes les distinctions, toutes les variétés sans nombre des maladies des femmes en couche, les unes relativement à leur siége , les autres relativement aux prétendues complications ; je ne bornerai à un simple énoncé des principales , ainsi que de quelques noms des observateurs qui nous les ont transmises.

De la Métrite.

PARMI les anciens et les modernes qui ont traité des maladies des femmes en couche , et qui ont fait consister leur maladie principale dans l'inflammation de la matrice, on compte Hippocrate, Galien, Ætius , Paul d'Egine , Moschion , Avicenne , Mercatus , Mercurialis , Akakia, Roderic à Castro, Platner, Hoffman, Antoine de Jussieu , Col de Villars , Fontaine , Mauriceau , Pasta , etc. etc. Et parmi les médecins de nos jours, Bosquillon, Leack, Hume et Laroche : l'opinion de ce dernier s'étend plus loin que celle des autres médecins; il ne borne pas l'inflammation simplement à la matrice , il l'étend sur tous les viscères du bas-ventre , et qu'il appelle par cette raison inflammation des entrailles : cette dénomination n'est pas jusqu'à un certain point dénuée de fondement, surtout d'après l'inspection anatomique qui souvent découvre presque tous les viscères du bas-ventre , frappés d'une lésion plus ou moins considerable , ce que nous avons eu nousmêmes l'occasion d'observer maintes fois.

Puzos et Levret ne voyoient dans les maladies des femmes en couche que dépôts aigus ou inflammatoires. Astruc et Leroy de Montpellier appellent ces maladies *fièvre laiteuse*, *inflammatoire* ou *maligne* ; ainsi des autres.

De la péritonite.

LA *fièvre puerpérale* n'a pas eu une très longue existence, car nous n'avons eu connoissance de son nom qu'en 1782, par l'extrait d'un Mémoire inséré dans le Journal de Médecine, dans lequel on nous annonce que les médecins anglais viennent de désigner les maladies des femmes en couche, sous la dénomination de fièvre puerpérale. Il paroît que les médecins écossais et les médecins anglais, quoique voisins et même compatriotes, ne communiquoient pas beaucoup ensemble ; parce que deux ou trois ans auparavant, le docteur Johnson avoit soutenu, à Edimbourg, une thèse dans laquelle il établit que les maladies des femmes en couche étoient une inflammation du péritoine, enfin la péritonite.

Walter émet la même opinion dans un Mémoire qu'il lut en 1785 à l'Académie des sciences de Berlin ; non seulement il soutient cette belle découverte, mais encore il ridiculise ceux qui osent en émettre une contraire à la sienne.

Bichat, en l'an X, professa la même doctrine dont il n'avoit, dit-on, aucune connoissance, malgré le laps de tems qu'il y avoit entre les deux époques de cette même découverte par Johnson et Walter. Je ne prétends point en ôter le mérite à un homme dont la réputation précoce avoit devancé de beaucoup les années ; mais je crois, qu'emporté par un zèle trop ardent pour la science, il a enfanté des systèmes que la maturité de l'âge et de l'expérience lui auroit fait abandonner.

Parmi ceux qui ont adopté la péritonite, il y a des hommes qui jouissent d'une célébrité justement méritée : on y compte le professeur Pinel, le professeur Chaussier, MM. Gardien, Laennec, Mercier, Routier, Bigel,

Pélissot, et quantité d'autres dont il seroit trop long d'énumérer les noms ; car tous les jeunes médecins qui se font recevoir docteurs, sont profondément imbus des principes de cette nouvelle doctrine.

Mais si, d'avoir considéré les maladies des femmes en couche comme une inflammation de la matrice dans tous les cas, est une erreur commise par les anciens et par quelques modernes, c'est à mes yeux une erreur qui me semble avoir quelques fondemens plus solides que celle de voir la péritonite dans toutes les maladies des femmes en couche : toute exagération de part et d'autre est une véritable erreur.

Le péritoine est une membrane séreuse d'un tissu serré, ténu, mince, lisse, pour ainsi dire inabordable, inaccessible à la partie rouge du sang, tandis que la matrice est un viscère creux, composé de divers plexus, de fibres musculaires, charnues ; d'une quantité prodigieuse de vaisseaux sanguins, artériels et veineux, qui s'anastomosent en une infinité d'endroits, qui sont en très grand nombre, et qui se dilatent prodigieusement pendant la grossesse. Cet organe est celui qui souffre le plus pendant la gestation ; sa distension est quelquefois énorme, excessive ; et cette distension, quoique graduelle, donne lieu à une infinité d'accidens de toute espèce, dont le péritoine n'est point du tout susceptible. Cette membrane, par son étendue immense, ne souffre aucune espèce de distension ; elle se déroule, elle se déplisse à mesure que le développement de la matrice se fait ; elle ne peut éprouver aucune altération. Aussi n'ai-je jamais vu le péritoine frappé seul d'inflammation d'une manière isolée et exclusive, sans que les viscères qu'il revêt ne partagent plus ou moins une partie de cette lésion ; et en effet le péritoine doit être rarement susceptible d'inflammation, parce qu'il enveloppe une certaine quantité de viscères, entr'autres les intestins qui offrent une longue surface, et qui tous (ces viscères) l'arrosent, l'humectent sans cesse par une exsudation continuelle : en un mot, le péritoine est abreuvé d'humidités, il est lubréfié par une sérosité abondante qui lui arrive de toutes parts ; et ce n'est que lorsque ces organes lubréfians sont malades, qu'ils ne l'humectent plus, qu'il devient malade à son tour; ce qui fait qu'il ne l'est jamais que secondairement.

Ainsi donc, autant je vois de causes qui peuvent donner naissance à l'inflammation de la matrice et à d'autres accidens, autant j'en vois peu, ou même point du tout, au péritoine, par le fait de la grossesse ; mais si les partisans de la péritonite veulent confondre le contenu avec le contenant, et de toutes les lésions de chaque viscère du bas-ventre, en faire une péritonite, ainsi qu'ils semblent l'annoncer par différens passages de leurs ouvrages, et cela parce que le péritoine revêt tous ces viscères, et leur sert d'enveloppe; on peut leur opposer la plèvre qui remplit les mêmes fonctions à l'égard des organes contenus dans la poitrine, ce qui n'empêche pas qu'on ne distingue les lésions particulières de chacun, et qu'on ne les confonde pas ensemble. Je dirai plus, et j'en appelle au tribunal de l'expérience de ceux qui ont assisté fréquemment aux ouvertures de cadavres, et avec des yeux attentifs; ils auront dû observer que les lésions de la plèvre et ses diverses adhérences étoient beaucoup plus communes, plus nombreuses que celles du péritoine.

Des distinctions des maladies des femmes en couche, que les uns appellent encore fièvres puerpérales, et que les autres (en plus grand nombre) appellent aujourd'hui péritonites, relativement à leurs complications.

Nous venons de dire plus haut que les complications qu'il plaît à quelques médecins d'appeler ainsi pour ac-

compagner la péritonite, ne sont point des complications;
qu'elles sont des maladies réelles ; et la preuve, c'est
que chaque médecin qui ne veut voir que la péritonite et
ses complications, est obligé de changer de noms sui—
vant leurs variétés. Ainsi donc, comme j'ai déjà dit
que les femmes en couche étoient exposées à toutes les
maladies de l'espèce humaine, et qu'en conséquence j'ai
considéré ces complications comme autant de maladies
essentielles, je m'abstiendrai de nouveaux détails à ce sujet;
autrement, ce seroit un cours complet de pathologie
que je ferois par écrit.

Si j'avois besoin de nouvelles preuves, pour appuyer
la vérité de mes assertions à ce sujet, et de preuves non
équivoques ; je les trouverois dans mes propres observations qui composent la deuxième partie de cet ouvrage
(depuis la page 63 jusqu'à la page 101 inclusivement);
ces observations, dont la plus ancienne date de 1764,
et conséquemment long-tems avant qu'il fût question
des maladies des femmes en couche , connues sous les
noms de fièvre *puerpérale* et de *péritonite* , n'avoient
d'autre but que ma propre instruction ; elles étoient
écrites sur mon journal de médecine comme toutes les
autres, à fur et à mesure que je traitois des maladies graves
de quelque nature qu'elles fussent ; et celles-ci, comme les
autres, étoient écrites, chacune suivant son rang de
date, d'après le plan de conduite que je m'étois tracé
en commençant ma carrière médicale.

Lorsqu'en 1776, la Faculté de médecine de Paris
proposa, par concours, une question à résoudre sur la
fièvre miliaire des femmes en couche, je n'eus que la
peine d'extraire de mon journal celles où une éruption
de petits exanthèmes se manifestoit; et que j'avois con—
sidérée comme un simple symptôme, et non comme
une maladie ; ce qui ne détournoit point du tout mon
attention de la maladie réelle, de la maladie principale,

enfin de ces maladies qu'on appelle puerpérales et péritonites.

Aujourd'hui ces mêmes observations peuvent me fournir de nouveaux moyens, de forts argumens contre
l'existence de la péritonite ; parce que les neuf malades,
dont je donne l'histoire, avoient, toutes, les symptômes,
les unes d'une manière, les autres d'une autre, de ce qu'on
appelle péritonite ; et moi, je traitois tout bonnement
des fièvres putrides, malignes, inflammatoires, des
apoplexies, des péripneumonies, des néphrites, des
métrites, etc., comme si je n'eusse point traité des femmes en couche, et ces malades ont guéri. Ce que je dis
là, ne peut pas être suspect ; parce que ces observations,
encore une fois, n'avoient pas été faites pour remplir
d'autre but que ma propre instruction ; et aujourd'hui
je me félicite du double avantage qu'elles me procurent
dans les circonstances actuelles.

*De la déviation, de la diminution, de la suppression,
en un mot, de la métastase des excrétions lochiales et
laiteuses.*

Il y a encore une très grande divergence d'opinions
sur ces différens points de doctrine pathologique, et nous
ne la concevons pas ; car une foule de faits mis en évidence par des hommes les plus distingués dans l'art de
guérir, devroit bien réunir tous les vrais amis de l'humanité, pour qu'il n'y ait plus entr'eux qu'un même
esprit qui les dirige au même but.

M. Doublet a donné un excellent Mémoire sur
cette matière, et dans lequel il cumule preuve sur preuve ;
où il appelle les témoignages des plus grands hommes :
en un mot, il ne laisse rien à désirer sur cet objet.

C'est en voulant démontrer l'existence de la fièvre
puerpérale qu'il vouloit voir partout, qu'il nous a sin-

gulièrement éclairés sur les métastases laiteuses ; c'est en voulant soutenir une erreur, qu'il nous a procuré des faits lumineux sur ces métastases et sur leurs résultats. Je dis en voulant soutenir une erreur, parce qu'il vouloit réellement rapporter toutes les maladies à une maladie imaginaire, comme f nt aujourd'hui les partisans de la péritonite ; et ceux-ci font aujourd'hui comme M. Doublet qui, pour donner un air de réalité, même de la consistance à la fièvre puerpérale, avoit recours aux mêmes complications dont il faisoit des divisions et des sous-divisions nombreuses : *fièvre puerpérale putride*, *fièvre puerpérale inflammatoire*, *qui a son siége dans le cerveau*, *fièvre puerpérale qui a son siége dans la poitrine*, etc.

Il est, ce me semble, plus simple, plus naturel de dire que telle femme en couche est attaquée d'une fièvre putride, d'une fièvre inflammatoire, d'une apoplexie, d'une péripneumonie, que de vouloir faire une maladie spéciale compliquée de telle ou telle autre maladie. Au reste, ce qui prouve que mal à propos on s'attache à des dénominations bizarres, futiles, et même de toute nullité, surtout pour les gens instruits ; c'est que ceux-ci n'y ont aucun égard pour le plan curatif. M. Gardien, comme Hamilton, admet la fièvre puerpérale pour la dénomination seulement, mais point du tout pour le traitement ; ce qui est un grand mal : parce qu'il y a beaucoup de gens qui pratiquent la médecine sans la savoir, et qui ont des spécifiques pour chaque maladie ; ils en auront un pour la fièvre puerpérale, pour la péritonite, comme ils ont de l'onguent pour la brûlure.

Sans avoir égard, jusqu'à un certain point, à la position des femmes en couche ; sans avoir encore moins égard au nouveau néologisme en médecine, je traitois les maladies suivant le génie caractéristique qu'elles me présentoient , ainsi qu'il conste par mes observations particulières , où je démontre en même tems la réalité des métastases , et qu'elles sont (ces métastases), tantôt la cause des maladies , et tantôt l'effet ; c'est une vérité incontestable.

Première Observation.

Dans la première observation , c'est la suppression subite des excrétions lochiales et laiteuses, qui fut cause de leur métastase au cerveau, ou à ses annexes, menacés d'inflammation, et dont le résultat fut une maladie des plus graves que cette femme éprouva.

La deuxième Observation.

Ce sont les secondes lochies supprimées , la secrétion du lait qui ne s'est point faite, par conséquent sa dévia-tion, qui ont donné naissance à une néphrite, le quator-zième jour des couches.

La troisième.

Est l'histoire d'une jeune dame qui, pendant sa gros-sesse , avoit eu la fièvre pendant six mois ; chez laquelle les secondes lochies n'avoient eu lieu que d'une manière très imparfaite; chez laquelle le lait n'a presque pas abordé les seins ; et qu'une humidité froide du bord du canal où elle s'étoit assise, avoit frappée subitement; et trans-porté le peu d'excrétions qui restoit, au cerveau et à la poitrine en même tems.

La quatrième.

Ce sont les secondes lochies , les lochies puriformes et l'humeur laiteuse qui, n'ayant jamais eu lieu d'une manière convenable, propagèrent la fièvre de lait au delà de son terme ordinaire ; de là leur transport sur

l'utérus, et tous les symptômes inflammatoires qui en
sont résultés.

La cinquième.

Ce sont également les secondes lochies et l'humeur
laiteuse qui, ne coulant pas convenablement, se por-
tèrent en même tems sur le cerveau et sur la poitrine.
Mais je ne pourrois pas assurer si, chez ces deux malades,
c'est la diminution de ces excrétions, qui a amené la
fièvre, ou la fièvre qui a diminué et supprimé ces
excrétions. Au surplus, peu importe : mais ce dont je
suis très certain, c'est de la métastase de ces deux excrétions : chez la quatrième, sur l'utérus ; et chez
celle-ci au cerveau et à la poitrine, où d'amples saignées promptement faites auroient pu l'empêcher de
se fixer.

La sixième.

C'est une femme qui, dans le travail de l'accouchement,
fut blessée par de fausses manœuvres, par l'impéritie
d'une sage-femme, et dont le résultat fut une inflammation de l'utérus des plus intenses ; et qui n'a cédé
qu'à plusieurs saignées réitérées et rapprochées les unes
des autres ; à un régime délayant, antiphlogistique ; et
dont la curation eût été moins longue à obtenir, si la
malade se fût astreinte à la stricte observance du régime
que je lui avois prescrit.

La septième.

C'est l'histoire d'une jeune dame qui, huit jours
après son accouchement, éprouva une suppression subite des lochies et du lait, occasionnée par des convulsions de son enfant ; et qui, le soir même, amena la fièvre,
ou plutôt en augmenta l'intensité ; car elle étoit peu forte,
et pas assez pour arrêter le cours de ces évacuations qui
alloient leur train.

La huitième.

Comme celle-ci n'a rien de relatif à ce que je veux prouver sur les métastases, et qu'elle est de toute nullité sous ce rapport ; nous allons passer à la neuvième qui est, de toutes, la plus décisive, ainsi qu'on va le voir.

La neuvième.

Est de toutes ces observations la moins équivoque ; car la femme, qui en fait le sujet, jouissoit de la meilleure santé, elle, et son nourrisson qui tétoit à l'instant même où la mère fut frappée d'un événement inattendu qui la fit tomber sur-le-champ sans connoissance : de là, suppression subite des excrétions lochiales et laiteuses ; de suite leur transport au cerveau, et tous les accidens les plus graves qui ont été emportés par trois amples saignées faites en quatre heures.

Assurément ici, ce sont les évacuations supprimées qui ont déterminé la fièvre et leur transport au cerveau, et non pas la fièvre qui a déterminé la suppression : *clarior luce.*

A ces observations, j'avois promis d'en joindre de nouvelles que j'avois été à portée de faire depuis 1777 que celles-ci ont paru ; mais, comme elles sont parfaitement analogues, et qu'elles n'y ajoutent rien de nouveau, j'ai cru devoir m'en dispenser. Puis j'ai cru ne devoir point m'en rapporter à mes propres lumières, et préférer de recourir à celles des hommes qui m'ont précédé, dans la même carrière, de la manière la plus distinguée ; et qui ont fait preuve qu'ils avoient bien vu. Car, ne voir que par ses yeux, c'est courir les risques de voir mal, ou très peu de choses : puis, pour un point de doctrine de cette importance, se borner à de simples faits isolés, à ses propres observations ; c'est encore s'exposer a de nouveaux écueils, c'est courir de nouvelles chances fort scabreuses, ou risquer de tomber dans de nouvelles erreurs, ou de prouver très peu de choses : *istud enim respicere paura et pronunciare secundum pauca, omnia perdidit*, a dit le chancelier Bacon, *Parasc. ad hist. nat.* Puis des observations multipliées sur les mêmes faits, écrites à diverses époques, dans des tems et des lieux fort éloignés, par des hommes les plus instruits, m'ont semblé devoir l'emporter sur toute autre manière de procéder. J'ai pensé que, de cette réunion de faits, soit analogues, soit contradictoires, quoiqu'en apparence les mêmes, il devoit en résulter un faisceau de lumières qui ne peuvent que jeter de la clarté sur une matière aussi obscure. « Dans un art aussi difficile et aussi enveloppé que celui » de diriger les ressorts intérieurs du corps humain, il » faut plus de faits et d'observations que de raisonne— » mens (1). »

Je crois que ma conduite à cet égard étoit dictée par la nature des circonstances, et qu'en produisant une masse de faits aussi imposante que celle qui compose la quatrième partie, et qui est la meilleure de mon ouvrage, il ne restera plus d'incertitude, plus de divergence d'opinions sur l'existence des métastases laiteuses et lochiales ; et que la difficulté de les expliquer n'apportera plus désormais d'opposition à ce qu'elles soient entièrement admises.

L'observation que j'ai donnée plus haut (pag. 51), d'une métastase arrivée à une dame de Nemours, qui, dans une nuit, avoit rendu par les vomissemens, ensuite par les selles, une quantité prodigieuse de matière purulente dont le foyer étoit à la partie inférieure de la jambe gauche, près les malléoles, présente, ce me semble, un phénomène beaucoup plus difficile à expliquer que les métastases laiteuses qui arrivent tous les

____

(1) L'Elève de la Nature, tom. 11, pag. 147.

jours, surtout à la matrice, avec laquelle les seins ont une correspondance continuelle et presqu'immédiate.

D'après l'histoire de l'épidémie de la Maternité, d'après la série de faits et d'observations irrécusables des plus grands maîtres de l'art de toutes les nations, et qui semblent venir tous à l'envi confirmer la réalité et l'existence des métastases laiteuses et lochiales, je pense que tous les nuages sont dissipés, et qu'il ne doit plus rester le moindre doute sur l'évidence d'un fait pathologique aussi notoire.

Qu'il me soit permis de faire une comparaison qui puisse expliquer clairement mon idée à ce sujet. Une épine me pique le doigt ou une autre partie quelconque; une douleur vive m'avertit de l'arrivée et de la présence de l'épine que j'arrache aussitôt; l'épine arrachée, la douleur cesse sur-le-champ; de même une mère ou une nourrice se porte bien, elle ne souffre de nulle part, ses seins sont pleins de lait; une cause physique ou morale vient la frapper subitement, ses seins se désemplissent, se flétrissent sur-le-champ; aussitôt la femme éprouve une douleur sourde qui progressivement, mais promptement, devient vive dans une partie où elle ne souffroit point du tout (voilà l'épine de Vanhelmont): le lait aussitôt rappelé à ses réservoirs naturels, la femme ne souffre plus, elle est guérie. Voilà ce qui arrive tous les jours : qu'on explique cela comme on voudra, ou qu'on ne l'explique pas du tout, la chose n'en existera pas moins. Mais, sur toutes choses, il ne faut point perdre de vue la coïncidence de la disparition du lait des mamelles, avec les douleurs qui se manifestent aussitôt dans une partie quelconque; et cette autre coïncidence, la cessation de la douleur, de la tumeur, sitôt le lait retourné aux mamelles; voilà ce qui est incontestable.

Ceux qui nient l'existence des métastases, nient aussi la nature laiteuse de la liqueur épanchée dans les diverses capacités. Je crois bien que cette liqueur n'est point, comme quelques uns l'ont avancé, du lait, du petit lait naturel; mais je crois fermement que, dénaturé pour avoir traversé différentes filières, il entre pour beaucoup, pour sa part dans ces épanchemens : car enfin, que deviendroit le lait qui remplissoit deux seins volumineux par sa présence ? assurément il y occupoit une certaine capacité que son deplacement laisse vuide pour aller ailleurs; il faut bien qu'il se loge quelque part, en un mot qu'il occupe une place.

Ce seroit en vain qu'on viendroit opposer l'analyse chimique du fluide épanché à une masse imposante de tant de faits vérifiés, répétés, examinés sous tous les rapports, et lesquels faits sont sanctionnés par l'assentiment des hommes les plus éclairés.

Eh bien! consultons les chimistes eux-mêmes, et voyons quel degré de confiance nous pouvons avoir dans l'analyse chimique sur la nature du lait.

Analyse faite par MM. Parmentier et Deyeux, chimistes également célèbres, insérée dans les Mémoires de la Société royale de médecine, années 1787 et 1788.

« L'altération spontanée du lait est très rapide lorsque le tems passe à l'orage : il n'est pas rare de voir ce fluide tourner tout à coup comme un bouillon, et s'aigrir à un tel point, qu'il n'est plus possible de l'employer. » (pag. 422.) « Si le lait tourne si promptement à l'aigre dans un tems d'orage, avec quelle rapidité doit-il être altéré chez une femme dont la chaleur et la fièvre sont ardentes ? »

« Le lait réunit une foule de propriétés analogues à celles de la matière lymphatique et albumineuse. » (*Ibid.*) « Même résultat de la liqueur épanchée. »

« Nous avouerons aussi que, de tous les corps susceptibles d'être analysés, ceux du règne animal, et

» particulièrement le lait, présentent le plus d'obstacles
» à un examen attentif et réfléchi, à cause d'une multi-
» tude de circonstances.... » (426.)

Il n'y a point de circonstance pire qu'une maladie grave.
Il n'y a point d'obstacle plus fort que celui d'un lait décomposé, corrompu.

« Il n'est peut-être pas d'espèce de lait dont les produits varient autant que ceux de lait de femme : à chaque
instant du jour ce fluide change, et les changemens qu'il
éprouve sont quelquefois si marqués, qu'ils étonnent
les observateurs les plus exercés. »

« Le lait d'une femme malade présente bien d'autres
changemens ; il est bien différent de celui d'une femme
en santé. » Au bas de la même page, à la fin d'une note....
« Mais elle sert à nous confirmer de plus dans l'opinion
où nous sommes que le lait de femme ne pourra jamais
donner à ceux qui l'examineront spécialement, des produits parfaitement semblables. De là l'insuffisance de
toutes ces analyses comparatives avec celui des autres
femelles. » (495.)

Mémoire sur le lait et sur l'acide lactique, par
M. Bouillon la Grange.

Ce célèbre chimiste a fait sept expériences différentes, desquelles il résulte :

1°. Que le lait n'a pas besoin d'être décomposé pour
manifester la présence d'un acide, puisque le lait récem-
ment trait, rougit d'une manière bien sensible le papier bleu, et la teinture de tournesol.

2°. Que l'on peut séparer du lait la matière caseuse
sans le contact de l'air.

3°. Que le sérum ne retient pas les acides dont on
s'est servi pour coaguler le lait.

4°. Que la distillation du lait à siccité et celle du sucre,
donnent de l'acide acétique.

(217)

5°. Que la formation de l'acide carbonique et de l'al-
cool n'est due qu'à la matière sucrée.

6°. Qu'une quantité d'acide acétique est formée par la
fermentation de ces substances.

7°. Que la matière caseuse, lorsqu'elle vient d'être
séparée, manifeste toujours la présence d'un acide, et
qu'elle diffère en saveur et en consistance, suivant les
matières employées pour la séparer.

8°. Que bien lavée, et ne donnant point d'indice
d'acidité, délayée ensuite dans de l'eau, distillée au bout
de quelques jours à une température de 15 à 22 degrés,
elle acquiert une odeur fort désagréable; l'eau rougit
légèrement le tournesol, la chaux en dégage de l'am-
moniaque.

9°. Que le sérum et la matière caseuse contiennent
en outre des substances connues, du phosphate de chaux,
comme Selle l'avoit annoncé.

10°. Que la différence qui existe entre le sérum frais
et celui qui a été exposé à l'air, consiste en ce qu'il y a
de l'acide acétique, ajouté au même acide qui est libre
de ce lait.

11°. Enfin qu'il existe dans le lait et dans le sérum
un acide libre qui a paru de l'acide acétique.

D'après cet exposé analytique, je demande si l'on
peut en tirer quelques inductions contraires aux métastases laiteuses; et s'il est possible de comparer à du lait
frais et tranquille, un lait qui fermente avec toutes les
autres humeurs altérées elles mêmes par la chaleur, par
la fièvre, par une maladie putride des plus graves; et
encore l'analyse d'un lait ainsi décomposé, a-t-elle donné
des produits de quelques unes des parties qui le composent, malgré quelques assertions contraires à ce sujet.

Quant à la nature, à la qualité de la liqueur épanchée,
je ne me permettrai pas de prononcer. M. Buquet, célèbre
chimiste dans son tems, a découvert dans ses produits, du

fromage, des parties vraiment caseuses; la chimie de nos jours, dont les connoissances sont beaucoup plus avancées depuis quarante ans que M. Buquet n'existe plus, ne trouve pas les mêmes produits. M. Schwilgué prétend que, quelles que soient les diverses apparences de ces épanchemens chez les hommes, comme chez les femmes, le résultat est à peu près le même; et que l'analyse chimique démontre que la base de leur composition est toujours de l'albumine. Mais doit—on toujours s'en rapporter à l'analyse chimique pour connoître les principes constitutifs des diverses substances, surtout d'un lait déjà décomposé? L'analyse chimique nous découvre souvent des principes qui n'existent pas : il n'y a peut-être pas de substance qui ait été autant et si souvent livrée à cette analyse que le lait, et dont les produits se soient si peu souvent trouvés les mêmes; il n'y a qu'à consulter, pour s'assurer de la vérité de mon assertion, les ouvrages de Hoffman, de Boerhave, de Homberg, de Geoffroi, de Rouelle, de Maquer, de Venel, de Baumé, de Scheele, de Lavoisier, de Morveau, de Fourcroy, de Parmentier, de Deyeux, de Vauquelin, de Thenard, de Bouillon-Lagrange, de Schwilgué, l'on verra s'ils sont parfaitement d'accord sur tous les principes constitutifs du lait. Au surplus, je répéterai toujours à ceux qui ne veulent point admettre les métastases laiteuses et tous les accidens qui en résultent, de vouloir bien me dire ce que devient le lait en quittant son domicile naturel ; à coup sûr il va en chercher un autre où il produit le plus grand désordre; en un mot, décomposé ou non, il faut qu'il se loge quelque part.

Des causes des maladies des femmes en couche.

Nous avons vu (pag. 105) que les constitutions des saisons précédentes et actuelles influent beaucoup sur l'état de santé des nouvelles accouchées ; qu'elles donnent souvent naissance à des maladies épidémiques des plus cruelles, et que l'oracle de la médecine veut qu'avant toutes choses, on étudie les constitutions de chaque saison.

Tous les médecins observateurs se pénètrent fort de ce précepte d'Hippocrate. Grant, entr'autres, dans son Traité sur les fièvres qui règnent le plus communément à Londres, insiste beaucoup sur l'influence des saisons : ce docteur anglais conclut, et avec raison, que quiconque ose traiter une fièvre sans connoître la constitution régnante, est un charlatan qu'on devroit chasser de la société comme une peste publique. Il prétend encore que cette influence des saisons démontre combien est absurde et folle la prétention de ceux qui cherchent des remèdes universels, ou des spécifiques qu'on peut donner indistinctement dans toutes les saisons, pour les maladies qui ont le même nom, ou qui sont en apparence les mêmes ; et fait voir le danger qu'il y a à adopter un système quelconque : en un mot, à suivre ce qu'on appelle la routine dans le traitement des mêmes maladies, dans les différentes saisons de l'année. Les réflexions que le docteur anglais fait en général sur l'administration des moyens curatifs relativement aux saisons, nous les avons faites en particulier sur les saignées faites ou à faire au printemps et à l'automne dans les mêmes maladies ; et nous avons signalé la différence des effets qui devoient résulter du changement des saisons.

Les transitions subites du chaud au froid, du sec à l'humide, sont les causes générales de toutes les maladies, mais surtout des femmes en couche, qui sont plus susceptibles que les autres de l'impression atmosphérique, et surtout de ses variations subites.

Les causes morales, jointes aux causes physiques, ont une influence beaucoup plus forte, plus prompte sur la santé des femmes nouvellement accouchées ; elles agissent quelquefois d'une manière foudroyante, et contre l'effet desquelles tous les efforts de l'art sont impuissans.

Des causes physiques, il n'y en a pas de plus funeste qu'un air froid qui vient saisir subitement une femme en couche : la suppression des évacuations s'en fait sur-le-champ, *indè mali labes.*

Des causes morales, il n'en est pas de plus terrible que l'annonce brusque, subite d'une nouvelle fâcheuse, de la perte d'un ami, d'un parent, enfin de quelqu'un de cher : le coup est mortel, surtout chez ces filles mères que leur position entretient dans un état de peine, de chagrin, même de désespoir. Ces affections tristes et débilitantes les disposent à toutes ces maladies qui ne sont que trop souvent suivies de la mort (1).

Des moyens curatifs.

Un plan curatif est très difficile à tracer, ainsi que nous l'avons déjà fait observer, en disant que les femmes en couche sont exposées à toutes les maladies qui viennent assaillir l'espèce humaine, et de plus à celles qui sont relatives à leur position actuelle ; et que, vouloir conséquemment traiter de toutes les maladies qui peuvent les attaquer, ce seroit vouloir entreprendre un traité complet de pathologie et de thérapeutique.

On ne peut se dissimuler que l'état de grossesse pendant neuf mois, que le travail de l'accouchement plus ou moins long, plus ou moins prompt (les plus prompts ne sont pas les plus avantageux), plus ou moins pénible enfin, n'aient imprimé une exaltation extrême dans tout le système nerveux, et telle que des femmes fortes au moral comme au physique, deviennent d'une suseepti-bilité étonnante sous ce double rapport ; de là, la plus grande aptitude, la plus grande disposition pour rece-

---

(1) *Timor et molestia corpora faciunt graviora.... mæstitia diastolem et systolem facit difficiliores.* Sanct. sect. 5, 7, aph. 10, 45

voir toutes les impressions morales et les influences physiques ; aussi les voyons-nous infiniment plus exposées
aux maladies qu'elles ne le sont une fois hors de cet état.
Ainsi donc, *cœteris paribus*, les femmes en couche courent plus de chances, offrent plus de surfaces ; en un
mot, elles donnent plus de prise aux maladies que tous
les individus des deux sexes. Indépendamment de l'exaltation extrême du système nerveux, elles ont des excrétions laiteuses et lochiales ; celle de la transpiration, beaucoup plus abondante dans ce tems là que dans tout autre
tems, qui les rendent encore susceptibles d'une infinité
d'accidens très graves.

Une fièvre ordinaire, qui auroit pour cause un peu de
saburre dans les premières voies, et qui attaqueroit un
individu quelconque, seroit bientôt terminée par un
simple évacuant ; mais ici la chose devient toute différente ; la fièvre prend un caractère plus sérieux, elle
prend un certain degré d'intensité, parce qu'elle attaque
une femme plus ou moins foible, chez laquelle il y a
une disposition phlogistique plus ou moins grande, et
dont les premières voies sont plus ou moins farcies de
résidu de mauvaises digestions. Alors les excrétions lochiales et laiteuses qui étoient abondantes, sont troublées dans leur cours ; elles se dévient, elles diminuent,
et se suppriment ensuite : de là les plus grands désordres
dans toute l'économie animale ; et une fièvre qui n'eût
été presque rien chez un autre individu, qui n'eût été
qu'un simple avertissement, qu'un effort salutaire de la
nature, pour se débarrasser de ce qui la surcharge, devient, chez une femme en couche, une maladie grave et
souvent mortelle, surtout si elle n'est pas bien prise, et
dans le principe de l'invasion : c'est un ennemi qui,
chemin faisant, recrute de nouvelles forces pour assaillir
plus sûrement sa victime.

Ainsi donc, après ce nouvel aperçu que nous avons

déjà développé plus haut , il est évident qu'on ne peut pas tracer un plan de conduite pour les maladies des femmes en couche , puisqu'elles varient à l'infini , et qu'on ne peut et qu'on ne doit admettre que celui qui est tracé , qui est dicté par le génie caractéristique de la maladie essentielle que l'on a à traiter.

Comme il est plus aisé de prévenir les maladies que de les guérir , lorsqu'elles sont arrivées , disons un mot des moyens prophylactiques.

Une femme devient grosse souvent dans de mauvaises dispositions de son estomac : de là ces vomissemens fréquens , longs et douloureux ; de là nécessité de régler son régime , de l'évacuer doucement avec de légers minoratifs , et d'entretenir la liberté du ventre par le moyen de lavemens à l'eau simple , et dont cependant il ne faut point user sans nécessité.

A mesure que la matrice se développe pendant le cours de la grossesse , et surtout à la fin , tous les viscères sont à la gêne, ils sont comprimés , et surtout l'estomac qui est refoulé sur le diaphragme ; cet organe de la digestion se trouve placé entre plusieurs puissances comprimantes, qui , à coup sûr, le gênent beaucoup, et doivent nécessairement troubler ses fonctions : de là des résidus de mauvaises digestions qui, par leur séjour, acquièrent de mauvaises qualités , et donnent lieu à une infinité de maladies graves , surtout à ces diarrhées opiniâtres qui emportent souvent les femmes dans leurs suites de couche. Ainsi donc la nécessité de nétoyer les premières voies , de purger les femmes sur la fin de leur grossesse ; c'est le seul moyen , le plus sûr, il est même indispensable, pour prévenir des accidens sans nombre , et rendre les suites de couche heureuses.

La saignée est un moyen qui demande beaucoup de prudence dans son administration , *aut benè aut malè.* Une saignée faite à propos chez une femme pléthorique, procure un grand bien à la femme et à l'enfant qu'elle porte : elle est souvent nécessaire pour celui-ci ; mais en général il ne faut pas tirer une grande quantité de sang à la fois à une femme grosse, de crainte de la faire tomber en syncope, ce qui est extrêmement dangereux.

Une saignée est indiquée aussi sur la fin de la grossesse, parce que tout le système vasculaire est dans un état de gêne et de compression qui ralentit la circulation, et qui rend souvent le travail de l'accouchement plus pénible et plus long ; en outre, une saignée à cette époque, peut prévenir et prévient en effet des pertes considérables qui épuisent une femme au moment même où elle devient mère.

J'ai connu particulièrement une femme que je connois encore, qui dans sa première grossesse n'éprouva aucune sorte d'incommodité ; jamais elle n'avoit joui d'une santé aussi brillante : bref elle ne fut point saignée. L'époque de l'accouchement arrivée, le travail fut long, les douleurs furent vives, et durèrent près de trente-six heures : enfin l'enfant vint au monde (c'étoit une fille) au milieu d'une perte considérable, et le corps violet sans aucun signe de vie, tant elle étoit gorgée de sang. Je fis la section du cordon sans faire de ligature, et il n'en sortit pas une goutte de sang, ses vaisseaux étoient comme étranglés. Je rappelai l'enfant à la vie par tous les moyens usités en pareils cas ; mais elle fut de courte durée, l'enfant ne survécut que vingt-quatre heures à sa naissance.

Ce fait prouve qu'il y a des cas où la saignée, sans être indiquée par des signes sensibles, est indispensable, sinon pour la mère, au moins pour l'enfant ; il faut alors avoir recours aux signes rationnels et aux signes commémoratifs, s'assurer si la femme est pléthorique ; si, quand elle est réglée, elle voit abondamment.

J'ai donné mes soins aux grossesses suivantes de cette femme que j'ai accouchée deux fois depuis cette première ;

ses accouchemens ont été des plus heureux et bien moins pénibles, au moyen de deux petites saignées que je lui fis faire à chaque grossesse.

L'année suivante, la même femme, grosse pour la seconde fois, fit une chute sur le ventre dans un escalier; aussitôt quelque chose parut, et donna lieu à de grandes inquiétudes; je la rassurai de mon mieux; tout le monde lui conseilloit de se faire saigner (parce que tout le monde veut être médecin); je fus d'un avis contraire, et il prévalut; parce que je lui fis entendre que, pour déterminer, pour accélérer un travail trop long, on faisoit saigner; et que, si elle se faisoit tirer du sang dans ce moment, elle feroit, ce qu'on appelle improprement, une fausse couche, c'est-à-dire, un accouchement prématuré. Je lui fis garder le lit pendant huit jours, je lui prescrivis un régime convenable à son état; le repos du corps et la tranquillité de l'esprit prévinrent le décolement du placenta qui n'étoit que léger et partiel, et le troisième jour la perte n'existoit plus. Elle fut saignée aux époques que je déterminai, et non à celle de sa chute, où elle n'étoit grosse que de trois mois; elle accoucha heureusement à terme d'une fille ; et son troisième accouchement fut également heureux, et encore d'une fille qui est elle-même mère de trois enfans.

Mais ces moyens prophylactiques ne peuvent pas être mis en usage vis-à-vis de filles mères, qui cachent leur état le plus long-tems possible, et dont le secret leur a coûté beaucoup de peines et d'inquiétudes pour le conserver ; une fois découvert (ce secret), elles sont en proie aux soucis, aux chagrins les plus cuisans, qui ne les quittent pas même après l'accouchement, et qui souvent les précipitent au tombeau malgré tous les secours de l'art.

L'allaitement seroit peut-être le seul moyen qui pourroit garantir, dans les hôpitaux, ces infortunées des suites fâcheuses de leurs couches. La métastase laiteuse n'est pas toujours nécessaire pour produire de grands accidens : il suffit que le lait n'aborde point aux mamelles, il suffit que les matériaux qui doivent fournir à la secrétion du lait, et servir à son excrétion, se portent ailleurs qu'à leur destination naturelle, pour qu'il en résulte le même désordre. Puis, qui ignore qu'à diverses époques de la grossesse, certaines femmes ont du lait, qu'elles en rendent par les bouts des mamelons bien avant le terme de l'accouchement ; ce qui les incommode beaucoup, et qui peut être susceptible d'accidens ?

Nous avons vu dans les Mémoires de l'académie des sciences (année 1746), que chez presque toutes les femmes qui étoient affectées d'une maladie aiguë, le lait ne se portoit point, ou que très foiblement ou momentanément aux mamelles. Cette observation a été confirmée, depuis, par tous les observateurs dont j'ai rapporté une série de faits assez nombreux : elle a été confirmée par le Mémoire des médecins de l'Hôtel-Dieu ; par le Rapport de la Société royale de médecine sur la méthode de M. Doulcet ; je l'ai appuyée moi-même par le parallèle des diverses épidémies anciennes et nouvelles observées dans tous les pays, et chez lesquelles on a remarqué les mêmes phénomènes et la plus parfaite analogie avec l'épidémie de l'hospice de la Maternité. Ainsi donc, d'après une foule de faits qui prouvent tous que la déviation de l'humeur laiteuse, est une des causes principales, et pour ainsi dire, immédiate des maladies aiguës des femmes en couche ; il faudroit donc aller au-devant et les prévenir : *venienti occurrite morbo.*

Je désirerois donc que par le moyen de la succion, on appelât le lait aux mamelles immédiatement après le travail de l'accouchement fini, et qu'il y eût des femmes préposées, consacrées uniquement à ce genre de fonctions qu'il ne faudroit pas confier aux accouchées elles-mêmes qui le feroient mal ou qui ne le feroient pas du tout , bien qu'elles le pussent faire elles seules par le moyen de petites bouteilles à col renversé , qui se vendent chez les faïenciers.

Comme l'invasion de ces maladies aiguës se manifeste avant l'époque de la fièvre de lait , ou au plus tard à cette époque-là même , il seroit possible de détourner l'orage , d'en prévenir les suites désastreuses , et de conserver des filles mères qui dédommageroient l'état des secours qu'elles en auroient reçus , par un retour à une meilleure conduite qui en feroit ensuite de bonnes mères de famille.

Mais cette manière de garantir les femmes d'une maladie aussi terrible , exigeroit d'être continuée plus ou moins long-tems , c'est-à-dire , douze ou quinze jours de suite , pour en obtenir un succès heureux et certain ; ensuite on s'occuperoit des moyens propres à faire passer le lait ; je pense qu'on retireroit les plus grands avantages d'une conduite d'ailleurs commandée par l'humanité.

Quant aux moyens curatifs , nous les avons présentés sous tant de rapports , et répétés tant de fois , que de nouveaux détails à ce sujet seroient aussi inutiles que fastidieux. D'ailleurs , nous venons de dire que les femmes en couche étant exposées à toutes les maladies de l'espèce humaine , il étoit impossible de prescrire un plan curatif qui puisse convenir à toutes , parce que chaque espèce , chaque accident , chaque maladie survenus pendant et après l'accouchement , doivent présenter des indications particulières à remplir : de là cette diversité infinie de moyens qu'Ovide avoit bien jugée :

Nam quoniam variant morbi, variabimus artes ;
Mille mali species , mille salutis erunt.

Les moyens thérapeutiques doivent donc être variés suivant une foule de circonstances qui varient elles-mêmes, suivant la nature des symptômes de la maladie prédominante, relativement à son siége, etc. etc. et le tout subordonné à l'état du pouls.

La pléthore sanguine, la pléthore humorale, le spasme ou l'atonie, la cachexie : voilà les symptômes les plus communs et les plus graves, et dont la combinaison complique et caractérise la maladie essentielle qu'il faut combattre.

Les femmes qui viennent d'accoucher ont le genre nerveux beaucoup plus sensible que dans tout autre tems : leurs humeurs sont dans un état d'orgasme, et tendantes à la septicité qui doit son origine aux mauvaises digestions qui se sont faites pendant la grossesse, septicité que la résorption et la combinaison de l'humeur laiteuse et de la lochïale, portent au plus haut degré.

L'inflammation est aussi la maladie dominante, surtout chez les femmes fortes et pléthoriques; et rarement le praticien s'y méprend. Comme aujourd'hui on considère toutes les maladies des femmes en couche, et qu'on les appelle même inflammation du péritoine, disons deux mots sur l'inflammation.

Le mécanisme de l'inflammation suppose ces deux conditions, l'engorgement sanguin, mais prompt et subit des plus petites artères sanguines et lymphatiques, et une augmentation des forces du cœur.

Les inflammations se terminent, comme tout le monde sait, de quatre manières, par résolution, par suppuration, par induration et par gangrène : la première et la dernière sont les plus promptes, mais la première est préférable à toutes.

La meilleure méthode donc de procurer la résolution, consiste à diminuer la quantité du sang et son impétuosité dans les vaisseaux de la partie enflammée ; à tempérer sa chaleur, à corriger sa viscosité, à relâcher les vaisseaux de la partie malade, s'ils sont trop tendus.

La saignée, la diète, les délayans, les émolliens, ensuite les évacuans remplissent ces indications.

La saignée doit être pratiquée dans les premières vingt-quatre heures de l'invasion de la maladie, et plus ou moins réitérée, suivant l'intensité de l'inflammation, suivant les forces de la malade et l'importance de l'organe affecté.

Ces distinctions sont font importantes ; car des saignées pratiquées sans nécessité ou sans mesure sur des sujets délicats, produiroient l'effet tout opposé à celui qu'on veut obtenir ; elles ne tendroient qu'à ôter les forces de la malade, et à s'opposer même à la secrétion de l'humeur laiteuse. Pusos, Mauriceau, Lamotte, Levret, Maret, Planchon et la plupart des auteurs que nous avons cités plus haut, ont parfaitement distingué les cas où la saignée étoit avantageuse, par conséquent où elle étoit indispensable ; et ceux où elle étoit contre indiquée, comme étant très nuisible : ce sont tous bons ouvrages à consulter sur ce point de pratique.

La mauvaise disposition des premières voies pendant la grossesse, le résidu de ces mauvaises digestions qui, après l'accouchement, forment un foyer de saburre qui a plus ou moins de tendance à la putridité, ont été bien jugés par Willis, White, Doulcet, Doublet, Stoll et quantité d'autres habiles médecins dont l'énumération seroit trop longue : aussi ont-ils tous fait usage des émétiques, des émético-cathartiques, des purgatifs modifiés suivant les circonstances, et constamment avec succès. Les docteurs Doulcet et Doublet ont presque toujours réussi en donnant, dans le principe de l'invasion, l'ipécacuanha qui, en changeant la direction de la matière dévoyée, et en détruisant, en enlevant la cause matérielle, détruisoient la maladie ; mais il est vrai de dire que les circonstances ont favorisé leurs succès ; parce que, chez presque toutes leurs malades, il y avoit saburre, il y avoit même des foyers d'humeurs putrides qu'ils emportoient avec les évacuans.

Les boissons délayantes, mucilagineuses, les anti-septiques venoient à l'appui de ces moyens, et en favo-risoient l'effet.

L'opium et ses préparations ont été employés aussi avec succès, mais avec circonspection, et je me suis très bien trouvé de leur usage dans les douleurs vives et très aiguës. Lind, Clark et Robert Hamilton s'en sont servis souvent avec avantage, et le vantent peut-être beaucoup trop ; de même aussi ils ont prétendu qu'on résolvoit promptement des engorgemens laiteux assez considéra-bles avec l'onguent mercuriel. J'en ai fait des essais infructueux qui m'y ont fait renoncer. James Lind va beaucoup plus loin , il prétend avoir trouvé dans le mercure un spécifique contre l'hépatite ; et Reil , médecin très distingué , assure avoir retiré les plus grands avan-tages de cette matière métallique dans les épidémies va-rioleuses. Ces trois docteurs anglais se conduisoient bien différemment, dans le traitement des maladies des femmes en couche, que leur compatriote Sydenham qui (dans ses *processus integri*), ne connoît qu'une seule et même méthode.

CONCLUSIONS DÉFINITIVES.

Bien que depuis le commencement de cet ouvrage jusqu'à la fin , j'aie manifesté mes opinions et combattu celles qui leur sont opposées ; et qu'en conséquence je pourrois me dispenser d'exprimer mes conclusions qui sont connues de reste ; cependant je crois devoir les présenter ici d'une manière plus explicite ; je dirai donc :

1º. Que les maladies des femmes en couche ne sont point des maladies particulières et relatives à leur posi-tion ; qu'elles sont, comme chez tous les individus, tantôt des maladies inflammatoires, tantôt des fièvres malignes, putrides, rémittentes , intermittentes , etc. , et sou-vent une combinaison, une complication de plusieurs de ces maladies ensemble. J'ai observé maintes fois l'invasion de ces maladies s'annoncer par des symptômes inflammatoires, dégénérer ensuite et finir par des symptômes de putridité, même de malignité.

Il y a eu en l'an VIII, à Creteil, une épidémie qui fut appelée et caracterisée par trois commissaires envoyés par la Société, de fièvre puerpérale, rémittente maligne : en rayant le premier mot, les deux autres exprimoient parfaitement la vraie maladie.

2°. Que ces maladies ne sont et ne peuvent pas être une maladie unique, spéciale, essentielle *sui generis*, et encore moins une maladie locale dont un seul et même nom puisse convenir à tant de maladies diverses, et les embrasser toutes sous la même dénomination.

3°. Qu'une maladie n'est locale que lorsqu'elle se fixe, se concentre sur un organe qui en est primitivement et essentiellement affecté : ce qui se manifeste pendant le cours, à la fin de la maladie, et après la mort.

Pendant le cours de la maladie, par le siége de la douleur ; à la fin de la maladie, par la guérison, par la disparition totale de cette douleur ; et après la mort, par le foyer du dépôt.

Il est assez extraordinaire que, tous les viscères du bas-ventre étant lésés, leurs lésions passent pour celles de la membrane qui les revêt, qui leur sert d'enveloppe, et qu'elle seule réponde pour tous ; qu'en conséquence elle soit appelée péritonite. Pourquoi n'en est-il pas de même de la plèvre qui, de même que le péritoine, enveloppe tous les organes thorachiques, et que chacun d'eux porte un nom particulier qui signale sa lésion, ou plutôt qui annonce qu'il est lésé ?

4°. Qu'une maladie est générale lorsqu'elle attaque toute la machine, toute l'économie animale à la fois ; lorsqu'elle se compose du trouble manifeste de toutes les fonctions, sans qu'aucun organe particulier en soit le centre ou la cause exclusive.

Dans les maladies aiguës des femmes en couche, tous les organes sont attaqués simultanément ; les femmes se plaignent de douleurs de tête, d'oppressions (elles toussent, elles respirent très difficilement) ; de douleurs, sourdes d'abord, dans le bas-ventre, de coliques, de diarrhée, de tension, de sensibilité, de douleurs dans tous les membres. Ainsi donc tous souffrent, tous les organes des trois capacités sont lésés : eh ! pourquoi donc faire supporter le poids des lésions de tous à un seul ?

5°. Que les maladies des femmes en couche ne sont pas aussi communément inflammatoires qu'on voudroit bien l'imaginer, et que certains auteurs l'avancent ; qu'en mon particulier, j'en ai vu beaucoup qui, depuis l'invasion jusqu'à leur terminaison, avoient, les unes, conservé un caractère saburral, les autres un caractère de putridité fortement prononcé ; et que ces maladies ne peuvent pas être appelées des péritonites, puisque la péritonite est une maladie inflammatoire.

6°. Que beaucoup de ces maladies ayant été guéries par le seul usage des évacuans, des purgatifs, ne peuvent pas être des péritonites ; parce que les péritonites étant des maladies inflammatoires, les déplétions sanguines sont les seuls moyens qui conviennent et qui peuvent les guérir.

7°. Que beaucoup de femmes en couche, attaquées de ces maladies appelées, considérées comme inflammation du péritoine, et traitées par des saignées abondantes, ont succombé.

8°. Que j'ai traité souvent des femmes en couche : les unes, avec les émétiques, les purgatifs, les délayans, les anti-septiques ; les autres, avec les saignées plus ou moins multipliées ; beaucoup, avec tous ces moyens réunis et modifiés suivant les circonstances ; sans adopter aucun esprit de système, aucune méthode particulière : et j'ai obtenu des succès constamment ; excepté dans les épidémies où il est souvent très difficile , même impossible de changer la direction qui, quelquefois est déterminée par la contagion.

Le 5 de ce mois (juillet) j'ai eu occasion de voir le professeur Chaussier qui m'a dit que , le mois dernier, il avoit régné épidémiquement à la Maternité , une fièvre maligne pétéchiale qui avoit été très dangereuse : et le résultat de notre conférence est qu'il n'admet pas de maladie locale chez les femmes en couche , et conséquemment point de péritonite ; d'où je conclus que j'avois mal jugé son opinion , d'après les principes émis , sur ce point de doctrine , dans une thèse qu'il présidoit.

Dans toutes les maladies en général, comme dans celles-ci en particulier, je tiens la même conduite que Klein : *liberam profiteor medicinam, nec ab antiquis sum nec à novis : utrosque ubi veritatem colunt, sequor ; magni facio sæpiùs repetitam experientiam.* Klein , *præfat. lib. interp. clin.*

9°. Que le péritoine doit être le moins lésé de tous les viscères du bas-ventre , et qu'il l'est le moins, en effet ; parce que de tous il est celui qui souffre le moins pendant les neuf mois de la gestation. Pour peu qu'on veuille suivre , 1°. le développement énorme de la matrice , qui se fait pendant ces neuf mois ; 2°. la situation positive et relative de cet organe ; 3°. examiner celle de tous les viscères qui l'avoisinent ; 4°. la gêne et la compression que la matrice exerce sur tous ses voisins dont elle trouble nécessairement les fonctions ; 5°. que le péritoine, d'après toute sa latitude , d'après celle que Walter lui donne , n'éprouve et ne peut éprouver de gêne ni d'altération quelconque de la part de la matrice , en ce quil suit sans effort le développement graduel de cet organe (1);

______

(1) M. Tenon , le Nestor de la chirurgie française , un des plus savans anatomistes de notre siècle, a, dans son cabinet , des planches fort intéressantes sur la structure de la matrice , par les diverses coupes qu'elles présentent.

6°. enfin , qu'indépendamment de l'état de gêne et de compression continuel où se trouvent les viscères , ils ont une contexture bien différente de celle du péritoine , contexture qui les rend bien autrement susceptibles de toute espèce d'altérations que cette membrane ; ne fût-ce que par le grand nombre de vaisseaux qui viennent les pénétrer dans tous les sens , et qui ne sont point perceptibles dans le péritoine.

10°. Que les ouvertures de cadavres viennent à l'appui de mes conclusions ; qu'elles nous font voir et connoître , que tous les viscères sont plus ou moins profondément lésés ; que le péritoine , encore une fois, malgré la très grande surface qu'il semble présenter aux diverses altérations dont il peut être susceptible , l'est beaucoup moins que ne le sont la plupart des autres ; mais que tous ces viscères , ainsi que le péritoine , surtout dans les épidémies , ne sont affectés que secondairement ; que toutes ces lésions ne doivent être considérées que comme le produit, comme le résultat de la maladie ; et non pas la maladie, pas même le siége de la maladie ; mais seulement le siége des dépôts de la maladie ; ainsi que nous en voyons tous les jours dans les fièvres malignes.

11°. Que les métastases laiteuses sont incontestables , que je les ai vues comme je vois le soleil nous éclairer, et que je ne doute pas plus de leur existence que de la clarté du jour en plein midi. Bien que j'eusse cette certitude physique, je ne m'en suis pas rapporté à mes propres yeux ; j'ai invoqué les lumières des plus grands maîtres de tous les âges , de tous les tems et de toutes les nations, et qui tous avoient vu et traité des maladies et des métastases laiteuses ; et ce n'est pas encore seulement d'après leurs autorités , quelque respectables qu'elles soient, et parce qu'ils l'ont dit avant moi, que j'ai émis cette opinion ; mais je n'ai adopté cette opinion que parce que j'ai appris par ma propre expérience qu'elle reposoit sur des faits irrécusables : *ne quidquam pro vero ideò recipiamus , quia receptum est ; sed experimenta requiramus quæ fidem opinionibus nostris faciunt.*

Haller, *élément. phisio.*, t. 1, lib. 3, sect., pag. 204.

12°. Enfin, que d'après tout ce qui est ci-dessus, il n'y a point de maladie particulière aux femmes en couche, point de maladie locale : en un mot, qu'il n'existe pas plus de péritonite que de fièvre puerpérale ; qu'il est essentiel, même indispensable de rayer, de supprimer tout-à-fait ces deux mots qui désignent deux maladies qui n'existent pas plus l'une que l'autre (1).

Le lecteur aura dû juger qu'avec raison, en commençant cet écrit, je sollicitois son indulgence dont je sentois par avance le besoin, et qu'à plus juste titre qu'Ovide, je méritois l'application de ces quatre vers :

> *Ablatum mediis est incudibus illud,*
> *Deficit et scriptis ultima linea meis,*
> *Et veniam pro laude peto laudatus abundè*
> *Sinon fastiditus , tibi , lector , ero.*

---

(1) Sans nier absolument la possibilité, même l'existence des péritonites, je puis assurer que je n'en ai jamais vu. Je puis assurer qu'après avoir été élève en chirurgie dix-huit mois à l'Hôtel-Dieu sous M. Moreau, et trois ans et demi à la Charité sous M. Sue, célèbre anatomiste ; qu'après avoir vu et disséqué beaucoup de cadavres, jusqu'en 1763, que je quittai Paris pour aller commencer ma carrière médicale ; qu'après avoir été médecin en chef des hôpitaux, des prisons de Montargis, et employé au traitement des maladies épidémiques pendant trente-neuf ans, je n'ai pas rencontré une seule fois le péritoine lésé spécialement d'une manière isolée, et telle qu'on puisse dire qu'il ait été affecté primitivement. D'après le silence de tous ceux qui m'ont précédé, et que j'ai cités pour la majeure partie, on peut en tirer la même conclusion, qu'ils n'ont point observé de péritonite essentielle.

FIN.

TABLE DES MATIÈRES.

DEUXIÈME PARTIE.

Des observations cliniques de l'auteur.

FIN DE LA TABLE DES MATIÈRES.

Errata des mots et des choses.

DES CHOSES. La perte de plusieurs feuilles de mon manuscrit que j'examinois de nouveau, et que je livrois à l'imprimeur à fur et à mesure que l'impression s'avançoit : cette mésaventure qui m'est arrivée, je ne sais trop comment, m'a fait un tort réel ; elle m'a donné beaucoup de peine pour réparer ce tort, qui ne tendoit à rien moins qu'à augmenter l'incorrection de mon style, qu'à diminuer la cohérence des parties qui composent mon ouvrage, et à y ajouter de nouvelles répétitions déjà trop nombreuses, dont quelques unes, à la vérité, sont commandées par la nature du sujet que j'ai été obligé de présenter sous tous ses rapports.

Au surplus, des répétitions en pareille matière sont des défauts, sans doute, pour la forme ; mais peut-être un bien pour le fond : *l'homme est de glace pour les vérités ;* et des vérités utiles ne peuvent être trop souvent répétées : *gutta cavat lapidem non vi, sed sæpe cadendo.*

J'ai commis une omission sur une des causes qui ont contribué à augmenter le nombre des victimes de l'épidémie de la Maternité : ce sont des maladies particulières à plusieurs d'entr'elles, qui étoient affectées de différens vices dans les liqueurs ; de vices de conformation, qui ont forcé d'avoir recours aux instrumens pour les accoucher ; de là des accidens les plus graves, même la mort.

Bien que tous les ans cette cause ait lieu, parce qu'on reçoit dans cet hospice indistinctement toutes les femmes qui vont accoucher, quelques maladies qu'elles aient ; cependant il y a des tems, des mois où le nombre en est plus ou moins grand. Pendant les deux mois que j'ai donné mes soins aux malades de cette maison, j'y ai vu beaucoup de rachitiques, de scrophuleuses, et surtout des femmes affectées de phthisie pulmonaire.

Je crois devoir aussi prévenir le lecteur que, s'il est échappé à ma plume quelques expressions qui aient pu lui déplaire, mon cœur n'y est pour rien, qu'il les réprouve fort ; que le seul but de cet écrit est pour guérir, et non pour blesser personne.

Errata des mots.

Je ne suivrai pas, pour corriger les fautes d'impression, page à page, ligne à ligne ; j'en indiquerai

seulement quelques unes pour faire voir que, si je ne
les corrige pas toutes, c'est par le seul motif d'économie
de tems pour tous.

Les fautes les plus communes sont dans la ponctuation ;
elles se font remarquer, surtout, aux trois dernières
lignes, pag. 36 ; et aux quatre premières, pag. 37, il
manque quantité de virgules ; et, où il faut un point et
virgule, il n'y a qu'une simple virgule.

Pag. 190, à la fin du premier alinéa, il manque de
suite deux points d'interrogation. Ces omissions sont
assez fréquentes.

Pag. xij, *véracité des faits* pour *vérité*.....; pag. 190,
précision pour *précipitation*.....; pag. 192, *doux* pour
dense. Cette faute typographique est trop forte pour ne
point frapper le lecteur, même le plus inattentif. Pag. 195,
cistique pour *cystite*.

Au bas de la page 215, même résultat de la liqueur
épanchée, sans guillemets.

Page 216, troisième alinéa, le lait d'une femme malade présente bien d'autres changemens ; il est bien différent de celui d'une femme en santé, *idem*.

J'aurois bien quelques autres fautes à relever, comme
baillor pour *Baillou*...., *est interrompu* pour *sont interrom-
pus*....., *affecté à l'époque* pour *affecté*, avec virgule.....,
abondé pour *abordé*....., *mais* pour *même* (cette conjonc-
tion *mais* se trouve répétée plusieurs fois pour l'adverbe
même)....., *de la perte* pour *à la perte*....., *cel de Villars*
pour *col de Villars*. Ainsi des autres.

Ce simple énoncé semble devoir suffire au lecteur
attentif sur les autres fautes passées sous silence ; *pauca
intelligenti*.